# 1918年之疫
## 被流感改变的世界

**Pandemic 1918**

Eyewitness Accounts from the Greatest
Medical Holocaust  in Modern History

田奥 译
〔英〕凯瑟琳·阿诺德 著

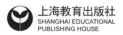
上海教育出版社
SHANGHAI EDUCATIONAL
PUBLISHING HOUSE

谨以此书纪念我的祖父母奥布里·格拉德温和拉拉吉·巴格利·格拉德温，以及数百万同他们一样湮灭在 1918—1919 年西班牙大流感中的人。

# 目　录

这是文明崩溃的肇始，是人类灭亡的开端。

——H. G. 威尔斯，《世界之战》

船长突然看上去很累。"本森先生，有时我会想，每一缕空气都被这该死的流感所毒浸。4 年了，从英吉利海峡到阿拉伯，数百万的尸首正在欧洲大陆每一块好地方上腐烂，即便我们身处远离大陆 2 000 英里的海上，也无法避开它。它终究还是驾临了我们这最后一次旅程，就像一团昏暗又隐形的雾。"

——赫伯特·福克纳·韦斯特，《皇家"凯法洛尼亚号"：1918 年北大西洋上的一段往事》

飞越这瘟疫流行之地！
炎热恶劣的天气使疾病滋生盛行——
拥挤的街市曾一度挤满了人群，
而今像教堂下的墓穴死一般寂静。
惊恐地发抖着，大自然屏住了呼吸，
在凄惨的恐惧中，在她强有力的心头
感受着死亡的极度悲痛。

——苏珊娜·穆迪，《加拿大溯行》①

---

① 译文引自苏珊娜·穆迪：《丛林中的艰苦岁月》，冯建文译，兰州：敦煌文艺出版社，1997 年。（本书页下注均为译者注。）

# 导论　疫风阵阵

2008 年 9 月某日，约克郡的一处教堂墓地呼呼地刮着风，太阳渐沉。一个破败不堪的铅衬棺材 89 年来首次被打开，数小时后又被重新埋葬。暮色里，相似的葬礼祝祷词再次在墓园中响起，与此同时，棺材中遗体的一部分样本被冻结在液氮里，转移到实验室去，为的是拯救数百万人的性命。[1]医学研究者们之所以掘出马克·赛克斯爵士（Sir Mark Sykes）的遗体，是为了鉴定出在"一战"的最后一年杀死了 1 亿人的极具毁灭性的西班牙大流感病毒。马克爵士身为英国外交官，是在 1919 年的巴黎和会上感染西班牙流感的，并于杜伊勒里公园附近的酒店里病逝。与许多西班牙流感的罹难者一样，马克爵士身体健康硬朗，当时不过 39 岁，适值壮年。

　　马克爵士的遗体被封存在一个铅衬棺材里，以与其贵胄地位相匹配，而后他被运送到位于约克郡西部的赛克斯家族府邸——斯莱德米尔府。他被埋葬在府旁的圣玛丽教堂墓园。如果不是因为马克爵士的遗体被密封在一层厚厚的铅制棺层里，他的人生事迹或许就会悄无声息地遁入历史之中。但要巧不巧，铅层带来的化学反应戏剧性地延缓了遗体软组织的腐化过程，给了科学家们研究 H5N1 禽流感病毒之先辈的罕见机会，借此更好地调查禽流感病毒。一个关于 1918—1919 年流行病起因的理论认为，这场疫病正是源自禽类病毒 H1N1，这种病毒与 H5N1 相近。研究者们相信，马克爵士的遗体或许隐藏了关于流感病毒如何跨越从动物到人类的物种界限的珍贵信息。[2]

　　2011 年，世界范围内仅存 5 个可用的 H1N1 病毒样本，没有一个取自铅衬棺材里保存良好的人类遗体。科学家们已经利用在阿拉斯加发现的冰封遗体对 H1N1 病毒进行测序，但对于病毒如何杀死宿主及其在 1919 年是如何变异的（它正是在那时杀死了马克爵士），仍然存在许多疑问。[3]

　　对马克爵士遗体的调查工作由杰出的病毒学家约翰·奥克斯福德（John Oxford）主导，他向记者介绍说，这位准男爵"是在大流感传播的晚期才过世的，那时病毒几乎已将自身消耗殆尽。我们既希望了解病毒在其最致命时期的感染机制，也希望能窥探到其行将败北时的感染机制。从马克爵士遗体上取下的几个样本很可能帮助我们解释一些极为重要的问题"[4]。

　　研究团队花了两年时间才从圣公会约克教区获得挖掘遗体的许可，其中包括一场由高等法院法官主持的特别听证会，最终，奥克斯福德教授的团队穿戴着完整的生化装备，在法医、神职人员、环境健康官员和马克·赛克斯爵士后人的陪伴下，挖开了爵士的墓穴。在简单的祈祷后，爵士的墓碑被移开，棺椁显露出来。人们在墓穴之上搭建了一个密封的帐篷，研究人员穿戴好防护衣和呼吸器进入帐篷中。在经过长时间的准备后，这一刻显得紧张又让人激动。但这次调查行动似乎注定要失败，因为研究人员在棺材铅层的顶端发现了一条裂缝，这意味着棺内存留初始状态病毒样本的可能性变小了。棺材断裂是因为覆于其上的土层的重力，而裂缝的存在已让尸体严重腐烂。无论如何，团队在操作过程中维持了棺材在墓穴中的位置，以免进一步干扰遗体的状态，仅通过裂缝收集到了肺部和大脑组织的样本。尽管尸体的保存状态让人失望，但对取出的组织样本的研究最终揭露了 H1N1 病毒极有价值的遗传印记，以及马克爵士过世时病毒的状态。[5]

对马克·赛克斯爵士遗体的挖掘，仅仅代表了人们试图寻求"一战"最后一年致死疫病在全球范围传播之解释。从 1918 年春天到 1919 年夏天，在三次连续的传染潮中，这种被称作"西班牙大流感"的传染现象在全球杀死了约 1 亿人。当时这种疫症尚未立即被归类为"西班牙流感"，或者是更花哨的绰号"西班牙女郎"。西班牙流感的形态变化莫测，宛如一只狡猾的野兽，很难仅从急性呼吸障碍、体内出血和发烧的体征上确定它的一般特性。随着病毒不断升级，许多医生和平民都怀疑这种末世般的疾病是否真的仅是流感这么简单。

如果只从民族身份来说，西班牙流感一点也不西班牙。起初，在 1918 年的头几个月，大多数医护人员都相信自己不过是在处理与普通流感或季节性流感严重程度相差无几的流行病暴发。但随着疫症持续，甚至连西班牙国王阿方索十三世都跟着他的臣民们一起患病，西班牙报刊开始自由讨论这种流感所携带的强毒株。关于疫症的讨论之所以在西班牙成为可能，皆因该国在"一战"中处于中立地位。换作其他地方，比如英国和美国，审查制度仅让讨论推测停留在诸如《柳叶刀》（*The Lancet*）或《英国医学杂志》（*British Medical Journal*）等医疗期刊的版面上。在《领土防务法案》（Defence of the Realm Act，"DORA"）的管制下，报纸被禁止报道可能传播恐惧和丧气情绪的故事。1918 年 6 月，当"西班牙流感"这个概念首次在话语中被使用时，伦敦的《泰晤士报》（*The Times*）抓住机会奚落这种疫症不过是昙花一现。到了 1918 年秋天，当西班牙流感致命的第二波传染浪潮开始侵袭全球人口时，这种疫症的冲击已经无法被忽视了。美国记录了 55 万人死亡，是其军人战死数量的 5 倍，而欧洲的总病死人数超过 200 万。在英格兰和威尔士，估计有 20 万人病死，占到总人口的 4.9‰，人们死于流感及其并发症，主要是肺炎。

今时今日，除了禽流感、SARS、HIV 和埃博拉病毒会定期带来健康方面的恐慌，我们很难想象一种像流感这么常见的疾病会引发如此严重的病痛和死亡。尽管我们大多数人在一生之中会接触好几次流感，但其实流感疫苗大约只有 50% 的有效性，绝大多数人仅通过极少的医疗护理就能痊愈。那西班牙流感究竟有何特殊之处？它为什么能带来这么具有毁灭性的影响？

为了能更好地理解影响流感的诸种因素，我们需要定义流感的本质，并认识其作为一种疾病的简史。一般而言，流感是一种通过空气传播的病毒，经由个体的微末体液传染——比如咳嗽或擤鼻涕——的复杂病症。人群紧密聚集、近距离接触会加快感染的传播，特别是在过于拥塞的群体中，如学校、军营和医院。在许多案例中，学龄儿童是第一拨被病毒感染的人群，然后经由他们传给家庭成员。[6]

尽管西班牙流感具有流感病毒中最致命的变异结构，但流感本身并非新鲜事。早在古典时代，就有文献记载了流感带来的苦恼，希波克拉底（Hippocrates）目睹了公元前 412 年古希腊一次明显的流感大传播，而李维（Livy）也在他关于古罗马历史的书中记录了一次类似的流感大暴发。

"流感"（influenza）这个词真正出现在 1500 年左右，当时意大利人开始使用这个概念形容疾病，他们认为这种疫症是因为星星的"影响"（influence）才出现的。流感一词也可能源自意大利词汇"天寒的影响"（*influenza di freddo*）。[7]

这种疫症在 15 世纪的英格兰被称为"穆赫"（mure）或"穆里"（murre），有文献表明这种病害死了坎特伯雷修道院的两位修士。另外，在 1485 年博斯沃思战役过后，有文献记录了英格兰汗热症（English Sweate，*sudor Anglicus*）的大暴发。[8] 1562 年，在伦道夫勋爵从爱丁堡寄给塞西尔勋爵的信中，前者描述了苏格兰玛丽女王正在经受的一种疾病。伦道夫勋爵的记录在亲历过流感暴发的人看来一定再熟悉不过了：

> 女王驾临伊始，就不幸感染了此地普遍流行的被称作"初来者"的新疾病，宫内诸人亦被传染，无论王公贵妇，还是英人法人，无一幸免。这种疫症让患者头疼、肚痛、剧烈咳嗽，有人病期长久，有人短期痊愈，好似该病在寻找合适的身体来传播。陛下卧床六日方见好转。但除了当地一些长者，无人因病过世。[9]

6

在 18 世纪所谓的"启蒙时代"，科学求知精神使得医生和科学家们记录下更详尽的传染情况以及对疾病本质的一些推测。医生开始意识到流感是通过感染而传播开来的，并非依靠污浊的空气和毒雾，记录主要的传播疫情成了件重要的事情。1743 年意大利暴发了一次极其凶险的流感，疫症传遍了整个欧洲，正是在这时，"流感"一词被广泛使用并被记录在当年 5 月的《绅士杂志》（*Gentleman's Magazine*）中。[10] 在伦敦，疫情使得死亡率一周上升至原来的 3 倍。1743 年 3 月 25 日，霍勒斯·沃波尔（Horace Walpole）① 在一封信件中描述了疫情的影响："伦敦没有哪个家庭能逃脱五到六人感染的命运，一些人不得不雇用新的劳力。药商葛薇妮雇了两个新学徒，但即便这样也无法给所有病人喂药。"[11] 这之后的一代人见证了历史上最可怕的流感大暴发，1782 年爱德华·格雷（Edward Gray）应医学知识促进学会（Society for Promoting Medical Knowledge）的请求针对这次流感写下《流感记录》（"An Account of Epidemic Catarrh"），以咨凭吊。[12]

19 世纪的第一次流感疫情出现在 1803 年，先是在巴黎，然后传播到了英国和爱尔兰，彼时一些医生已经开始调查研究经由社会接触而出现的传染过程，以及隔离或检疫对治疗的帮助。1831 年，一次致命的流感席卷欧洲，肺炎成了普遍的并发症。这次流感主要有三次传染潮，第二次出现在 1833 年，第三次则在 1837 年。第三次传染潮是最致命的，据称光是都柏林就有 3 000 人死于流感，一位伦敦医生将这次传染称为"更可怕的灾祸"。[13]

在 1847—1848 年，又有一场流感席卷伦敦城，其暴发的时间并不在一般的流感季，据称杀死了超过 5 000 人，人们甚至将其与霍乱疫情相提并论。在 6 周的传染期内，它横扫了整个不列颠，许多人因肺炎、支气管炎、哮喘和其他流感并发症死去。[14]

许多在 1918 年治疗病人的医生都能回想起 1889—1891 年的流

---

① 霍勒斯·沃波尔，18 世纪英国作家，第四任奥福德伯爵，英国浪漫主义代表，最著名的作品是哥特小说《奥特兰托城堡》。

感疫情，这次流感虽被称作"俄国流感"，却很可能源自中国南部。俄国流感也侵袭了美国，它随可怜的欧洲移民们一起乘坐蒸汽船去往了新世界。[15]在美国，约有 25 万人死于俄国流感，随后它传播至日本、拉丁美洲和亚洲其他地方。俄国流感在 1889—1894 年曾 4 次登陆英国，带走了大约 10 万英国人的性命。但是，1894 年之后再未出现过更大规模的流感疫情，直到 1918 年西班牙流感突然被释放到了这个毫无防备的世界里。

　　尽管直到 20 世纪 30 年代，人们才开始采用隔离的方法限制流感病毒传播，但西班牙大流感时期的医学家们已经试图理解流感的本质了。杰出的病毒学家杰弗里·陶本博格（Jeffery Taubenberger）是流感研究领域的权威，他简要地解释了 1918 年的研究者们对流感达成的认识：

　　　　当时的人们尚不知晓流感源自一种病毒，但病毒存在的理念已经开始为科学和医药文献所接纳。当然，病毒（virus）一词在拉丁语里是"毒物"的意思。一株病毒不过是某些蛋白质里存在的基因组，所以它是否属于生命范畴尚有争议。它要么是一种复合化学物质，要么是一种非常简单的生命形式。[16]

　　然而，通过研究实验室里越来越多的疑似细菌性物质的样本，1918 年的科学家们的确理解了细菌学的实质，并试图用一种过滤程序将感染物质滤除。"他们做到了培养、鉴别和培植大量的细菌，"[17]陶本博格说，"他们知道细菌有多大，甚至发展出过滤程序，能够堵住他们所知的所有细菌的传播通道。"[18]

　　尽管过滤的本意是滤除细菌，但是科学家们发现感染物质仍能通过这种过滤装置，过滤后的液体仍是受感染的。"所以他们得出

8

结论，受感染的物质是一种化学物质、一种毒素、一种'病毒'，它并不是一种有机组织。"[19] 陶本博格解释道。这一切发生在电子显微镜发明之前，人们尚不能通过轻便的显微镜来观察病毒，所以科学家还理解不了"病毒"究竟是何物。他们认为病毒不过是一种受感染的"东西"，它能顺利通过过滤装置。"无论这些病毒是什么，受感染的有机组织也好，生物剂也罢，或是极小的细菌，它们太细微了，无法被观察到，无法被培植，也无法被过滤。所以，当时的科学家其实不知道流感是一种病毒，他们认为流感是一种细菌。"[20]

"它们是非常聪明的小野兽"[21]，陶本博格用这样一种拟人化的方式形容病毒。"就我自己来说，我把病毒看作活物，而且是我的死敌！"[22] 在一次采访中他这样评论道。诚然，就西班牙大流感这个例子来说，科学家们的确是在对抗一只非常聪明的"小野兽"。

1918 年 1 月，世界仍处于"一战"之中，这次战争的规模史无前例，最终导致了 3 800 万人死亡。战争仍未结束，H1N1 流感病毒的暴发接踵而至，从欧洲到非洲，从太平洋到大西洋，从印度到挪威，它甚至带来了比战争本身更多的伤亡。全世界有三分之一的人口感染了这种流感病毒，其中 10%—20% 的感染者死亡。在疫症暴发的头 25 周，已经有 2 500 万人横死，重量级的历史学家们将西班牙大流感称作史上最严重的医疗大浩劫，死亡人数甚至超过黑死病。在印度，估计有 1 700 万人死亡，其中 1 388 万生活在英属印度。非洲总人口的 2% 消失在了这场疫症中，仅加纳一国就有 10 万人死亡。在坦桑尼亚，全国 10% 的人口病死，疫症过后迎来饥荒，又带走了数千人的性命。在美国，约超过 50 万人死亡。由于当时审查制度限制、缺乏准确记录以及死亡证明不能体现准确的死亡数据，实际上的死亡率可能还要更高。据奥克斯福德教授说，中国的死亡率之所以相比而言低于世界其他地方，可能是因为数据未被证实，彼时出于维系士气的考量，许多军人的死亡是保密的。但无论最终的记录数据是多少，1918 年大流感是人类历史上最致命的自然灾难之一，这一点毋庸置疑。

1918 年，大规模的军事行动使西班牙流感在军队里蔓延，而原本旨在劝导公民们积极投身国家战争的战争公债购买活动以及美国举行的胜利游行，又令西班牙流感大肆在平民群体中传播。在费城，一次公债购买活动让这座"兄弟友爱之城"的患病死亡率飞速提升。[23]在英国，白厅长官们极不情愿地在公共汽车和有轨电车上设置检疫管制，他们害怕这些动作有损战斗士气。[24]

战争的结束并不意味着疫症结束。尽管死亡率一再攀升，欢呼的人群还是聚集在曼彻斯特的阿尔伯特广场庆祝休战协议的签署，然而人们浑然不知自己将"西班牙女郎"也邀请了过来。这种致命的病毒保持活跃，一直到 1919 年。[25]

除了惊人的可传播性，西班牙流感最可怕的地方还在于其令人恐惧的患病症状。比较下来，在一般的西班牙流感病例中，病毒会在宿主的体内潜伏 24 小时甚至更久，四五天后流感症状才会显露出来。起初的症状有头疼、体寒、干咳、发烧、虚弱和食欲不振。患者一般会感到疲劳，有些人会马上出现支气管炎和肺炎并发症。从流感中恢复如初可能要花费数个星期甚至更久时间。尽管流感是一种显著且辨识度高的临床实体疾病，但许多病患和一些医生仍倾向于将大多数呼吸系统疾病统统划归到"流感"这个总称中，这会让人弄不清状况。[26]对我们大多数人来说，得了流感仅仅意味着休息几天不上班，吃几片扑热息痛片，躺在沙发上喝热柠檬水。

但西班牙流感与普通流感截然不同，它极富攻击性且行动迅速。在始于 1918 年夏天、具有毁灭性的第二次传染潮中，病患们直接倒在大街上，肺部和鼻腔大出血。他们的皮肤呈现一种深蓝色，这是由于他们肺部化脓导致缺氧进而出现"淡紫色发绀"现象；由于缺氧，他们尽全力吸入空气，如同上了岸的鱼。那些迅速死去的人反而是幸运的，其他人在遭受喷射性呕吐和急性痢疾带来的痛苦后，在癫狂状态下死去，因为他们的大脑极度缺氧。幸存者们通常会出现伴随一生的后遗症，诸如神经紧张、心脏问题、精力匮乏和抑郁。那些十分英勇地照顾病患的医生和护士，通常自己被感染患病。巴希尔·胡德（Basil Hood）医生是伦敦圣马里波恩医护所的所长，他留下了当时这个医护所令人绝望的记录，胡德将其描述为"我职业生涯中最为痛苦的经历"[27]。在西部战线上，医护人员除了要治疗战争伤员，还需要处理连绵不绝的尸体，这些尸体呈现深蓝色并且数小时后就开始腐烂。[28]

在战场上，无论协约国军队还是德国军队都出现了大规模死伤，10 万伤亡的美军士兵中，因西班牙流感而病死的士兵就有 4 万之众。流感随着军事行动传播到了世界上的每一个角落，从美国到法国，这位"西班牙女郎"伴在天真的步兵小子们旁侧，来了次环球旅行。其中一次旅行发生在 1918 年 9 月的美军"利维坦号"运输舰（USS *Leviathan*）上，超过 96 位水手没能抵抗住"西班牙女郎"的"诱惑"，身体状况变得极差，数十人一下船就病死了。[29]

平民百姓的生活更是凄惨，家家户户都只能闭门不出。父母瘫倒在床尚不能自救，只能任凭孩子饿死；精神错乱的人甚至杀掉自己的孩子，认为反正自己死了孩子也活不成。在南非，将死的矿工和矿工的尸体被直接从火车上扔下，就这样被遗弃在铁道两旁。[30]在纽约，600 个孩子直接进了孤儿院。纵观寰宇，人们的日常生活已经止息，一座座城市变成鬼城。在华盛顿和开普敦，殡葬人用完了所有的棺材，而在费城，随着埋葬尸体的空间逐渐短缺，市政府只能用蒸汽铲挖出巨型墓坑。[31]人们对"西班牙女郎"的恐惧源于对

1348 年黑死病、1665 年大瘟疫和 19 世纪 40 年代席卷欧洲的霍乱和斑疹伤寒感染潮之想象，一些人推测这压根就不是流感，而是瘟疫，他们开始担心人类会因此灭绝。美国流行病学家维克多·C. 沃恩（Victor C. Vaughan）在 1918 年指出，彼时的医生"对流感的知晓程度跟 14 世纪佛伦萨人对黑死病的了解程度相差无几"[32]。

交战双方的战士和平民现在都意识到，死亡是新的敌人。随着彼此独立的疫情暴发连接在一起形成可怕的传染模式，世界好似处于外星人的侵略之中。西班牙流感的确会让人联想到 H. G. 威尔斯（H. G. Wells）的科幻经典《世界之战》（*War of the Worlds*）。

西班牙流感另一个让人不安的特征是罹难者的年龄。一般来说，免疫系统欠佳的孩子和老人是最容易因流感而丧生的。但在西班牙流感疫情中，绝大多数罹难者是健康的成年男女，他们正值壮年。孕期妇女的身体尤其脆弱，西班牙流感能一次性结果妈妈和她肚中孩子两条性命。在马萨诸塞州，一位助产士帮助一名年轻女子生下早产婴儿，结果几个小时后母子双双殒命。[33]

在 1918 年春季到 1919 年夏季之间，这位"西班牙女郎"一直跳着死亡之舞，毫无预兆地随机杀人。世界好像处于一部灾难片里，没人知道世界上哪个角色会生，哪个角色会死。幸存者包括富兰克林·D. 罗斯福（Franklin D. Roosevelt），他正是搭乘走了霉运的"利维坦号"军舰，经过几乎致命的旅程抵达纽约的[34]；还有英国首相大卫·劳合·乔治（David Lloyd George），他差点没能在流感疫情中熬过来，他如果死了，必然会猛烈打击协约国的士气[35]；当时人们认为圣雄甘地（Mahatma Ghandi）是熬不过来的，德国皇帝威廉也跟着他的臣民们一起遭罪。病愈生还的还有伟大的美国小说家约翰·斯坦贝克（John Steinbeck），以及作家玛丽·麦卡锡（Mary McCarthy）、电影明星莉莲·吉许（Lillian Gish）、格劳乔·

马克斯（Groucho Marx）和沃尔特·迪士尼（Walt Disney）。西班牙流感的经历似乎给人们带来了极大的心理冲击，作家们首先留意到了这种变化。据传，斯坦贝克的观念就被流感经历永远改变了。[36]关于西班牙流感的回忆录《灰色马，灰色的骑手》（*Pale Horse, Pale Rider*）作者凯瑟琳·安·波特（Katherine Anne Porter）也将这疫症看作改变自己人生方向的一段启示。[37]美国首屈一指的小说家托马斯·沃尔夫（Thomas Wolfe）在他著名的小说《天使，望故乡》（*Look Homeward, Angel*）中，以迷人又扣人心弦的方式记录了他的兄弟死于西班牙流感的故事。[38]

西班牙流感给战时医务行业带来了巨大的挑战：该怎么治疗、控制和遏止疫情。交战双方都为疫情所困，所以许多跟流感相关的研究都是由军队主导实施的。彼时各国政府都把战争视作首要任务，流感充其量是个干扰因素，而英美两国的军医们则开始依据既有的针对伤寒和霍乱等传染病的研究来寻求治疗方案，但他们被束手束脚。研究者们并不知道自己在跟什么东西打交道。凭借后见之明，如今我们已经知道流感是由病毒造成的，但在 1918 年，科学家们相信这是一种细菌性疾病，具有费佛氏杆菌（流感嗜血杆菌）的症状。这些在黑暗而令人恐惧的时代所做的研究终将导向伟大的科学突破，比如人们发现流感不仅能传染人类，还能在禽类和猪中传播；人们还将流感病毒分为三种亚型——A 型（史密斯，1933 年）、B 型（弗朗西斯，1936 年）和 C 型（泰勒，1950 年）。[39]但回到 1918 年秋天，医学家们挣扎着开发疫苗，但周边的同事随时都有可能倒地不起，当时他们的感觉一定像是在不顾一切地和时间赛跑。

除"西班牙女郎"本身，西班牙流感期间最独特的景象就是口罩。尽管口罩并不能有效防范疾病，但它仍成了疫症中一个标志性的东西。口罩的使用从医护人员传到了平民百姓中，人人都戴着这么个白色的东西，牢牢地系在脑后；在许多城镇，你要是不戴口罩出门会被认为是一种冒犯。交警们戴着口罩指挥交通，一大群人拍家族照时也都戴着口罩，甚至连猫狗也被套上了口罩。旧金山的一对蜜月夫妻害羞地向医生坦陈，他们做爱时什么都不穿，但会戴着口罩。[40]这个时期照片里戴着口罩的人物，让人联想到科幻电影里的场景，荒诞又诡异。

西班牙流感疫情最具争议性的一个问题还是它的起源，如今的研究者和历史学家们还在继续争论这种疫症的起因和本质。一些人仍然认为西班牙流感源自法国战场，是从动物流感变异而来的[41]，另一些人则宣称西班牙流感压根就不是流感，而是一种腺鼠疫，它随着给协约国军队做后勤工作的中国劳工从中国传到了美国和欧洲。[42]战争是阴谋论突起的绝好机会，所以许多人相信西班牙流感是人造病毒，这一点儿也不稀奇。有些人宣称流感是由德国 U 型潜艇在东部沿海地区释放出来的，或者是通过拜耳阿司匹林片包装传播的。[43]在一些极虔诚的宗教团体中，西班牙流感甚至被视作上帝对人类罪恶本性的天惩，特别是因为人类发动了"一战"。[44]许多生还者和目击者都猜测，西班牙流感源自数百万在无人区就地腐烂的尸体，再加上芥子毒气迟迟未消散的影响。[45]时至今日，以上解释仍在被不断讨论。

《1918 年之疫》的一个目的是从目击者的视角考察西班牙流感带来的冲击，这些人或颇有名气，或籍籍无名。为了这个目的，我将呈现伦敦东区女学生、梅菲尔区富家千金、波士顿学生和意大利移民们的回忆。在这本书中，你会读到"英格兰最美丽的女士"[46]黛安娜·曼纳斯女爵（Lady Diana Manners）和她的未婚夫杜夫·库珀（Duff Cooper），他们在停战之夜绝望得不知所措[47]；仅在剧院待了一宿，战时诗人罗伯特·格雷夫斯（Robert Graves）的岳母就染

15

上西班牙流感病逝；小说《青春誓言》（*Testament of Youth*）作者、志愿者援助支队的维拉·布里顿（Vera Brittain），从疑似西班牙流感的早期传播中幸存下来[48]；还有无数在战争前线努力应对流感传播的医护人员。书里还写到了被遗忘的英雄，比如曼彻斯特首席医务官詹姆斯·尼温（James Niven）医生，他提出的建议拯救了许多人的性命，但在他自己看来还不够；医疗研究人员沃尔特·弗莱彻（Walter Fletcher）为寻求治疗流感的方法而献出了自己的生命；格雷姆·吉布森（Graeme Gibson）少校为自己的医学研究殉难。尽管西班牙流感杀死了许多名人，其中就包括奥地利画家埃贡·席勒（Egon Schiele），但大多数罹难者在他们自己的家庭之外，都是籍籍无名且无人哀悼的，我的祖父母就是如此。在中国、非洲、印度和（处于革命动荡中的）俄国的大部分地方，由于缺乏准确的记录，数百万罹难者就这样被湮没在历史中，他们的故事被吞没在对疫症的恐慌之中。因此，我选择既关注那些通过家族回忆、文书档案和回忆录保存下来的私人故事，也讲述名人们的生活。由于书中所述的大多数人都来自西班牙大流感时期的英国和美国，这本书的重心不可避免地偏向西方，尽管我也有意尝试描述受流感重击的英属印度、南非和新西兰。

　　在书的最后一章，我探寻了杰弗里·陶本博格对 H1N1 病毒开展的研究实验，挪威为了获取病毒样本，对埋葬在北极永久冻土中的矿工尸体进行了失败的挖掘，另外，中国香港 1997 年禽流感大暴发导致 6 人死亡，其中还包括 2 名儿童，产生了令人恐惧的影响。我也尝试窥探未来，思虑这位"西班牙女郎"会不会披上不同的戏服，再度登上舞台。

　　最后，我想解释一下为什么我选择用"西班牙女郎"这个词来描述 1918—1919 年杀死了 1 亿人的致命病毒。1918 年 6 月，当西班牙流感的首波传染潮席卷欧洲，人们绘制了一些卡通形象和漫画，将之描绘成一个"西班牙女郎"。西班牙流感被定型成一个穿着黑色舞裙、披着头纱、拿着扇子、骨瘦如柴的骷髅头女士。这样一个如同恐怖生物的形象，其潜台词其实是指"西班牙女郎"宛如一个妓女，从不挑剔，可以一次性感染每一个人。"西班牙女郎"成了流感疫症的一个标志性符号（另一个标志则是口罩），她通常出现在政治讽喻画里，随着疫症的传播，被印在了全球无数出版物中。几十年后，"西班牙女郎"的迷人魅力丝毫不减，她的名号出现在了理查德·科利尔（Richard Collier）的杰出历史著作《"西班牙女郎"的瘟疫》（*The Plague of the Spanish Lady*）书名里。

　　着手写 1918 年流感疫症时，我是拒绝使用"西班牙女郎"这个毫无益处的词语的，认为这不过是厌女症的陈词滥调。但几个月后，我开始欣赏这位女士，这样一个虚构造物让整个世界在潜意识层面开始明白自己的绝望处境。这位女郎的形象源自古希腊神话世界，是一位复仇女神、一个带来死亡的神；她也神似印度教里的毁灭女神迦梨（Kali）。在基督教肖像中，西班牙女郎是圣母马利亚的阴暗面，她是一个毁灭天使，因为世人疯狂好战而决定惩罚人间。她还是一个典型的蛇蝎美人、黑衣女人。西班牙女郎啊，这个女人让我们哀恸，让我们备受折磨。作为一种文化现象，她无法抗拒。而接下来的故事，正是关于她的。

# 第一章　赴难的与生还的

　　在法国北部，随着清晨的阳光逐渐点亮一家军事医院，又有一个年轻士兵被宣告死亡。让人难过的是，此种情形在这家位于埃塔普尔的第 24 综合医院里已司空见惯。这是法国最大的战区医院，已有数百人在这里咽气，因伤、因病而死的都有。当来自肯特郡农村的二等兵哈利·昂德当（Harry Underdown）于 1917 年 2 月 21 日去世时，他只不过是在死亡数据上多添了一笔而已，甚至连哈利死亡证明上的文字都显得平淡无奇。20 岁时，哈利是当时"大规模传染的支气管炎"的最新罹患者，这是一次流感袭击带来的并发症[1]，但他可能也是后来被称为"西班牙流感"的可怕疾病的首批受害者。

　　哈利短暂的人生悲惨却无人问津，不过是"一战"中数百万战死沙场的年轻人中的一员。1897 年他出生于肯特郡的阿什福德附近,在被称作"霍奇区"的家庭农场上长大。[2]战争打响时,哈利一开始是选择待在霍奇区的,后来他形容自己的处境好像是一部"干草捆束机"。[3]但在当时,也就是 1915 年底,哈利改变了想法,决定参军。他只有 5 英尺 $1\frac{1}{2}$ 英寸(约 156 厘米)高、132磅(约 60 千克)重,但仍然通过了入伍体检,加入了预备役。根据计划,由于他"终有一天要真正入伍服役,现阶段在预备役里锻炼……等时候到了军队委员会会传召他入伍"[4]。所以,尽管哈利已成了预备役里的一个小民兵,但仍然回到了自家农场上。1916 年 4月,哈利应征进入女王(皇家西萨里)团第十二营,成为一名二等兵,并被派往一个陆军基地接受训练。但 4 个月后他就病了,因扁桃体炎入院。哈利似乎一度从病中恢复,但旋即复发,直到 1916 年8 月 5 日他才最终"病愈出院"。[5]

　　哈利几乎立刻被派往法国。短短几个星期后,他就成了伤员,一颗炸弹在他附近爆炸,他被埋在了废墟之中。尽管身体没受伤,但哈利被遏令退役,因为他饱受"炮弹休克症"的困扰,这是对"一战"中士兵所承受的战斗压力的委婉说辞。在诺丁汉的巴格索普军事医院里,哈利被诊断出处于"极度震惊"的精神状态,"失去了语言能力和记忆"。[6]伤员康复组织按规定继续为他治疗。[7]

　　尽管遭遇这般不幸,哈利还是决定留在军队里。1916 年 11 月,他出院并回到了军营,在英国耽搁了几个星期的时间后,于 1917 年2 月重回法国。仅两周他就患上了"大规模传染的支气管炎",皇家陆军军医队的 J. A. B. 哈蒙德(J. A. B. Hammond)中尉是这样诊断的。[8]哈蒙德中尉对哈利的病情既同情又充满了职业兴趣,此前他曾在埃塔普尔的其他病人身上观察到相同的症状,这些人最终都没能好转。[9]

起初，哈蒙德留意到哈利的病症与一般的大叶性肺炎一致，"病人的肺根部能听到明显的噼啪罗音（类似爆裂声）"[10]。但不同之处在于哈利肺部的化脓量太大了，由此引发可怕的呼吸急促，可以观察到他十分痛苦、惊慌，试图从床上跳起来。还有更差的情况，随着哈利的病况恶化，由于缺氧，他脸上的皮肤开始呈现一种"灰紫色发绀的状况"。[11]没过多久，哈利·昂德当病逝了。

哈蒙德中尉和同事们留意到这已经是 1917 年 "大规模传染的支气管炎" 所造成的第 20 例死亡病例了，他们既好奇又担心病情的发展，猜测这种疫病已非正常情况，而且可能与战争有关。哈蒙德中尉与军队的病理学家威廉·罗兰（William Rolland）上尉、埃塔普尔医院太平间和实验室主管 T. H. G. 肖尔（T. H. G. Shore）医生一道对当时的情形做了研究，研究成果最终发表在 1917 年 7 月的《柳叶刀》上。[12]这篇文章吸引了皇家陆军军医队驻埃塔普尔的会诊医师约翰·罗斯·布拉德福德（John Rose Bradford）的注意。布拉德福德后来成为皇家内科医师协会的会长，彼时他是 "实验室研究的狂热支持者"[13]，并被派遣到埃塔普尔为战争贡献力量。起初布拉德福德有些沮丧，因为这里缺乏让他从职业角度感兴趣的病例，他在寄给妻子的信中直言不讳地提及此事。但是，"大规模传染的支气管炎" 的出现引起了他的好奇，这种杀死了哈利·昂德当的疾病最终在 1917 年二三月夺走了 156 个士兵的性命。[14]布拉德福德招募哈蒙德针对此种情形做进一步的实验研究。

这种病的一个特征只有在病患死后才得以彰显。在大叶性肺炎病例的尸体解剖中，病理学家预料到会在病患的其中一个肺叶上找到损伤。然而在埃塔普尔的这些病例里，解剖发现存在大规模传染的支气管炎。当小的支气管被切开时，黏稠的黄脓从里面渗出，在一些病例中，脓液里含有流感嗜血杆菌和其他细菌。[15]在 1917 年冬天被诊断出化脓性支气管炎并病逝的那 156 名士兵中，45％的人遗体中发现了阻塞微小支气管的脓性分泌物。由于"这种病所占比例已在埃塔普尔构成一次小规模的疫情"，哈蒙德裁定这些症状构成了一种"独特的临床实体疾病"，并在一篇写给《英国医学杂志》的文章里将其命名为"化脓性支气管炎"，这篇文章于次年发表。[16]

　　1917 年冬天暴发的"化脓性支气管炎"最让人困扰的一点就是它显示出的治疗抗性。医生使用了每一种可以想到的治疗方式，包括氧疗法、蒸汽吸入法，甚至放血治疗，但均无疗效。

　　当哈蒙德和他的研究队伍在埃塔普尔对化脓性支气管炎进行研究时，英国奥尔德肖特的一处军营暴发了一次类似的疫症。奥运会冠军哈罗德·亚伯拉罕（Harold Abrahams）的哥哥、皇家内科医师协会的阿道夫·亚伯拉罕（Adolphe Abrahams）少校于 1916—1917 年主管奥尔德肖特的康诺特医院，当时正值冬季，许多身患化脓性支气管炎的病人被送了进去。不幸的是，这些病人的病症与埃塔普尔的士兵们十分相似，包括咳出黄脓以及发绀，而且这种疾病同样可抵抗所有治疗方式，病患死亡率极高。

　　亚伯拉罕和他的同事们在奥尔德肖特开启了自己的实验研究，完全独立于布拉德福德和哈蒙德的研究，直到两个地方的研究者发现双方陆续在《柳叶刀》1917 年夏季和秋季的几期上发表文章后，才意识到他们面对的是同一种疾病。亚伯拉罕得出结论，这种疾病的传播范围比他之前设想的还要广，更令人不安的是，它将在冬季接下来的时间里继续发作，而医生们急须研发出预防方法。[17]

　　如果事情真像亚伯拉罕想的那样，化脓性支气管炎比人们想象得更具传染性，那问题是它到底是怎么传播的？是不是哈利·昂德当早在军旅生涯初期就在奥尔德肖特或巴格索普染上了这病？他请求留在军中，尽管身体不佳仍上战场杀敌，是不是无意间将这种死疫的雏形传遍了整个西部战线？那是不是意味着，这位被埋葬在埃塔普尔士兵墓园里的哈利·昂德当，可能是这种致死疾病的"零号病人"？然而事实上，哈利的命运代表了很大一部分士兵的经历，他们参军且不幸死亡，但并非战死沙场，而是死于后来被称作"西班牙流感"的死疫。这种疫病的起源以及引起这种病的病毒，要比人们想象的复杂得多。

或许答案就在埃塔普尔。这么大一个军事基地，正是西班牙病毒绝好的诞生地之一。作为加来海峡省的一个小镇，埃塔普尔基地位于布洛涅南部大约 15 英里（约 24 千米），它包含港口设施、铁轨站、商店、医院、监狱、训练区以及所有战时军队所需的累赘设施。此外，该地还有步兵站、集训场、一个射击场、墓地、洗衣房，以及两家邮局。[18]由于当时马匹在战场上仍扮演重要角色，埃塔普尔还有用于饲养千匹以上骏马的马厩，而这些战马在战斗中也需要兽医照顾。[19]这里还饲养了猪、鸭、鹅和鸡，作为食物供给。战争中人与动物的共存已经持续了数百年光景，所以"一战"时，甚少有医生怀疑鸭子会成为禽流感病毒的"储存宿主"。鸭子在泥土上随意排便，粪便又被拱土寻食的猪吸入体内，由此猪体内便有了禽流感病毒，而它们又在与人类的接触中染上了人类流感病毒，两者在它们体内结合。[20]直到 20 世纪最后几十年，像约翰·奥克斯福德和杰弗里·陶本博格这样的病毒学家才发现禽流感病毒是可以跃迁物种感染界限的，甚至会变异成新的流感病毒，足以感染和杀死人类。[21]

这个致命的培养皿里还有一个新添的元素，那就是被运来此地协助战争的中国劳工。这些劳工由英国在中国北部招募，他们的任务是把军需品和食物补给从位于英吉利海峡的港口运送到军营，以确保协约国军队的平顺运行。在埃塔普尔，动物、中国劳工的存在不过是军旅生活一个稀松平常的方面，但要知道，1910—1911 年中国东北的肺鼠疫带走了 4.3 万—6 万条性命，死亡人数与 1665 年黑死病时期的伦敦城相差无几。如今我们知道，根据香港大学病毒学家肯尼迪·肖特瑞奇（Kennedy Shortridge）博士推断，中国实则是"西班牙流感的核心"[22]。由于当时的中国人习惯于与动物一起住在局促的地方，比如在家中饲养小猪，按肖特瑞奇博士的说法，"关键问题正在于此——鸭、猪、人之间的接触太密切了"[23]。

埃塔普尔的情况与此类似，鸭、猪、人混居，再加上袭击所有军营的传染病。埃塔普尔主要由一系列步兵基地站构成，这些基地站聚集在铁轨东边的高地上，铁轨则呈南北走向，从小镇旁边经过。步兵分配的草案从英国传到步兵基地站，依据规定，步兵们被重新分组，经过一段时间的训练，便被送上前线。[24]在这些站点，也有士兵被运往其他的战时基地或者在住院期和康复期内被交付给"临时基地"。[25]整个基地里既有不断被运送来的生病或受伤的英国兵，也有从前线俘获的德国战俘，他们统统都归年轻英国女人维拉·布里顿以及她的同事们照顾，布里顿所在的就是志愿者援助支队，或称第 24 综合医院 VAD 部。

埃塔普尔即便在它最好的时候看起来也很惨淡。奥拉菲·巴登-鲍威尔（Olave Baden-Powell）女爵是童子军创建者的妻子，同时也是 1918 年的童子军女总长，她曾在该基地的基督教青年会小屋里做过志愿者，她将埃塔普尔形容为"肮脏、令人讨厌、恶臭难闻的小镇子"[26]。有些军官成功从这个基地调走，去了光鲜亮丽的勒图凯沙滩旅游胜地，但士兵们只能接受这种压抑的生活条件，没时间抱怨。在"斗牛场"（大家这么称呼集训场）上，士兵们一旦从那儿被送进医院就再也出不来了，而依据最新的草案，那些已经在战壕里服过役的老兵也要接受跟新兵一样的训练。[27]常规动作包括关于毒气战的课程以及两周"斗牛场"训练，另外还有两周的沙丘行军，

25    由军官和同样从这"刺刀之血"学校里毕业的无军衔士官监督。[28] 负责训练的士官们由于佩戴黄色臂章而被称为"金丝雀"，他们不需要奔赴前线，由此不可避免地让士兵们感到不快和轻蔑。[29] 由于条件恶劣，前往和离开"斗牛场"再加上训练本身，就能花掉一整天的时间。尽管埃塔普尔是一个永久基地，但士兵们仍住在帐篷里，每天的主食仅包括两盒牛肉罐头、两片饼干和一个洋葱。一位军官回忆说训练"让人极其泄气"[30]，另外一人则把待在"斗牛场"上的两周形容为"穿越地狱的两周"[31]。一位下士曾遇到几个返回前线的伤兵，他们的伤远未疗愈。"我问他们为什么要在这种情况下回前线，他们总是这么回答：'坚决不去斗牛场。'"[32]

生活条件的恶劣和士气的低迷到了相当的程度，1917 年 9 月 9 日星期天发生了一场士兵哗变。维拉·布里顿回忆当时谣言和秘密消息四起，女人们出于安全考虑把自己锁在了医院里，她也认为兵变源自埃塔普尔的恶劣条件。[33]

战时诗人威尔弗雷德·欧文（Wilfred Owen）[①] 1917 年底待在埃塔普尔，他对这个基地也抱有相同的偏见，在一封新年前夜寄给母亲的信中，他这样描述道：

（刚过午夜，今昔难辨，人何以堪。）去年此时，我在这个大而无当的营地中一个小帐里躺着。这里既不似英国，也不像法国，而仿佛是关押野兽几日的围场，然野兽终将发作。彼时，我听到苏格兰军队的作乐声，如今他们已无人生还，他们早就知道了自己的命运。我想着当下这一夜，我是否应该——

26

————————————

① 威尔弗雷德·欧文，英国诗人，1917 年加入曼彻斯特团，1918 年 11 月死于战场，就在休战日前一周。

我们是否应该，你是否应该——但我没有多想，只因我擅长省去思考。但主要是，营地里每个人脸上那奇怪的表情印入我的脑海，这是一种难以言表的神情，我们在英国看不到，在世界任何一个战场上也看不到。只有在埃塔普尔。这不是绝望，也不是恐惧，它比恐惧更恐惧，因它是一种遮蔽的神情，只有神情，毫无神色，如同一只死去兔子的脸。[34]

有这么多不便之处，埃塔普尔反而成了军队医院的绝好选址。基地离铁路很近，而铁路往南通向阿布维尔和索姆，从战场运来伤者，医好后将他们重新送回战场，都比较容易。埃塔普尔离布洛涅也很近，后者为军队渡过海峡回到英国提供了跳板，这是一个周全的考虑，因为德国潜艇会在海峡里巡视。

1916年8月3日，维拉·布里顿放弃了她在牛津大学的学习，自愿来到第24综合医院，成了一名护士。维拉用诗意的语言形容埃塔普尔卧在"沙山与海之间"[35]，宛若沼地上悬着的"亮光"[36]。军官和士兵们则使用更加直白的词语，说埃塔普尔是"沙堆"。[37]

营地看上去更像是个小镇而非军事基地，目之所及，一排排医生住的帐篷和护士住的小屋沿着铁路一侧延伸。第24综合医院有可供22 000个病人住院的病床，由12间长条形木屋组成，屋顶长满旱金莲，窗户装着印花布罩充作窗帘。然而，远处的枪炮声时刻提醒着人们这家医院建立的目的以及周围不变的紧张氛围。埃塔普尔的"每件事和每个人都在行进中；友谊是暂时的，约会也是短暂的，而这一切之中，生命本身是最须臾的那个"。[38]

埃塔普尔第24综合医院建立的目的是处理自西部战线上退下的大批伤员，以及随战争而来的各种疾病。起初，这里处理的还是普通的战争创伤，虽然随着像高爆炮弹、机关枪这样的武器装备不断革新，士兵们的创伤越来越严重。当维拉刚来这儿时，她的职责包括照顾被安置在潮湿、拥挤的帐篷内的战俘，她须在 90 华氏度（32 摄氏度）的环境中给战俘换衣、处理伤口。到了 9 月，当地的气温仍然高得反常，护士们患上了胃虫病，她们将这种病称为"埃塔普尔症"。[39] 由于居住条件非常拥挤，痢疾和伤寒威胁着人们的健康。还有一个问题是脓毒症，士兵受伤后一直待在战壕里，伤口便会化脓。士兵还会遭受"战壕脚病"的侵害，他们的脚趾会逐渐生出坏疽，最终整个掉下来，至今也不清楚是因为何种条件而生出此病；另有"战壕热"，后来人们发现这种病是由虱子传播的。[40] "战时肾炎"是另一种新出现的情况，患病者会头疼、发烧，肾部出现损伤。芥子毒气亦会带来严重后果，比如胸部感染、肺炎和支气管炎（正是这种疾病杀死了哈利·昂德当和他的战友）。由于战争，士兵们意志消沉，他们的免疫系统也被削弱，整个恢复中的军队都是无力又脆弱的。

28　　　　无论是老问题还是新情况，都足够让医疗队伍在战争期间全力以赴地工作了。在任何一天，埃塔普尔都留驻 1 万医疗人员，有男有女，另外每天有 100 趟火车驶入医院的铁轨侧线，将伤员从前线运过来。面对如此大规模的病患，医疗人员实难应付，他们中许多人自己也染上了疾病，维拉就是其中一个。1918 年 1 月 12 日，维拉收到了哥哥爱德华寄来的信，哥哥希望她能陪伴自己回英国，维拉识时务地抓住了这个机会。

然而两天后当维拉抵达布洛涅时，当晚驶往海峡对岸的船已经开走了，她在港口度过一夜，发烧、浑身疼、头痛欲裂。第二天一早，暴风雨中的航行和从福克斯通往家开的寒风彻骨的火车旅程让她的情况更糟了，当她抵达位于肯辛顿的家时，已经处于"晕厥状态"[41]。

第二天早上维拉醒了过来，她的体温已达到 103 华氏度（约 39.4 摄氏度），家人强烈要求她留下来以待康复。维拉遭遇的似乎是"不明原因的热症"，也被叫作"战壕热"[42]，这是对战时多种感染病例的笼统称呼。维拉的症状也与发端期的西班牙流感的症状一致，但幸好她逃过了西班牙流感的晚期症状——化脓性支气管炎、发绀和呼吸困难。维拉是不是在护理战俘时感染了这种病毒的早期形态，并由此获得了抗体呢？

我们永远无法知晓，维拉究竟是在埃塔普尔还是在回英国的航程中为病毒所感染。与二等兵哈利·昂德当不同，维拉幸存下来并在《青春誓言》中记录了自己的经历，这本书是关于"一战"的最扣人心弦的回忆录之一。士兵昂德当和维拉·布里顿的命运与他们各自的人生一样，截然不同，然而他们的故事共同描绘出了关于西班牙大流感起源的医学奥秘。

# 第二章 "打倒我"热症

1918 年 2 月一个天寒地冻的夜晚，洛林·迈纳尔（Loring Miner）医生被唤往堪萨斯州的哈斯克尔县出诊。迈纳尔医生得知自己去诊疗的老妇患上了"打倒我"热症，这是对发烧、咳嗽和受寒等病症的传统称呼。对大多数病人来说，流感不过是一阵阵的发烧，过几天就好。只有幼儿与老人才会担心害怕，因为流感并发症对免疫系统脆弱的人来说是致命的。迈纳尔医生拿起自己的皮包，坐上轻便马车，就往偏远的农舍赶去。迈纳尔医生轮廓分明的脸上蓄着两撇八字胡，在这片偏远的乡村地区，他备受尊敬。据称，病人们宁愿让他醉着酒看病，也不愿让其他医生在清醒状态下看病。[1]

抵达农舍，迈纳尔医生着实被眼前所见吓了一跳。病人乃一老妪，已经有了"灰紫色发绀"的病状，由于缺氧，肤色已呈现蓝色。虽然不停咳嗽、呼吸困难，老人仍然努力求生；她的家人紧紧围着她，手里拿着碗盆和毛巾，因为老人正经历一次次灾难性的出血，鲜血从她的肺部涌上来。迈纳尔医生即刻诊断病人罹患肺炎，是因早期感染流感而致，但他从未见过如此凶险的症状。病人没过多久便在极度痛苦中死去。接下来的几天，迈纳尔医生几乎没有时间记录下这位病人不同寻常的病症，因为他马不停蹄地赶往各地，相似的病例陆续出现。当地人没日没夜地敲迈纳尔医生家的门，或者到他的药房里求助。许多病患在不久之前还很健康，这些农场男孩和年轻女孩们在毫无预兆的情况下倒了下来。原本只对孩童和老人有致命威胁的流感，如今开始把目标放在当地最健康的人身上。迈纳尔医生对此既着迷又吃惊，投入了对这次神秘感染的研究之中。他甚至将白喉杆菌和破伤风梭菌注射到病人体内，以刺激他们的免疫系统发挥作用。然而已经没有多少时间用于研究了，迈纳尔医生在哈斯克尔县四处奔波，追寻着流感的感染路径。尽管他有一辆汽车——他是此县首批拥有汽车的人之一——但仍须借助老式的轻便马车代行。他一直处于过度劳累状态，有时直接就在马车里睡着了，把马松开，让它自己寻路回家。[2] 在难得的出诊空档，迈纳尔医生就查阅相关医书，给其他医生写信，分析从病人那儿收集的血液和尿液样本，只为求得一种治疗方式。他怀疑这次疫情暴发与农牧业有关系，因为疫症多发于偏远的农舍，但他无法证实，只能在黑暗里独自摸索。1918 年，现代意义上的病毒概念在当时的医学中尚无人知晓。当时人们仅知道存在比细菌更小的颗粒，直到 1938 年电子显微镜发明后，科学家们才开始辨识出病毒。[3]

尽管当时的科学家们已经在为诸如天花、炭疽、狂犬病、白喉、脑膜炎等疾病研制细菌疫苗，但针对流感的细菌疫苗，其应用范围仍十分有限。医生们仅能使用传统疗法来应对流感，包括卧床休息，服用鸦片来止咳和缓解疼痛，还有奎宁——一种树皮提取物。奎宁传统上被用于治疗疟疾，尽管被证实疗效不佳，但仍然有人认为服用后可使病人通过流汗从感染中恢复。许多病患开始在民间方子中求解药，这些方法一个比一个荒唐。柠檬、威士忌、大蒜以及草药还算是传统的"包治百病"，更奇怪的主意还有喝蓖麻油，在糖块上滴一点煤油然后吃掉。

哈斯克尔县的居民们屏住呼吸，担心痛失家人，当地报纸《圣塔菲箴言报》（*Santa Fe Monitor*）则照旧发挥自己报道居民日常生活的功用。"伊娃·凡·阿尔斯汀女士罹患肺炎，"报纸讲道，而后又似乎要安慰一下读者，"她的小儿子罗伊已经病愈起床。"[4] 一两天后又出现一则消息："拉尔夫·林德曼仍在病中。戈尔迪·沃尔格哈根于妹妹伊娃患病期间在比曼商店里上班。"[5] 读者们还能读到"据报道，荷马·穆迪病入膏肓，J. S. 科克斯病情好转但仍很虚弱"，还有"拉尔夫·麦康纳尔本周病情加重"[6]。《圣塔菲箴言报》最后总结道："县里的几乎每一个人都患病了，要么是流感，要么是肺炎。"[7]

这些模糊的描绘其实低估了流感暴发对哈斯克尔县的冲击。像"病了"或"虚弱"这样的形容对经历了患病这种极度恐惧的病人及家属来说是不公正的，更别提流感暴发的传染速度，以及发绀、大出血和让病人凭空抓挠、挣扎呼吸的缺氧症等绝望症状。

33　　　　几周之后，哈斯克尔县的流感疫情迅速平息，其消退速度就和暴发时一样快，但迈纳尔医生拒绝忘记这段经历，拒绝忘记从农舍老妪之死开始的这一切。继发性肺炎带走了他的三位病人，这是这种流感的常见并发症，他万分担心流感的再次暴发。迈纳尔写信给华盛顿政府，警告官员们哈斯克尔县发生的流感疫情，并且建议针对疫情传染做好预防措施，但没人理睬他。流感并非"需要上报的疫症",这意味着只须向公共卫生部门汇报即可,彼时政府正忙于应战,无暇顾及。这恐怕是政府第一次出于鼓舞战斗士气的考虑而压制关于致命流感病毒的警告。迈纳尔医生的报告最终得以发表,为了躲避审查而刊载在一本专业期刊的不敏感页面上,取名《1918年4月5日的公共卫生报告》,其中说道:"1918年3月30日,堪萨斯州哈斯克尔县暴发流感。据堪萨斯州哈斯克尔县报告,有18个病人患上了不同类型的流感,最终3人抢救无效死亡。"[8]

与此同时,在哈斯克尔县,《圣塔菲箴言报》继续事无巨细地报道小镇生活。年轻的迪恩·尼尔森(Dean Nilson)从军队回家休整,报纸这样总结,"迪恩看上去就很有军人的样子"[9]。迪恩回家的同时,欧内斯特·艾略特(Ernest Elliott)正准备启程去莱利堡的福斯顿营看望他的兄弟。这处军事预留地离哈斯克尔县300英里(约483千米),迪恩·尼尔森正是从此地回家的。欧内斯特·艾略特启程时,他的小儿子身体抱恙。艾略特走了以后,小男孩的情况急转直下。信息量巨大的《圣塔菲箴言报》提到"欧内斯特·艾略特的小儿子默廷身患肺炎"[10]。默廷感染的是一种可能致命的流感病毒,他的父亲虽未有病情发作迹象,却明显是一个病毒携带者,他把这种病毒带去了莱利堡。几天之后,迪恩·尼尔森回到了同一个军营。两个男人都在毫不知情的情况下传播了这种病毒,这给美国军队参与"一战"带去了始料未及的后果。

美国于1918年成为参战国。前一年,在伍德罗·威尔逊(Woodrow Wilson)总统的带领下,美国对德国宣战,促使国家迅速动员,开启征募草案、军队运送和债券购买。到了1918年春天,美国已在战争中扮演决定性角色。在蔓延全国的爱国热潮中,来自各个阶层的超过400万人自愿或应征入伍,为国效力。这些人或来自落后的乡村,或来自五光十色的都会,或来自中西部大草原,或来自南方深

34

处，如今他们发现自己驻扎在军营之中，接受基本的训练以备来日能在任何一条战线上杀敌。不幸的是，这里同样是疾病传播的理想温床，流行病学家维克多·C. 沃恩在他 1936 年的回忆录里事后分析道：

> "一战"中美国士兵的大动员过程，将原本存在于士兵来源地的感染带到了每一个军队驻地里。在每个州，应征而来的人从某种程度上来说被集合起来。他们来自不同的社区，穿着便装，有些人干净，有些人邋遢。每个人都从自己所在的社区带来了大量当地的细菌。细菌附着在他们的衣服和身体上，或者深藏在衣服角落以及体内。他们挤在每个州的聚集地，并在那儿度过或长或短的日子，但服役期足以让疾病传播。之后他们搭上火车，被转移到他们各自的营地去。[11]

尽管沃恩在上面这段侧面描写中提到麻疹，但相同的道理对 1918 年军营暴发的流感疫情同样有效。然而在当时，沃恩和其他医疗人员的话无人理睬："参战后进行的大动员，其危险程度早在人群聚集之前就已报告给相关权力机构，但得到的回复是：'大动员的目的在于尽快将平民转变为训练有素的战士，而非为预防医学研究作演示。'"[12]

但诚如沃恩所言，军营的确是发生感染的最糟糕地点。"人群越是拥挤的地方，就越难控制感染的扩散。没有哪个地方比军营更拥塞、人群接触更频繁的了。"[13]

得克萨斯州莱利堡的福斯顿营正是这样一处地方，它是当时在美国各地相继建立的军营的典型代表。福斯顿营位于堪萨斯州章克申城附近的莱利堡军事预留地，以弗雷德里克·福斯顿（Frederick

Funston)准将之名命名,它是"一战"中建立的最大的 16 个师级训练营之一,这些训练营用于容纳和训练服兵役的士兵。这个营地自 1917 年 7 月开始建设,规划一致的建筑呈方块状分布,周围是交通主路和小道。营地建造了约 2 800—4 000 座建筑用以容纳美军第 89 师的超过 4 万名士兵,该师驻扎在福斯顿营。整个营地的建造大致花费了 1000 万美元。[14]

36

福斯顿营更像个城市而非军营,里面建有住宅、训练中心、杂货店、剧院、社区中心、医务室、图书馆、学校、工作坊,甚至一家咖啡烘焙屋。休息营房有 43 英尺(约 13.1 米)宽,140 英尺(约 42.7 米)长,两层楼高,设有厨房、食堂、连长办公室、补给室、班队室或宿舍。每个休息室都包含 150 张床,正好是 1917 年一个步兵连的士兵规模。[15]

福斯顿营设立的主要目的是训练征自中西部州的士兵,以让他们去海外作战。士兵们花费好些时日接受训练,学习新的军事技巧,许多从英法等国转调过来的军官负责训练这些中西部士兵。一有闲暇,士兵们会去剧院看戏,或者去社区中心游逛,但更多人渴望回家。在第 89 师第 356 步兵团服役的詹姆斯·H. 迪克森(James H. Dickson)写信给朋友,他说:"尤妮斯,请别太期待我的来信,因为堪萨斯的大风把一切都刮走了,信也不放过。"[16]他信里提到的风意味深长。士兵们常常抱怨福斯顿营不宜居住的天气条件,冬季寒冷刺骨,夏季酷热难当。伊丽莎白·哈丁(Elizabeth Harding)中尉隶属军医特别部队,是莱利堡的首席护士长,她回忆道:"我是 1917 年 10 月中旬抵达莱利堡的,那时就下暴风雪了!我在那里度过了记忆中最冷的冬天和最热的夏天。"[17]就好像光有这么恶劣的天气还不够似的,令人眩晕的尘暴让这里变得更糟了,营地的粪便焚烧让尘暴变得更让人难以忍受。莱利堡是美军骑兵的大本营,数

37

千匹马和骡子都驻留在此，士兵们在这里精练骑术，甚至学习兽医技巧、掌马钉、做马具。后来的乔治·巴顿（George Patton）将军彼时也在这儿，有人看到他周末打马球、参加马术障碍赛。[18]所有的马在一个月之内产出约 9 吨粪便，焚烧是默认的处理方式。结果焚烧产生的灰烬与沙尘结合在一起，制造出一场刺激性强、臭味难闻的黄色雾霾。漫天飞舞的沙砾被人吸入肺部和气管内，而焚烧产生的黑色浓烟数小时不间断地从地面升起，刺激人们的呼吸道，两者带来的共同后果就是让人更易被气喘、肺炎和气管炎侵扰。[19]

所有军营最大的问题就是传染性疾病的传播。所有士兵在入营时都接种了疫苗，以防诸如霍乱、痢疾等"战场病"的传染，任何一个人若被诊出患有传染病就会被立即隔离，直到他要么恢复要么不再具有传染性为止。1918 年，莱利堡基地医院的长官是爱德华·施莱纳（Edward Schreiner）上校，他本是一名外科医生，进入军队后成了合同军医，1916 年他加入正规医疗队，并管理美国与墨西哥边境的营地医院。[20]基地医院的护士们也不过是一年之前才到这里，伊丽莎白·哈丁中尉回忆："军营被改造成医院。起初这里的设施非常落后，没有厕所，也没有洗浴的地方，这些设施只有建筑的地下室里有。热水和供暖仅勉强够用。"[21]

1918 年 3 月 9 日星期六，莱利堡遭遇了一场极其严重的尘暴，这是人们记忆中最严重的尘暴之一。据称，那天堪萨斯的太阳在白天消失无踪。火车不得不停在铁轨上，莱利堡则整个被覆盖在烟尘和灰烬之中。士兵们接到命令去收拾残局，但戴着口罩的军官们却待在室内。第三天，也就是 3 月 11 日星期一，有人报告随行厨师二等兵阿尔伯特·吉彻尔（Albert Gitchell）患病，他的嗓子和头都很疼。值班医务长怀疑二等兵吉彻尔的病症是由尘暴和粪便焚烧引起的，但由于吉彻尔的体温已达到 40 摄氏度，只能被禁闭在隔离病床上。[22]没过多久，李·W. 德拉科（Lee W. Drake）下士和阿道夫·赫尔比（Adolph Hurby）中士也出现了相同的症状。赫尔比的体温甚至比吉彻尔还要高，达到 41 摄氏度，他还遭受着喉咙、鼻腔和支气管的发炎肿痛。随着患病的人逐渐增多、大排长龙，值班医务长只好叫来施莱纳上校帮忙。到了中午，施莱纳上校和他的助手们眼前已经躺了 107 名病患；到了那个周末，福斯顿营的患病人数增长到 522 人；而到了 3 月底，整个营地有 1 100 人患病，人数多到不得不挪用战机仓库充当病房。[23]有了前一年相关事件的前车之鉴，施莱纳上校非常小心谨慎，他密切关注这场流感疫情的暴发，并尽职尽责地照顾患者。1917 年，有一个叫约翰·德怀尔（John Dwyer）的军官因征召的新兵死于流感而被军事法庭审判。德怀尔被判渎职，因为他让一个身患流感的士兵去做额外的工作，没有顾及士兵严重的病情。最终德怀尔被开除军籍。[24]

这次疫情暴发相当严重，却在意料之中。军营里传染性疾病的暴发是很平常的，毕竟有这么多人挤在狭小的空间里。哈丁中尉注意到："在像福斯顿营这样大规模聚集的群体中，会生出很多疫症。许多士兵来自偏远的农村，他们一辈子都没接触过传染性疾病。"[25]然而，这次疫情暴发很不一样。

施莱纳上校最初的诊断表明他的病人得了流感。病患所呈现的症状与普通流感相似，打寒颤、发高烧、头背疼痛。但有些病患身体非常虚弱，站都站不起来，他们的症状还有剧烈咳嗽、喷射性流鼻血和缺氧症，其中一些人直接窒息死亡。这次感染的病死率高得离谱：虽然有些病人在 5 天之内就痊愈了，但仍有 84 人死于肺炎和大出血等并发症。致命的流感病毒重创了福斯顿营，3 月 30 日，施莱纳上校向位于华盛顿的美军总司令部发去电报："两场极其严重的尘暴过后，许多士兵感染流感死亡。"[26]权力机关像对待洛林·迈

39

纳尔医生那样对待了施莱纳上校：他们没把施莱纳的警告放在眼里。

在堪萨斯，尘暴并非新鲜事物，军营里传染性疾病的暴发也是如此。但两者相加，似乎生出一种全新的、未知的危险。迈纳尔医生和施莱纳上校都意识到了这种全新瘟疫的存在，它借"肺鼠疫"的形，代表了一种真实的威胁。肺鼠疫，也就是中世纪历史上的"黑死病"，它同流感一样，经由呼吸传染。前面一章提到过，中国东北暴发了一次肺鼠疫。而来自中国北部的大约 20 万劳工途经北美，被运往法国配合协约国军队的战事。他们身上是否携带了肺鼠疫病毒？随着病毒在新环境下的变异，它是否演变成了一种全新的致命流感？当然，这一理论无法解释迈纳尔医生目击的发生在偏远农舍的疫情暴发。

施莱纳上校似乎认为是尘暴引发了疫情，但事后我们还有诸般猜测：是不是从动物身上变异而来的猪流感一直存于基地之中？又或者是不是从营地里上千匹战马那儿变异而来的马流感（又称"扼杀病"）？[27] 营地里的马匹遭受某种流感的侵扰是完全可能的，而这种流感病毒可以通过粪便焚烧散播到整个营地。在实际情况中，尘霾本身并不会引发流感，当然尘霾肯定加重了病情，让士兵们没日没夜地呼吸困难、挣扎喘息，它为流感病毒的大肆传播提供了绝好条件。

之后，事情就和哈斯克尔县发生的一样，流感疫情迅速消失，速度堪比发端期的感染速度，这次疫情就这样被遗忘在了不断升级的欧洲战场备战热情中。

# 第三章　杀手无名

1918 年春天，美国的战争动员越发加紧，几乎同时，一种极其严重的流感突然在各大军营里暴发，从纽约一直到佛罗里达、加利福尼亚和亚拉巴马。因为军营拥挤且不卫生的居住条件，尽管流感暴发本是军队生活的常见现象，但不少军官都因这次流感疫情暴发的速度之快、程度之重而警觉起来。这种新型致命流感也开始侵袭平民，主要的目标是人群密集的狭小场所，比如学校和监狱。接下来所说的一系列事件表明，后人所称的西班牙流感的第一波感染潮已经开始在美国的大街小巷肆意传播。

在美国军队里，爱德华·施莱纳上校已经就福斯顿营暴发的流感表达了自己的不安。新泽西州迪克斯营美军第 78 师的指挥官休·斯科特（Hugh

Scott）少将很快就遭遇了相似的情境。1918 年 4 月，休·斯科特少将给美国卫生局局长威廉·克劳福德·戈加斯（William Crawford Gorgas）上将写信汇报迪克斯营的传染病疫情，他特别提到了流感，这种病已引发肺炎病例持续增加。斯科特少将不知该如何解释疫症的缘起，因为据他所说，"军营就跟猎犬的牙齿一样干净"[1]。

在写给戈加斯上将的信里，斯科特少将描述了自己在迪克斯营下令采取的防疫措施，并希望戈加斯能亲临营地，"好好检验我们一番"[2]。除非能确保他的士兵们不被流感感染，不然斯科特少将片刻不得休息。

话说两头，由于戈加斯上将曾在军队中防治过黄热病，他便十分在意斯科特少将的请求。黄热病，因其第二个病段会产生毒性，让病人患上黄疸而得名，这是一种由母蚊叮咬传染的病毒性疾病。戈加斯以一套卓有成效的防疫措施解决了这种病毒，并因此为人所知，如今他急于以同样精力充沛的状态投入对肺炎的防控中。戈加斯上将相信，导致这种致命疾病暴发的一个原因就是人群过于拥挤。

"毫无疑问，如果你明天就能让迪克斯营的每个士兵都有自己的单独隔间，那肺炎马上就能平息。"[3]他这么说道，并解释说自己当初在巴拿马运河的施工工人群体里抗击肺炎时就是这么做的。他接着说，"美国有一大群最优秀的科学家在研究肺炎传染问题，也许我们会像在美西战争中战胜黄热病和疟疾那样，战胜肺炎"[4]。

来自美军第 15 骑兵部队的二等兵哈利·T. 普莱斯利（Harry T. Pressley）是迪克斯营疫情的受害者之一，他是在迪克斯营春季感染潮中感染上流感的，但当时病情不重，尚未卸任休整。普莱斯利是幸运的，他的工作职责并不包含多少体力活。普莱斯利的军中弟兄希德·艾伦（Cid Allen）就没这么好的命了，他同样患病，却被"命令继续操练"，直到 1918 年 4 月被载往法国时他仍在病中。[5]

42

43

这种极其严重的流感进一步在多处同时暴发，直到此时美军才开始关心起这个问题。加利福尼亚、佛罗里达、弗吉尼亚、亚拉巴马、南卡罗来纳和佐治亚等州的军营同时暴发了流感疫情。[6]戈加斯上将报告，奥格尔索普、戈登、格兰特、李维斯、多尼芬、弗里蒙特、谢尔曼、罗根、汉考克、基尔尼、麦克莱伦以及其他军营都出现了流感感染。[7]

疫情不只限于军队。回想哈斯克尔县，迈纳尔医生目睹了令人恐慌的疫症暴发，流感还袭击了哈斯克尔县的印第安学校，北美原住民的孩子原本在那儿接受劳动培训。在 400 个孩子中，有 3 个丢了性命。芝加哥和底特律也出现了死亡病例，1918 年 3 月，福特汽车公司的约 1 000 名员工因流感而倒下。[8]这种神秘莫测的疫症不仅没有停下脚步，还移动得非常迅速。像施莱纳上校这样的医生明白，这种致命流感的形式与以往不同，他们甚至都没来得及给这旧敌的新面孔取个名字。然而，还是有位军医试图给它拟个称呼。在《基尔尼营外科医生报告》（*H. Camp Kearney Division Surgeon's Reports*）中，当地的叫法"日本流感"被错误地用来直接指称这种疫症，人们相信是 4 月第一个星期停留在圣地亚哥的几艘日本战船带来了这种疫症，因为船上出现了流感病例。[9]

彼时缺乏文献记录的情况让疫情的暴发路径难以追寻。军事机构还能强迫军队记录士兵们的健康情况，因为他们是否健康、能否服役直接关系到其在军队中的角色，但平民就没有这种记录了，皆因流感并非值得向上汇报的疾病。这段时期内对致命疫情做了介绍的文章只有《1918 年 4 月 5 日的公共卫生报告》，其中简单提到哈斯克尔县的流感暴发。[10]

流感不可避免地在学校里传播开来。16 岁的约翰·斯坦贝克就是其中一个感染者。这个后来写出了《愤怒的葡萄》（*The Grapes of Wrath*）的作家当时从位于加州的学校回到家中，看上去"面色苍白，几近昏厥"[11]，旋即瘫倒在床上，他的母亲奥利弗可吓坏了。约翰的体温突然飙高，他开始神志不清。"我一直往下掉、往下掉，"他回忆道，"直到天使的双翼轻刷我的眼睛。"[12] 当地一位名叫莫甘赛的外科医生被请了过来，他马上把主卧改造成了手术室。

> 他使用乙醚麻醉，然后打开了这个少年的胸腔，移开一根肋骨以便看清他受感染的肺，肺里已开始排出胸膜脓液。"我当时肯定他会死在我们面前，"约翰的妹妹说道，"约翰看起来糟透了。我们把能做的都做了。后来他又复发。花了好长时间，最后终于恢复。不得不说，我们真是要被吓死了。"[13]

这一极端的治疗方式奏效了，约翰迅速恢复健康，在暑假到来之前，他还去学校上了三个星期的课，但他这一辈子都落下了肺部的毛病。这段经历也给了斯坦贝克一种神奇的心理后遗症，让他对脆弱拥有极度强烈的感知，他的作家身份由此形塑。"这段经历似乎让他一直将自己视为生活在人生边缘的人。"[14] 斯坦贝克的传记作家杰·帕里尼（Jay Palini）这样写道。与我们接下来会在本书中看到的许多其他幸存者一样，这段经历对斯坦贝克影响深刻。

美国的各个监狱是流感袭击的首要目标，因为流感能在过度拥挤的囚犯群体中迅速传播。1918 年加州圣昆廷监狱的疫情暴发就是个很好的例子，当地 1 900 名囚犯中有 500 人感染了流感，而这些病患可能被充作了臭名昭著的医学实验的人体样本。

鉴于圣昆廷监狱的生存条件，这里暴发流感疫情没什么好大惊小怪的。驻狱医师利奥·斯坦利（Leo Stanley）早在他 1913 年抵达时就被这里恶劣的卫生条件震惊了。"通风管道早就不管用了，犯人的床都挤在一块儿，没留下多少供人呼吸的空间。"[15]他在记录疫情时这样写道。斯坦利特别关注肺结核的传播，这在当时是主要的致死传染病，他也表达了自己对监狱没有执行种族隔离感到恶心，话语中充斥着那个年代的偏见。"白人、黑鬼、印第安人在这里随意混居"[16]，他写道，而且"周围环境极其恶劣"[17]。如果忽略他是种族主义者这个缺点，斯坦利算得上是个称职的医生，他全身心地投入工作之中。斯坦利在监狱中有四个带薪助理，还有应征的犯人作为雇员和护士，他发明了一套高效的治疗体系，让犯人早晚两次排队取药。[18]也正是斯坦利，以高效的方式按时间顺序记录下了1918年4月流感首次在圣昆廷暴发时的情形。

圣昆廷的第一次流感暴发开始于4月13日，一位囚犯（下文称为囚犯A）从洛杉矶县级监狱转来，当时洛杉矶县级监狱里已有数个囚犯患病。囚犯A在抵达圣昆廷之前就已患病，"浑身疼痛，伴有高烧"[19]。他正式进入圣昆廷"是4月14日，正值周日，1 900名囚犯聚集在监狱院子里，他就混在人群中，用餐时也和大家在一块儿，到了晚上，他和另外20名新囚犯一起被关在牢房里"[20]。囚犯A的病情在第二天恶化，他被送到监狱医院，当时已经"发101华氏度（约38.3摄氏度）的高烧，背部和全身骨头都有明显的痛感"[21]。从此时起一直到5月26日，圣昆廷遭受了不同寻常的致命疾病的侵袭，101名病患被送至医院，其中7人出现了支气管肺炎症状，3人死亡。

疫情在4月23日星期二达到高峰，一天之内有8个新病例留院观察；4月24日，又有16个人住院。仅这两天之内，囚犯中的一半人都患病了。据斯坦利所言：

记录显示，在平常时日，每天有150—200人来医院问诊、治疗，而在这两天，来了 700—750 人。[22]

　　平常每天有 3—7 个囚犯因病缺工，这两天高达 25—62 人。这些被准许缺工的囚犯已经病得不轻，体温一般到了 100—101 华氏度（37.8—38.3 摄氏度），还伴有背痛和严重虚脱。他们本应入院就医，但监狱医院没有那么多设施可供这些病人使用。有人允许病患们留在室外，不到晚上不准回牢房，因为人们相信这种不同寻常的疾病在白天不通风的房间里更容易传播。[23]

　　这一招透露了医生对流感病患的一种早期治疗方法。尽管当时的医生对流感尚未有明确认知，但他们仍保留了维多利亚时期盛行的看法，即新鲜空气对病人来说是有益的，这才有了当时医生们的恳切忠告，鼓励每个有流感病患的家庭都能打开一扇窗子。

　　斯坦利着实被圣昆廷数量如此巨大的流感病患吓了一跳，尤其是他一直坚定地认为许多囚犯是为了不干重活才假装生病的。在斯坦利的回忆录中，他记得自己可以"分清装病的、不满的和疑似患病的"[24]，尽管"这种识别谁在装病的天分让我在囚犯之中招致怨恨……他们把我形容成一个暴虐狂医生，通过折磨病人获得快感"[25]。在斯坦利看来，这是他作为一名严厉但公正的驻狱医师所须付出的代价。[26]

　　但圣昆廷眼下的情形，当真是囚犯们都病了。尽管许多患病的囚犯仍继续工作，但患病人数实在太多，"麻纺厂、缝纫店、家具厂和铸造车间几乎不可能维持运转，管理者甚至考虑完全停工"[27]。

　　斯坦利的文章显示了流感的暴发到底有多急速。"此时的天气温暖惬意，阳光倾洒地面，患病的囚犯得到允许时不时地离开工厂，去外面透透气。有些人病重到压根就没法回来工作，只能就这么躺在地上晒太阳。"[28]

圣昆廷的疫情逐渐趋于平静，但斯坦利回想起来认为，囚犯中当时有超过 500 人患病。他特别提到"在流感传染的第二周和第三周，患病人数每周都是在周二和周三达到高峰值"[29]，为此斯坦利提出了一种解释。每个周日的早晨，囚犯们获得允许观看一部电影，放映两次，一次在 8 点，另一次在 10 点。放映电影的房间有一部分位于地下，通风条件很差，需要人工提供照明，而且总是"挤到爆"[30]。几乎整个圣昆廷的 1 900 名囚犯都会来看，早晨还没结束，整个房间就"又潮又热，满是烟味和体味"[31]。房间里不得不安装电扇，但也没多大用，而且两场放映之间也不剩多少时间通风。一拨囚犯前脚离开，另一拨囚犯后脚就进来了。还有些囚犯两场都看。

这些电影放映活动是圣昆廷流感疫症的缘起之地吗？斯坦利是这样认为的。

> 假设这种呼吸道疾病是在每周日的放映活动上感染人群的，那么它的潜伏期似乎就是 36—60 小时，所以第二周的周二或周三才会一下子冒出这么多病患。许多病例的典型经历就是周日去看了电影，到了第二周周二、周三他们突然头疼、发烧、打寒颤、骨头痛、严重虚脱，有时候还呕吐。这座监狱疫症的传入和缘起似乎跟从洛杉矶转来的那个新囚犯有关，因为起初只有他患病，等他入住后其他人都病了。[32]

斯坦利承认，囚犯 A 与其他人交往密切，很可能通过飞沫把疾病传播了出去。斯坦利也是首批留意到这种流感的特殊症状的医生之一，包括"气喘（呼吸困难），发绀（因为血液中极度缺氧），而且通常会从肺部涌出一股稀薄的带血脓液"[33]。斯坦利也留意到这种病的另一个特征，迄今没有其他人记录，即复发效应。病患看似病情好转，但接着就复发并再度住院治疗。"在这次疫情中，9％的病例在两三天内就摆脱所有症状并出院，但 10 天之内就会复发再次入院。"[34]

这种新流感后来引发的影响极其恶劣，因为它无差别袭击所有人，不分种族与信仰。在圣昆廷的病患中，73％是白人，18％是墨西哥裔，6％是非裔，3％是华裔。据斯坦利所言，有些流感病患身体过于虚弱，甚至发展成了肺结核，其中一人因此死亡。

斯坦利关于囚犯 A 将流感传染给了其他囚犯的推论似乎是可信的。但这个假设也生出许多问题，比如囚犯 A 抵达圣昆廷时的待遇。如果斯坦利说得没错，囚犯 A 在抵达时就已患有普通感冒，那他理应被隔离以免传染他人。事实正相反，他获准自由地与其他囚犯接触，甚至可以在一间不通风的拥挤房间里观看电影。是这种草率的管理导致了悲剧发生吗？还是另有隐情？

在历史学家伊桑·布鲁（Ethan Blue）对利奥·斯坦利医生的研究中，他明确表示斯坦利绝非什么普通的驻狱医师。斯坦利医生是个优生学家，而且之后因其在圣昆廷监狱囚犯身上实施的一系列奇特的实验而臭名昭著。这些医学实验具有可疑的伦理倾向，包括给年老、"低性活跃度的人"置换睾丸，给他们换上牲畜的或新近执行死刑的囚犯的睾丸。"这一实验被称作'返老还童'，他认为，给老人换上年轻人的睾丸就能恢复前者的睾酮水平。"[35]斯坦利在 1918 年，也就是入职圣昆廷 5 年后，已经开始他的"返老还童"实验了。但斯坦利医生所关心的不只是怎么恢复衰弱老人的性能力。受自己的优生学思想驱使，斯坦利试图刺激白人男性重新生育，并对所谓的"社会渣滓"进行绝育，以拯救"在少数族裔融入的大熔炉国家中逐渐消退的白人男性气概"[36]。

　　按斯坦利做实验的倾向，要说是他故意允许从洛杉矶县级监狱转来的囚犯 A 混杂在圣昆廷的囚犯之中，也不是不可能。圣昆廷监狱本身便提供了绝好的实验室条件，让这位聪明的医生得以观察疾病的传播过程。斯坦利医生对圣昆廷监狱流感疫情传染的记录，如今仍是重要的研究资源。他究竟是否故意改变监狱条件以便进行早期的医疗实验尚存疑问，但这的确是一个有说服力的理论。当然，斯坦利从这种致命性流感中获得的信息要比他指望的多得多。

　　与此同时，在圣昆廷之外的世界，这种新的致命流感开始了悄无声息、无影无形的杀人之旅。它的传播在美国始终未受到多少关注，在某地突然暴发带来巨大影响，而后又突然烟消云散。在翔实的军队记录和古怪的斯坦利医生的笔记之外，流感带来的冲击其实难以判断。到了 1918 年初夏，西班牙流感的"第一次感染潮"似乎退去了。

　　在欧洲却完全是另外一个故事。西班牙流感给备战带来了灾难性的影响，对参战双方来说都是如此。一个年轻美国男孩的故事向我们展现了当时的情形，告诉我们从像美国本土这样相对安全的地区跑到旧大陆会有怎样的遭遇。

　　在意大利奇塔代拉的一家军事医院里，朱塞佩·阿格斯托尼（Giuseppe Agostoni）少尉正在照料一个 25 岁的士兵。阿格斯托尼是第二代意大利裔美国人，他正眼睁睁地看着流感把他的军队毁掉。他和战友们从未经历过这等事情。士兵们咳出鲜血并因肺部积满脓液而窒息死亡；他们的脸变成蓝色，勉力呼吸让他们发出一种类似鸭叫的嘎嘎声。阿格斯托尼想做些事情，什么都好，他拿出一支注射器，试图从士兵的胳膊上抽出一些血，好像能通过排血而使士兵肺部积血的情况好转。但正相反，在他抽出 10 毫升后血液就凝固了，这血又黑又黏，像焦油一样。[37]当阿格斯托尼绝望地注视着他

51

那位垂死的病人时，相同的情景正在整个欧洲大陆上发生，而他并不知情。阿格斯托尼并不孤单，他不过是一场大规模挣扎反抗中的一员，大家共同面对一个无形之敌——死亡，及其邪恶的代理人，这种没有名字的致死病疫。

# 第四章　无形之敌

1918 年春天，德军开始大举进攻法国，参战双　　
方都受到一种新型致命流感的侵袭。彼时协约国和
德军都没意识到这一情况，但实际上他们正在与一
个比任何人为武力都厉害得多的敌人做生死较量。

德军是带着必然打赢这场战争的信念进攻法国
的。随着俄国从战场撤军，德国得以在西部战线上
陈兵百万，外加 3 000 门大炮，占据兵力优势。德
军 37 个步兵师被调往西线，另有 30 个在后方备
战。在许多区域，德军人数以绝对优势压倒英军和
法军人数，甚至达到 4 个德国士兵对 1 个英法士兵
的比例。[1]

法国此时正处于绝境之中，而英军则在巴雪戴
尔战役中损失惨重。德军知道协约国军队耗损巨大，

也知道他们打赢的希望主要就凭借在美国到来之前进攻。[2]

起初，德国似乎胜利在望，4个月时间就攫获了1 250平方英里（约3 237平方千米）法国领土。1918年5月，德军已经攻抵马恩河，重型炮的攻击范围已经囊括巴黎。因此，已经有超过100万平民从法国首都撤离。[3]

然而在德军进攻的同时，一个无形之敌正慢慢爬向身处法国的协约国远征军，鲁昂和维姆勒的医生、病理学家们报告说"在臭名昭著的伊珀尔要地①，各种疾病似乎十分猖狂"[4]，其中他们提到了一种广泛传播的热症。疫情明显引起了官方的留意，因为英军和新近登陆的美军暂停了针对德军的重大攻击。

尽管像伤寒这样的军队传染病得到了有效控制，而且经历了4年战争的英国士兵们仍保持相对较好的身体状态，但流感暴发仍是常事。不过，这次流感疫情有些不大对劲。

少量刊载于医学期刊里的文章证实了疫情的突然暴发，以及它与以往普通流感之不同。医生们对疫情的发展既好奇又沮丧，没有以传统"流感"或"战壕热"的分类来定义这种疫症。很明显，这是一种截然不同的新情况。埃塔普尔的哈蒙德和罗兰见识到这种疫症的威力时提出了"化脓性支气管炎"理论，但围绕这种新型疾病的病原仍存在相当多的争论。

当英国远征军屈从于这种神秘疾病的尖爪之下时，1918年3月传出从大西洋彼岸远渡而来的美国远征军（AEF）也被流感侵袭的消息。3月，8.4万名美国步兵抵达欧洲，完全没有料到流感跟着他们的战船一起过来了。美军第15骑兵团就在航程中被肺炎疫情侵

——————————

① 伊珀尔要地（Ypres salient），位于比利时西部，协约国军队和德军在此打响三场战役，整个"一战"中，该地都是双方新武器和新技术的试验场。

扰，36 人患病，最终 6 人死亡。前面提到的逃过迪克斯营流感疫情
的二等兵哈利·普莱斯利就在这艘船上。普莱斯利的弟兄希德·艾
伦，那个病重时仍被要求操练的可怜人，上船两天后就病死了。普
莱斯利始终不知道他的朋友究竟是葬身大海，还是被埋在法国。[5]

到了 3 月底，这位流感杀手继续在军队中无情屠戮，它最让人
恐惧的症状——急性发绀——已经成为普遍情况。1918 年 4 月 1
日，美国护士谢莉·米拉德（Shirley Millard）在她的日记中写道：
"我们疲于应对流感病例。我本以为流感不过跟伤寒无异，就是感
冒而已，没想到要严重得多。这里的病人发高烧，体温高到我们根
本不相信是真的，很多时候会再测一次以防弄错……病人中大约一
半都死了，当他们病逝时，脸色呈现让人毛骨悚然的深灰色，尸体
即刻被抬出去焚化。"[6]

尽管这种可怕的疫症不断蔓延，当美国援军抵达时，协约国军
队仍然欢呼雀跃。1918 年 4 月 13 日，志愿者救助支队的维拉·布
里顿看到一支大型军队抵达埃塔普尔，护士们哭喊道："看啊！看
啊！美国人来了！"[7]

> 我推搡着［其他护士］，只为亲眼看到美国人参战，跟疲
> 惫、饱受折磨的英国军队相比，他们就像天神一般，伟岸又辉
> 煌。这就是我们最终的拯救者，在春日骄阳下向着卡米耶大步
> 迈去。他们似乎有好几百人，迈着骄傲又无畏的军步，仿若强
> 大的保卫者，对抗来自亚眠的急迫威胁。[8]

不幸的却是，尽管法国本土已经暴发多次流感，这些伟岸的美
国士兵又毫不知情地带来了另一次暴发，这种更致命的疾病是跟着
他们从老家来的。4 月 15 日，美国远征军中的第一批流感病例出现

在了波尔多附近的一个军营里，这是美军的一个主要登陆港。[9]这些来自美国农村的帅气健康小伙儿们，正在为美军参战付出代价。用流行病学家沃恩博士的话来说，就是："城镇居民因为长期暴露在携带病菌的环境中而获得一定程度的传染病免疫力，乡村小伙儿们则更容易被传染病影响。"[10]

流感杀死了数千个美国年轻小伙儿。但事实上，相比战中，战争结束后将有更多美国人死于西班牙流感。当维拉·布里顿和她的战友们为美国士兵的到来欢呼雀跃时，她们并不知道，这些年轻人中的一些注定要死。

英国陆军医疗服务队的阿尔弗雷德·索尔陶（Alfred Soltau）上校留意到了疫情的第一次暴发，"在臭名昭著的伊珀尔要地，各种疾病似乎十分猖狂"[11]。起初，索尔陶上校并没有认真对待疫情发展，因为流感在军队疾病排行中总是榜上有名。[12]随着疫情的进一步扩展，上校仍不为所动，但他给这种顽固的疫症取了个名字——"三日热"，因为据他观察，"这种病三天潜伏，三天发热，三天康复"[13]。除了感染率极高，他认为对这种病"没有必要过于担心"[14]。

到 5 月末时，第一波感染潮行将结束，但 6 月初又再次迅速出现，病患急速增加，到 5 月第 3 周时达到峰值。

56   面对让人不安的疫情，索尔陶上校担心的是随着病患增多，病情也变得越来越严重。早期病患痊愈得极快，而且很少经历并发症，这第二次大规模感染则带来了相当数量的并发症病例。6 月，在特殊流感传播密集地区中被诊断出来的病例里，估计有 2％ 的人出现了严重的肺部病变，其中不少人因此死亡。特别是那些有过"肾部损伤旧疾"的病人，"在这种病例中，病患的肾功能迅速衰竭，导致严重的血毒症，病患由此不可避免地走向死亡"。[15]

作为一个战士，索尔陶上校很清楚 1918 年春季的疫情对军队产生了巨大的影响。整队整队的士兵倒下了，一个炮兵旅一次性有三分之二的士兵倒下，在战场急需的情况下炮兵有 3 个星期的时间无法发挥功效。在军事方面，其实流感杀手使协约国军队因祸得福，他们得到情报，德军被流感重创，据这位上校所说，"德军推迟了对法国的一次极其关键的进攻，而流感疫情正是原因之一"[16]。

索尔陶上校是第一批提出军队行动乃疫情传播主因的医生之一，他引用美国医疗队的津泽（Zinsser）少校的话来说明这一点，后者认为："一支军队固定编组中的士兵能够发展出一种特定的免疫力，但打乱士兵并重新编组则会导致疫症侵扰，因为获得特定免疫力的人被迫与新的菌株接触，或者接触其他编队的流感病毒，这对他们来说是全新的，其体内免疫系统不足以抵抗。"[17]

到了 5 月，流感已经在法国军队中肆意传播，军管机构要求所有流感疫情的暴发均须通过电报上报。美国的第一波感染潮似乎退去，流感大张旗鼓地登上了欧洲的舞台。

5 月 9 日，被"三日热"疫情围困良久的美军第 26 师遭遇了一次严重的毒气弹袭击。[18]本月中旬，热症袭击了第 42 师，医院人满为患。尽管大多数士兵最终都摆脱了这种疾病，但其中一些人出现了"最险恶而致命的"[19]继发性肺炎并发症。这种新型流感极具传染性，第 168 步兵团 90％的士兵，以及位于敦刻尔克的美国海军水上飞机站的水手们都受到了不同程度的感染。[20]

同在 5 月，流感毫不费力地跨越"无人区"，袭击了另一边的德军。德国人称之为"闪电"（*Blitzkatarrh*），此病在整个 6 月感染了 13.9 万德国人，并于 7 月上旬达致高峰。病人的平均康复时间为 4—6 日，这削弱了兵力，并且几乎让德军精疲力竭。[21]6 月下旬，德军指挥官埃里克·冯·鲁登道夫（Eric von Ludendorff）注意到，德军每个师都有超过 2 000 人患上流感，物资补给系统已经失效，士兵们正饿着肚子。尽管德国下最高军令尽力替换超过 90 万患病士兵，但流感不需要任何军令便让越来越多的德国士兵倒下。到 7 月底，鲁登道夫认为是流感遏制了德军的进攻态势。

冯·鲁登道夫在回忆录里写道："我们的军队正在受难。流感太猖獗了，每天早上我都得听总参谋长汇报流感病例数，以及对军队疲弱、若受到攻击必定惨败的抱怨，我痛苦极了。"[22] 流感把睥睨一切的德军压垮了，同样被削弱的协约国军队却借此机会重振旗鼓。

1918 年 6 月底，伦敦《泰晤士报》报道了英军在涅普森林的一次卓有成效的推进，这一过程中房获了 300 名敌军战俘，并由此证实了：

> 流感在德军中广泛传播的故事之真实性。这消息已经流传许久，说疾病对德军造成了很大的打击，这也是德军迟迟未能推进攻势的原因之一，那些本应在前线进攻的师团已无力再战……据说，这种疾病在德军所有师团中广为传播。[23]

流感的第一波感染潮同样对英国皇家海军带来了巨大冲击。4 月，位于苏格兰斯卡帕湾的海军大舰队、奥克尼群岛和福斯湾的罗塞斯均出现了疫情。[24] 据外科医生杜德利（Dudley）少校说，流感最早出现在英国舰队的指挥部斯卡帕湾，时间是 1918 年 5 月到 6 月间。在这一波感染中，"阿加迪尔号"（Agadir）医疗船仅记录下其所在舰队的少量温和病例，而整个大舰队则报告称预计有 10% 的士兵患病。另据外科医生雷蒙德（Raymond）指挥官所言，5 月的疫情可以追溯至一艘跟随轻型巡洋舰出巡、参与燃料供给任务的燃料船，返航时船上出现了流感病例。[25] 结果到了 1918 年 7 月 1 日，第一海务大臣罗斯林·韦姆斯（Rosslyn Wemyss）爵士告知内阁秘书长莫里斯·汉基（Maurice Hankey）："流感在海军之中盛行，［造成］许多驱逐舰无法出海，由此直接导致多艘商船被敌军击沉。"[26]

5月下旬，关于流感的报告从西班牙的瓦伦西亚传来，称"一种不确定的疾病……主要症状是高烧，病期较短，类似普通流感"[27]。流感的春季传染潮已经越过阿尔卑斯山，抵达意大利，为了彰显自己的公正，它也出现在了中立的西班牙。当马德里出现"一种症状古怪的传染疾病"[28]时，剧场纷纷歇业，电车也停驶了。作为一种传统的治疗品，柠檬的市价急速上涨。但这次暴发的疫情算不上严重，马德里的一份日报《自由报》（*El Liberal*）在1918年5月30日提醒读者不要过于惊慌。[29]

即便连国王阿方索十三世都在参加完王宫礼拜堂的弥撒仪式后患病，而内阁大臣米格尔·维拉纽瓦（Miguel Villanueva）、圣迪亚哥·阿尔巴（Santiago Alba）和爱德华多·达托（Eduardo Dato）也相继病倒，人们还是没有陷入恐慌。诗人胡安·佩雷斯·祖尼加（Juan Pérez Zúniga）讥讽这次疫情暴发，斥之为"时兴病"：

> 先生们，没什么好治的，
> 多聊聊这病就好，
> 它横行霸道，
> 整个马德里为之疯狂。[30]

记者马里亚诺·德·卡维亚（Mariano de Cavia）同样对其嗤之以鼻："不就是卧床三天加好好吃药吗？面对这种愚蠢的困扰，有什么好大惊小怪的？"[31]

阿方索国王病愈，这种神秘的新型疾病就这样以"西班牙流感"之名流传下来，并被漫画家们画成了"西班牙女郎"的鬼魅形

60

象，这是一位顶着露齿大笑的骷髅头的暗夜妖姬，身穿黑色舞裙，在新闻标题旁翩翩起舞。

多亏西班牙的中立立场，所谓的"西班牙流感"在参战国的疫情才能在这里被自由报道，人们才能自由阅读，医生才能在医学期刊上讨论。下面这段话摘自《英国医学杂志》，它能让我们了解到，当时的医生们对西班牙的疫情究竟存在哪些疑问。

> 一场急性黏膜炎感染正席卷西班牙，我们在上一期中曾指出，这一疾病很可能是流感，当时只有很少甚至无人死亡，如今已报道 10 天之内有 700 人死亡，不过如果感染病例数确如报道所称数量那么巨大，病死率其实很低。6 月 3 日的《泰晤士报》引用皮塔卢加医生的研究称：这一疾病主要损害呼吸道而非腹腔器官；病患通常在数天之内会复发；尽管此病有明显的流感症状，但细菌检验却没能发现流感杆菌，只找到一种被称作类脑膜炎球菌的细菌。众所周知，在目前这些临床表现出流感症状的病例体内，流感嗜血杆菌基本不存在，而与类脑膜炎球菌表面上具有相似性的黏膜炎细球菌则普遍存在。尽管医疗研究委员会的最新报告表示，脑膜炎球菌携带者可能通过接触让传染达到很高的比例，但我们此前从未见识过任何脑脊髓类热症能像现在西班牙的疫情这般严重。在下任何结论之前，我们必须等待进一步的细菌学信息。[32]

马德里大学寄生虫学与热带病理学系主任古斯塔夫·皮塔卢加（Gustavo Pittaluga）医生是首批主张这种新型疾病并非流感的医生之一。"我们正在遭受的这场传染病与普通流感不同，有以下几个根本原因：（1）因为病患的症状过于一致……（2）因为病患体内通常不存在与流感嗜血杆菌有任何相近特征的细菌形态，而这正是引发流感的病原体。"[33] 皮塔卢加的评论，以及来自他"最直言不讳的对手"格雷戈里奥·马拉尼翁（Gregorio Marañón）的回复（他确信医生们正在处理的正是流感病例），他们的观点构成了关于这种疫症的早期医学论争，其延续时间甚至比流感疫情本身还要长。

起初，许多西班牙记者不屑于报道流感疫情，觉得不值一哂，其他记者则更加谨慎。评论家安东尼奥·佐扎亚（Antonio Zozaya）在流感暴发两天后于同一份报纸上写了文章，提醒读者日常生活存在比流感更大的威胁。他引用了公路、铁路上可能发生的危险，甚至自杀的风险，不过他也承认，确实应严肃对待传染病，他要求读者们谨慎、隐忍："传染病来了。这是个让人不快的意外。但身处这无情的低潮时期，我们并不会因为它的到来而更悲惨、更无助。让我们试着谨慎地生活，做一个善人，带着尊严承受一切。"[34]

与此同时，西班牙开始出现可怕的景象，相似的景象在接下来的几个月时间里将在全球蔓延：

> 目击者十分诧异，他们看到一支沿着中央大道行进的丧葬队伍，灵车马夫从驾座上倒了下来，一落地便死了，就好像被闪电击中了一样，哀悼者中的一个突然倒地不起，不一会儿也死了；队伍中的其他人惊魂未定，四散逃走，留下灵柩不管了。一辆救护车过来收拾尸体，市警卫队用一根粗绳套在马头上，走了大概 12 米，终于把灵柩送进了墓园。[35]

62

# 第五章　致命夏日

　　"西班牙女郎"在 1918 年 5 月就已驾临斯卡帕湾。5 月下旬，它抵达苏格兰各个船坞，停泊在格拉斯哥港的船上有 3 人患病死亡。格拉斯哥高文区和哥尔巴尔斯区的贫民窟迅速陷入持续 8 周的流感疫情之中，《格拉斯哥先驱报》（*Glasgow Herald*）报道称 7 月 17 日这天有 13 人死于流感，26 人死于肺炎。一周之后，死亡数攀升：14 人死于流感，49 人死于肺炎。[1]

　　西班牙流感从苏格兰南下，而归家的士兵也把流感带了回来。流感抵达了朴次茅斯和其他海峡港口，并大步迈向伦敦、伯明翰以及利兹、曼彻斯特和利物浦等北部城市，往西则向布里斯托和卡迪夫扩散。1918 年 7 月，汉普郡布拉姆利营的 3 000 名德国战俘中有差不多 1 000 人患病[2]，他们不得不被转移到附近的几家平民医院中。

"西班牙女郎"驾临不列颠后，一位著名的罹难者便是罗斯·塞尔福里奇（Rose Selfridge）夫人，她是伦敦牛津街塞尔福里奇百货商店创始人哈利·戈登·塞尔福里奇（Harry Gordon Selfridge）的妻子，出生于美国芝加哥。1916 年，他们举家搬至多塞特郡的海克里夫城堡，这位精力充沛、积极活跃的女性和她的两个女儿一道加入了红十字会。由于附近的基督城医院缺少护理人员，在美国参战后，罗斯决定在海克里夫城堡里开设一家服务美国士兵的康复医院。根据在海克里夫拜访过罗斯的美国记者海登·彻奇（Hayden Church）所言，罗斯对自己的医院非常上心。彻奇写道："这位美国商人送给妻子的圣诞礼物是一座装备完美无缺的康复营地。"[3]

> 原本那个带着茅草屋顶的板球馆应该建了有一个多世纪了，如今被改造成指挥办公室、厨房和令人愉悦的餐厅，康复中的"美国小兵们"在这儿用餐。伤员们居住的营房有 12 座，每座营房里都设有两人间宿舍，营房的进出口挂着厚重的橡胶帘用以遮挡，这帘子安装在轴上，可以移动，以确保出入口永远对着太阳。医院里还有一座娱乐营房，里面有留声机、游戏、书本、地图、书写材料和其他物品，让士兵们用得舒坦。此外还有一栋被称为"医疗室"的建筑，里面的宿舍是给常驻于此的美国非委任军官住的，他须对此营地的纪律负责，另外里面也有被褥室和男士洗手间。[4]

不幸的是，罗斯自己在护理士兵的过程中患上了流感和感染性肺炎。罗斯·塞尔福里奇于 1918 年 5 月 12 日病逝，并被葬在海克

64

里夫的圣马可教堂墓园中，就在离城堡不远的地方。[5]罗斯的丈夫哈利·塞尔福里奇为了纪念过世的妻子，继续在康复营地里工作。

65        西班牙流感以多种方式悄悄潜入不列颠，起初北方被袭击得最严重，特别是北边的几座工业城市。[6]这一无声的威胁通过商店、商务活动、公共交通和个人交往默默流传，无人察觉，逐渐散播至广大的乡村地区。在纽卡斯尔，70％的青壮年劳力病倒，劳动力每个小时都在减少；杜伦也遭受了一次疫情暴发。彼时燃煤短缺，英国人正竭尽全力节省煤炭燃烧量，以确保战争用煤不会短缺，但矿工中似乎开始流传继发性呼吸道感染。根据《泰晤士报》报道，煤矿矿工们极易被流感侵袭，诺丁汉郡的媒体也称，"在诺森伯兰和杜伦的煤矿里，疾病传播异常迅猛，在一些地方，70％的矿工因病缺勤"[7]。在诺丁汉郡当地，"迪格比煤矿的好些矿工……因为遭受疾病困扰，只能回家休整"[8]。诺丁汉郡的煤矿都在艰难求生，曼斯菲尔德坑的 250 个矿工在一天之内均被感染。

        1918 年 6 月 22 日，《泰晤士报》报道称，与西班牙民众经历的症状相似的流感出现在了伯明翰，导致军需品工厂和钢铁厂的劳动力异常短缺。"伯明翰是第一个经历流感罹病人数陡增的地方性大城市，甚至出现了死亡病例，而与其毗邻的胡弗汉顿和考文垂也同时出现了大规模疫情。"[9]两周后，流感出现在了威尔士南部：《泰晤士报》称在蒙茅斯郡的煤矿上出现了数百个病例。[10]

66        在兰开夏郡，一间雇用 400 名工人的纺织厂被迫减工，因为只剩下了 100 个工人，四分之三的劳力都倒下了。[11]在谢菲尔德，《约克郡电报》（Yorkshire Telegraph）报道称某个工厂里 15％的员工都病倒了，大家疯狂服用奎宁。随着死亡人数攀升，谢菲尔德的副镇长向掘墓人发出吁请："人们在自己家里死去，7 天甚至 9 天都没人管。现在这个职位真的非常重要。"[12]谢菲尔德禁止军人进入电影院和其他娱乐场所，因为担心疾病是由士兵从军营里带回来的。

流感在6月底袭击了东米德兰，给工厂和煤矿带来了严重后果。当地媒体报道，此病在德比盛行，正在影响人们的工作和学习，尽管当地传播的不过是大流感的一种温和形态。7月初，《莱斯特信使报》（*Leicester Mercury*）称城镇里已经出现"相当规模的新型流感病例"，甚至有一人死亡，此人是一位90岁高龄的老妪。[13]第二天，此报又宣称，"疫情已抵达诺丁汉郡北部，当地有数百人患病"[14]。《拉夫堡先驱报》（*Loughborough Herald*）讲述了类似的故事，但也暗示读者无须过度惊慌："全国上下都传出流感传染的进一步消息，尤其是在大城市……致死的情况也是有的，但医疗卫生官员的看法是……疫情虽广泛存在，但都比较温和。"[15]

然而到了7月11日，《拉夫堡先驱报》的措辞就阴郁多了，其报道了索尔河畔巴罗村里的几例流感死亡病例，一个家庭里就有3人死亡。[16]往北30英里（约48千米），在诺丁汉，《诺丁汉日报》（*Nottingham Journal*）称："就目前整个国家的情况而言，疫情在米德兰和北部比其他地方更严重……诺丁汉目前的疫情虽称不上水深火热，但确实出现了很多病例。"[17]

整个7月，关于流感疫情进展的消息纷至沓来，人们明显感觉到目前的情况要比之前预想的严重得多；报纸充斥着病死与停工的消息。《诺丁汉每日快报》（*Nottingham Journal and Express*）用"'流感'之祸：地方性灾祸的扩张"作为头版标题，宣称疾病已经传遍整个诺丁汉郡和德比郡，提到德比和林肯都出现了死亡病例，学校关闭，重要的工作推迟，感染者直接在大街上倒下。[18]莱斯特的媒体报道了一位妇女的死亡，以表明这种病感染人群的速度之快："一位医生在大街上被一个妇女拦下，她说自己患了流感，两人说话的空当，妇女就倒地不起，旋即死去。"[19]

　　6 月下旬，"西班牙女郎"驾临大曼彻斯特都会区的索尔福德。1918 年 6 月 25 日的《索尔福德通讯》（*Salford Reporter*）宣称"流感疫情已经抵达索尔福德，这不是往常'擤鼻涕大会'那种流感，它让我们无能为力。一周之内，市镇里便有数百人患病，医生们忙到不行"[20]。此报指示读者一出现相关症状就必须卧床休息，还刊登了一篇医生专访，受访医生评论道："如果你想通过四处走动来摆脱它，只会病得更重。"[21]

　　说回曼彻斯特这边，机敏的首席医务官詹姆斯·尼温医生谈起流感传染时，将临床经验和公共信息做了一次艰巨的整合。尼温之前经历过流感疫情。1890 年，他在奥尔德姆工作，当时这座城市遭到俄国流感袭击。尼温立即应对，他将病人隔离，并给疾病传播的场所消毒，毫无疑问他救了许多人的性命，而且当俄国流感 1891 年和 1892 年再袭时，奥尔德姆比周边城镇处理得强多了。1918 年 6 月，面对流感，尼温采取了相同的策略，印刷了 3.5 万份传单分发给当地的工厂和企业，上面用清晰简明的英语写了相关信息和指导。尼温还建议所有被感染者应该自觉隔离 3 周，再去工作，避免流感进一步传播。1918 年 7 月 18 日，曼彻斯特的教育委员会听从尼温的建议，关闭了辖区内的所有学校，因为之前传出过孩子直接病死在课桌上的可怕消息。"就好像那些根基已被毒坏的植物，流感来得相当迅速，甚至连困意都是致命的症状。"[22]

　　毋庸置疑，尼温的方法救了许多人的性命：整个春季和初夏，约有 10 万曼彻斯特人感染流感，仅 322 人死亡，"保持了相对较低的死亡率"[23]，这算是对尼温优秀组织能力的肯定。尽管尼温极为出色地应对了这次挑战，但他也意识到了这不是一次寻常疫情；在这场疫症暴发中，有两个异常之处：这种流感的目标人群是工厂劳工和社区中最健康、最强壮者，而非如传统流感那样袭击老人、孩童和体弱者；另一个异常之处是，这场流感是夏天出现的，而不是在传统的冬日流感季。[24]尼温只能期望，那些幸存下来的受感染者能够获得免疫力，以防流感再临。

69

再说南边的伦敦城，士气高涨。战争的最新进展让人们深受鼓舞，西线传来捷报称协约国军队开始占据上风。在经历了长达 4 年的食物短缺、粮食定量配给、飞艇轰炸和丧亲之痛后，终点就在眼前。《曼彻斯特卫报》（*Manchester Guardian*）称："连续两天的好消息让伦敦人的情绪高涨。尽管一段时间内都不能举旗摇铃，但人们的脸色就如同胜利的旗帜与铃铛。"[25]

在这激动人心的时刻，一场不合时宜的流感虽有别以往，但无关紧要。《伦敦新闻画报》（*The Illustrated London News*）在科学专栏里提到："幸运的是，流感虽然每年都来，但今年的这场比较温和，经过频繁的传播，原始病毒已被削弱。"[26]与此同时，《泰晤士报》给这种奇异的现象取了个新名字。在"西班牙流感——一位病患的症状"这个大标题下，此报宣称这种疾病源自"干燥多风的西班牙春季……这是一年之中最让人不悦、最不健康的季节。潮湿的天气和湿润的风加重了疫情的传播"[27]。此报在同一篇文章中试图略带幽默地宣称："街上有个男人，因为战争而对国外事务产生强烈兴趣，他对过去几个星期在西班牙迅速传播的流感疫情夸夸其谈，并欢欣鼓舞地期待它来到不列颠。"[28]

西班牙流感在英国其他地方横冲直撞，但伦敦人则在享受"几乎是来自热带的热浪"[29]，他们简直过着田园诗一般的生活。在《标准晚报》（*Evening Standard*）的一条新闻副标题"活跃的微生物"下面，女编辑轻松愉快地评论道："只须稍瞥一眼日历就知道，我们正在经历的这次暑热天气，时间还没长到影响赈济活动，也没长

70

到能杀死微生物，反而引发了一系列热情高涨的户外活动，慈善人士在接下来的几周会忙坏的。"[30]

　　同一篇文章还告诉了读者，当时正在西区表演的充满魅力的合唱团女孩们穿着怎样时髦的衣服，形容得让人屏息。快活姑娘合唱队的露比·米勒（Ruby Miller）在音乐剧《飞上云霄》（Going Up）里表现惊艳，她"身穿顺滑绸缎做的铝灰色连衣裙，身旁还放着几篮缎子，放出来几段摆在她面前，仿若连在她的衬裙上"[31]，还有"一袭晚裙，是淡紫色乔其纱做的……褶边轻摆，腰带由银线织就"[32]。同时，玛丽·洛尔（Marie Lohr）现身环球剧场，"身穿白裙，上面绣着翠绿色的细线，还有宽褶，裙子一边镶着三颗大的绿白相间衣扣，上身穿着同样绣绿细线的白色衣服，黑色的天鹅绒衣领，衣扣清一色是珍珠所制"[33]。

　　除了报道战争，《曼彻斯特卫报》还在伦敦西区社交季玩起"找茬"游戏，极细致地发现了"树木郁郁葱葱，叶子是极绿的"[34]。西区的商店也照常营业：梅菲尔的格罗夫纳大街以及其他区域正在"大肆修缮粉刷"，至于"摄政大街，尽管看上去比较老旧，但在这次暑日流行季中也显得欢快异常"[35]。

　　因为男人们都在前线打仗，周末去乡村小住已经不流行了，彼时"除了在小酒馆里取乐，几乎所有人都不参加娱乐活动"[36]，圣詹姆斯公园恢复成了一个优雅别致的花园，"某种程度上是 18 世纪审美的复兴"[37]。大型艺术展照旧举办，皇家艺术学院的夏日展吸引了"很多人前来观看，特别是那些康复中的士兵"[38]。甚至社交季的夏日舞会和传统体育活动都小规模地复苏了，上流家庭的夫人们正竭尽全力地想把女儿嫁出去，因为合格的女婿人选正急速减少。

　　伦敦的时尚在某个方面发生了戏剧性变化，因为美国人来了。导致这种转变的主因是美国参战。接待"战时来客"对伦敦来说并不新鲜，这座城市已经见识过比利时护士、布鲁塞尔纨绔子弟和澳新军团（澳大利亚和新西兰军队）的"友好入侵"[39]。美国人高大、健壮又懒散，脸上没什么表情，根据《曼彻斯特卫报》所言，战争第四年就是美国人之年。

"穿卡其色和蓝色衣服的美国人几乎占据了整个伦敦城，这标志着战争时期的终结……在这最后一年，成千上万的美国人停经英国，而后赴法参战。"[40]伦敦剧场区的观众中出现了越来越多的美国军人，而在这之前，剧场座位也早被穿卡其色和海军蓝色衣服的年轻人占据。尽管身处战争之中，1918 年的伦敦西区仍然充满活力，"沙夫茨伯里的德鲁里巷在上演歌剧，汉默史密斯的国王剧院有场吉尔伯特与沙利文公司制作的好剧"[41]。

反战主义者卡洛琳·普雷尼（Caroline Playne）回忆道："1918年整个夏天，剧场雨后春笋般冒了出来。"[42]士兵、水手和平民们极度想从战争恐慌中抽身出来，便往拥挤的剧院和音乐厅里钻。不幸的是，娱乐现场是西班牙流感绝好的滋生地。

"1916 年的时候，谁能想到我们还可以创作这么多戏剧。而到了 1918 年，甚至是最难看的戏剧的票子都买不到了。几乎每场戏都获得了巨大成功。据说人们争先恐后把钱往售票亭里塞，甚至为此打架。"[43]租用剧院需要支付高昂的保险费，座位也价格不菲，更增加了成本。[44]但鉴于其他娱乐方式几近于无，剧院成本坐地起价也不足为奇了。

"几乎所有阶层都兴旺起来，而大家都缺少其他的娱乐机会，由此全都涌向了剧院。当时汽车的使用仅限于商务和职业需求。旱冰场和聚会早就没了。"[45]

德鲁里巷在某些夜里仍然灯红酒绿，"橱窗摆满珠宝，商店前马车大排长龙，门口甚至还有一两个门童"[46]。在士兵和水手中，还

72

明显存在少量旧体制的支持者，"M. 纳博科夫（小说家弗拉基米尔·纳博科夫［Vladimir Nabokov］的父亲）和一队俄国外交官"[47]在某个包厢里看《鲍里斯·戈都诺夫》（*Boris Godounov*），其中有一场是俄国大革命——这一事件比戏台上的任何东西都更戏剧化。[48]

正是在这样的背景下，诗人罗伯特·格雷夫斯的岳母梅布尔·普莱德（Mable Pride）夫人决定不顾自己的流感症状，趁着女婿不在，和儿子托尼一道去剧院看戏。我们不清楚他们看的是哪场戏，当时在演的剧目可不少。1918 年夏天，当梅布尔陪着儿子去剧院时，当时上演的剧目包括：剧场剧院的《调皮妻子》（*The Naughty Wife*），由查尔斯·霍特里（Charles Hawtrey）和格拉黛丝·库珀（Gladys Cooper）主演；温德姆剧院的《亲爱的布鲁特斯》（*Dear Brutus*），由达夫妮·杜穆里埃（Daphne du Maurier）的父亲乔治·杜穆里埃（George du Maurier）主演；名声斐然的加拿大舞蹈家穆德·艾伦（Maud Allen）在伦敦阁大放异彩。穆德受到一名保守党议员的疯狂指控，后者称她是前首相赫伯特·阿斯奎斯（Herbert Asquith）之妻玛尔戈（Margo）的同性情人，还是个德国间谍。（都不知道该说这里面哪项指控更让人震惊了。）那些偏爱严肃题材的人可以去寇特剧院看易卜生的《社会支柱》（*The Master Builder*），急需多些欢声笑语的人可以去皇家剧院看《朱清周》（*Chu-Chin-Chow*），或者去圣詹姆斯剧院看《钉住我的心》（*Peg O'My Heart*）。[49]

梅布尔不顾一切和儿子上街，为此她先去拜访了医生，拿了许多片阿司匹林用来降烧，随后才和托尼一起去剧院。这成了梅布尔最后一次出门，她的西班牙流感病状是致命的，两天后她便病逝了。罗伯特·格雷夫斯之后记道："她将死之时最大的慰藉是，托尼能因此延长自己的休假。"[50]格雷夫斯后来得知，托尼 9 月也死了。[51]

梅布尔只是众多死者中的一个。尽管彼时大家兴致高涨，西班牙流感还是传遍了伦敦城，往人群里铺了条死亡之路。许多病患年轻、富裕、健康，不仅潦倒的贝思纳尔格林区疫情严重，切尔西和威斯敏斯特也都一样。[52] 作家弗吉尼亚·伍尔夫（Virginia Woolf）在 1918 年 7 月 2 日提到"流感在各地迅速蔓延，如今已经来到隔壁"[53]。她提到的隔壁恐怕就在泰晤士河畔的里士满的天堂大道。尽管邻居病死了，一向体弱多病的伍尔夫倒幸存下来。另一位作家辛西娅·阿斯奎斯（Cynthia Asquith）女爵则讲述了自己与"西班牙女郎"的可怖会面。

辛西娅女爵以其恐怖小说闻名，31 岁时就已经在文学领域与《彼得潘》作者 J. M. 巴里（J. M. Barry）以及 D. H. 劳伦斯（D. H. Lawrence）齐名，她的日记中保留了许多战时伦敦的生活记录，开心和紧张的时刻都有。但在此时此刻，辛西娅女爵对自己能否熬过这一关表示怀疑："就在午餐前，和昨天一样的症状又出现了，只是更加严重。我的体温升到了 102 华氏度（约 38.9 摄氏度），整个下午和晚上我都觉得自己可悲又可耻，这一辈子从没病得这么重过——发烫的头，一阵一阵地疼，双腿很痛，犯恶心，一边发烧一边打冷颤。我不停地摇头和呻吟。"[54]

辛西娅·阿斯奎斯女爵的经历表明西班牙流感已经倾向于攻击健康且条件优渥的人群，但这种疾病也同时在伦敦其他地方大肆入侵。美军二等兵普莱斯利熬过了迪克斯营的流感暴发，又在航向法国的行程中失去了好友希德，如今他正身处伦敦。7 月 10 日，普莱斯利在写给女朋友的信中写道："伦敦和西方世界的其他地区一样，正遭遇西班牙流感疫情。这种病好像会让人发高烧，浑身无力，只能将病人隔离几天，让他们卧床休息。"[55]

同一天，在伦敦东部的沃尔瑟姆斯托，艾尔西·巴内特（Elsie

Barnett）给身在美索不达米亚的丈夫写信道："我们正在经历一种可怕的疫症，人们称之为西班牙流感，医生们倾向于认为这是一种由士兵带回来的疟疾。我很庆幸自己目前没被感染，我们被告知要随身带着樟脑，因为如果不能立即卧床休息的话，人会在数小时内死去。"[56]

75    来自伦敦南部的年轻的玛格丽·波特（Margery Porter）也在这个夏天感染了西班牙流感，她记得：

> 我和父母住在一起，是家里的独女。我们都得了流感，除了卧床什么都不能做，因为我们完全没力气站起来。你的腿就这样软下去，毫不夸张。我们街区每个人都得了这病。我的爷爷奶奶和三个阿姨就住在隔壁的隔壁，他们全病了，但只有我爷爷病逝。其他人都康复了，虽然花了很长时间，因为流感会控制你的整个身体。我不记得自己感冒或流鼻涕，只记得四肢疼痛，完全没有胃口。我觉得自己患流感的时间约有两周，好了以后才重新去学校。我很幸运。这是我得过的最严重的病了。[57]

到了 1918 年 8 月，"西班牙女郎"在不列颠登陆已经 4 个月，她急速又神秘地离开了。一位美国医生在 8 月 20 日从伦敦给家里写信，提到"前一阵子在信里说的流感已经完全消失了"[58]。但流感暴发留下了可怕的后遗症。1918 年 7 月的 3 个多星期，700 个伦敦平民死于流感，还有 475 人死于肺炎[59]，六七月间，英国记录了 1 万人死于这场流感暴发。到 1918 年 11 月，这一数字会上升到 7 万。[60]

# 第六章 认清敌人

尽管英国大后方的夏季暴发相当严重，但流感疫情仍然被备战热情比下去了。战争主导了平民的生活，整个国家一半的医疗专业人士都去军队服役了，医院也须先解决军队的需求。[1]医学研究除了能像尼温医生建议的那样做些消毒、通告和隔离工作外，对预防和治愈起不了什么真正的作用。除开卧床休息、用鸦片镇痛和民间救济，人们对治疗方法没有取得什么共识。让事态更糟的是，许多人对西班牙流感不屑一顾。[2]

地方管理委员会（LGB）的首席医务官亚瑟·纽肖尔姆（Arthur Newsholme）爵士指出，流感传播得太迅速，疫情实难控制："据我了解，目前没有任何公共卫生措施能抵挡流感疫情的传播。"[3]因此，

1918 年夏天，纽肖尔姆拒绝向民事机构签发地方管理委员会备忘录。彼时，英国没有设立真正的卫生部，事情由此变得更糟，不然卫生部可以监督全国性的预防策略，或者签署防止流感传播的指令。1918 年，公共卫生由各地的"卫生机构"以及市议会任命的当地卫生医疗官员负责。由于流感不是需要上报的疾病，疫情发生时并没有法律程序规定必须开启隔离措施。地方管理委员会也坚持没什么措施能阻止流感传播。纽肖尔姆宣称目前国家的职责在于"持续"工作，甚至认为不列颠处于生死存亡之际还担忧流感是非常不爱国的，他的这番言论反映了政府全力抗战的决心。权力机构面对这种致死疫症什么都不做还有一个原因，即大家对疫情未达成普遍共识。

然而，英国军队却走了一条截然不同的路。在 1918 年春天流感袭击法国之后，陆军医疗服务队开始高速运转，誓要用典型的军事逻辑和力量与疾病搏斗。研究由伦敦的医疗研究委员会（后来改组为医学研究理事会）主导，并在军队病理实验室里实施，这些实验室早已在西线各个医院里设立。军队承诺给予足够多的时间和人力来调查流感疫情的起源，由此研制疫苗。接种疫苗自 1881 年路易·巴斯德（Louis Pasteur）的开创性工作之后变得越来越普及。虽然这一致死病疫的起源仍然笼罩着一层神秘的面纱，但科学界坚持应该为终止其传播做些建设性工作。陆军医疗队成功防治过霍乱、痢疾等疾病，他们认为这种新型流感也不会是个持续很长时间的问题。为了战胜这种神秘疾病，各种资源已经到位，并由医疗研究委员会全面监管。

医疗研究委员会成立于 1913 年，是 1911 年《国民保险法案》（National Insurance Act）的条款承诺之一。1914 年 7 月，高层官员罗伯特·莫兰特（Robert Morant）爵士着手创立委员会，招募沃尔特·默雷·弗莱彻（Walter Morley Fletcher）担任委员会秘书，后者是剑桥大学一位极为聪明的生理学家。弗莱彻于1891年从剑桥大学三一学院毕业，并获得自然科学一等荣誉勋章，而后他在圣巴塞洛缪医院接受临床训练，并再次回到剑桥，在生理学院担任高级助教。[4]即便用剑桥的标准来衡量，弗莱彻也是极为优秀的人才，由此当选为三一学院的研究员，他个性活泼、体格健壮、个性鲜明、精力充沛、思维活跃，口才和书写能力一流，情绪激动时说话还带有一点点可爱的口吃。[5]弗莱彻既友好、善良，又样样精通、极有原则，他笃信科学在为人类服务中所具有的价值。[6]

但弗莱彻想要的不仅是循规蹈矩的学术生活，他想在更大的平台上施展自己多种多样的智识才能和管理才能。[7]这让弗莱彻成为运筹医疗研究委员会的完美人选，他能帮助委员会度过首个重大挑战——与大流感的战役。当"一战"于1914年8月暴发时，弗莱彻被遣往陆军病理委员会，对抗脓毒症、气性坏疽以及其他"战争疾病"。

弗莱彻工作狂的作风开始危害他自己的身体。为了尽可能不离开办公桌，他午饭就在当地的ABC茶餐厅喝一杯咖啡，吃一块威尔士干酪。[8]（ABC茶餐厅由充气面包公司［the Aerated Bread Company］运营，在这家茶餐厅用餐是当时伦敦人一种普遍的生活方式。）他的妻子梅茜（Maisie）说，经过一整天在陆军部、皇家陆军军医队、内政部、空军和英国皇家学会开了数不尽的会议后，弗莱彻终于能回家，而一旦需要处理战争中的医疗难题，他又会立刻投入如山般的文件工作中。[9]

这种让人精疲力竭的工作安排直接导致弗莱彻在1916年2月与死神擦肩而过。据梅茜说，弗莱彻患上了双侧肺炎，离下死亡判决书仅一步之遥。[10]弗莱彻忍受着"十分痛苦的胸膜炎"（肺部所覆盖的一层黏膜所发的炎症），极为古老的血蛭疗法加重了他的痛苦，

79

而接下来一次针对脓胸（肺部挤满脓液）的大手术，他差点儿没能熬过来。[11]即便在这些时刻，弗莱彻的才智也并未荒废。"当他看到药品清单，看到积累了好几周的药瓶子而又不清楚它们的作用时，就会把自己的想法说给无休无止努力工作的医生们听。这位医疗新时代的先锋人物这么说：'这些药，怕不是查理二世时代的医生们收集的。'"[12]

弗莱彻重返医疗研究委员会工作时，恰逢流感第一波感染潮袭击法国北部，因此他的工作主要是监控法国各战地医院病理实验室里进行的实验。法国各研究实验室证实"英国军事医疗在形成官方抗击流感的战略方面起了关键作用"[13]。从 1918 年的春天到秋天，陆军部、陆军军医队和医疗研究委员会协调动员了整个英国的医疗科学研究，由此产生了官方知识体系和防疫策略。比传染疫情更要紧的是，这些机构共同创造了一套军事病理学体系，将病理实验室直接放到了法国和弗兰德尔的基地和战地医院里。这套体系旨在收集、隔离和辨别战场上的病原体，促进疫苗和抗毒血清（一种包含对抗特定抗原之抗体的血清，用以注射来治疗或预防某些疾病）的生产。军事病理学为对抗一系列战地疾病提供了治疗和预防措施，于是规划者们相信它也能解决流感。

之所以能将军队和医药研究者们的努力联合起来，是因为两种机构之间确实存在许多相似之处。医疗是以军事化的传统方式组织起来的，行业内存在纪律、组织、级别和制服，并充分依靠团队合作以及专业化运转。[14]因此，医学研究能够无缝衔接到战争机器中。大规模的信息传播将前线各个伤亡清算站点（CCS）与每个师里的战地医院和基地医院紧密联系起来。战地医院由英国本土的"领地内"医院资助，这些"领地内"医院又与伦敦和地方大型教学医院联系紧密，由高级医师运营，他们在皇家陆军军医队中被授予临时军衔，并拿着兼职薪水。[15]

这个体系的核心便是病理实验室，其设立受到民间医学中细菌学的成功以及公共卫生状况改善的启发。[16]有远见的皇家陆军军医队自 1903 年开始就一直在培训病理学和细菌学方面的医生，弗莱彻大力支持在战争中发展病理实验室，认为这对"提升战斗力功效"[17]必不可少。

因此，1918 年春季军队中一暴发流感疫情，陆军部、陆军医疗服务队和医疗研究委员会当时就认为流感"细菌"能马上被辨识出来，预防疫苗也能被马上研制出来以保护士兵和军队的利益。[18]

军队病理实验室由威廉·博格·莱施曼（William Boog Leishman）爵士建立，他是一位职业的军队病理学家、热带病医学专家，并且是医疗研究委员会的创建者之一。莱施曼在带头将病理学整合进军队医务的过程中发挥了重要作用。[19]1914 年 10 月，莱施曼被任命为陆军医疗服务队总指挥的病理学顾问，并从事法国和弗兰德尔的病理实验室的筹建工作。莱施曼监管法国和弗兰德尔共计 85 所医院实验室的差不多 100 位病理学家的调集，以及 25 座移动实验室的建设、前线病理学服务的供给，还有位于布洛涅的中央研究实验室的创立工作。

位于伦敦米尔班克的皇家陆军医学院病理学系是运营实验室，训练病理学家，研制针对霍乱、鼠疫、痢疾的预防和治疗技术以及疫苗的核心。这些在和平时期研制出来的疫苗在战时起到更为重要的作用。由于在疫苗接种方面取得进步，"一战"中因感染而死的士兵数量远少于之前的任何一场战争。

陆军医疗服务队在布洛涅的中央病理学研究实验室由阿尔姆罗斯·赖特（Almroth Wright）爵士牵头设立，他也是医疗研究委员会的领头病理学家。赖特的两个年轻助手，亚历山大·弗莱明

（Alexander Fleming）和莱昂纳多·科尔布鲁克（Leonard Colebrook）在伤口感染和抗菌剂方面同他一起工作，而布洛涅的这个实验室与赖特工作的帕丁顿圣玛丽医院接种科有着千丝万缕的联系。

不少历史学家宣称英国军队通过推迟上交疫情报告、称流感源自西班牙等手段，有意封锁致命流感疫情的消息。然而，历史学家迈克尔·布雷塞里尔（Michael Bresalier）则认为疫情消息传播迟缓可能并非审查原因，而是因为军队医生们真的被这种新型流感的身份弄糊涂了。

直到 1918 年，流感还被视为一种细菌疾病，由流感嗜血杆菌引发。1982 年，杰出的德国细菌学家理查德·费佛（Richard Pfeiffer）离析出他认为引发流感的病原体。据费佛所言，这种疾病是由"一种棒状小细菌"引起的，而他从多位流感病人的鼻子处离析出这种细菌。他称之为"流感杆菌"（或费佛氏杆菌），后来则被称作"流感嗜血杆菌"。费佛的发现未受到质疑，主要是因为其他的人体疾病，比如霍乱和鼠疫，当时都被证明是由细菌引起的。[20]

1918 年 3 月，当流感袭击法国和弗兰德尔的英国远征军时，这种细菌理论主导了官方的防疫策略。陆军医疗服务队基于 1918 年春夏两季的传染病是流感这一假设，试图从患病士兵的痰、鼻腔和血液样本中离析出流感嗜血杆菌，有些样本甚至是从解剖台上的尸体创口中取得的。[21]医生们坚信，只要能在流感嗜血杆菌基础上研制一种疫苗，就能够通过接种疫苗来防治流感了，跟通过接种防治其他传染病一样。

但是，医生们无论怎样都找不到流感嗜血杆菌，这不禁让他们怀疑自己应对的究竟是不是流感。前面提到过，由于这种病缺乏一个让人满意的定义，病理学家们只好将之归于"不明来源的热症"，也被称作"三日热"，因为陆军医疗服务队的索尔陶上校观察到，这种病"三天潜伏，三天发热，三天康复"[22]。这个定义和战壕热一样，"笼统地囊括一切，既没讲清具体的病原体，也没弄明白特异体征"[23]。1918年的整个夏季，学术期刊的各个版面充斥着关于这场疾病的本质、疫苗有效性的争辩。

《英国医学杂志》声称，"医务工作者们达成了普遍共识，认为费佛所说的流感嗜血杆菌是这种病的传染源，尽管同一期还有些报告并不这样认为"[24]。《柳叶刀》则"怀疑这一疫症到底是不是流感"[25]。

1918年的整个夏天，两个定义松散的病理学家阵营开始针对病原体和疫症的特性公开争论。"费佛学派"认为这一传染病就是流感，而之所以未能找到流感嗜血杆菌是技术条件所限，"反费佛学派"则认为这种病要么不是流感，要么就是由其他有机物引发。

大多数军队里的病理学家都熟悉费佛提到的流感嗜血杆菌。早在1915年，离析流感嗜血杆菌的方法就被用来区分战场和法国当地流感暴发时不同种类的非典型呼吸道感染情况。1916年12月下旬，流感嗜血杆菌进入一般军队的视线中，因为它被埃塔普尔的哈蒙德和罗兰从化脓性支气管炎传染病例中离析出来。[26]据称，1917年二三月，这家医院所有肺部尸检案例中的45％都出现了化脓性支气管炎的主要病况[27]，这些病人中的大多数均死于由肺部脓液堆积引发的"肺部阻塞"，由此出现的肺气肿和发绀病状杀死了50％的病患。

令调查者们震惊的是，在他们检测的20个病例痰液和肺部样本的污迹与培养皿中，流感嗜血杆菌都是主要感染介质，尽管病人的病症不同。1917年9月，奥尔德肖特指挥营康诺特医院的一支医学专家队伍发布的报告佐证了这一观察结果。奥尔德肖特专家队在8个病例的组织样本中辨识出流感嗜血杆菌为主要感染介质，还发现了引起继发性感染的其他众所周知的呼吸道细菌，特别是肺炎双球菌、黏膜炎细球菌、链球菌。与他们在埃塔普尔的同侪一样，奥尔德肖特团队最后认为，从大多数化脓性支气管炎病例中离析出流感嗜血杆菌，表明"这是一种极为严重的流感感染形式"[28]。在位于布洛涅的第三加拿大综合医院里工作的病理学家和医生们针对化脓性支气管炎做了一整套临床的、病理学和细菌学的研究实验，其结果也支持这一结论。在 9 次试验中，他们 8 次成功地在纯培养物中培植出流感嗜血杆菌，由此得出结论说流感嗜血杆菌是引发此病的关键指标。

然而，并非所有研究者都能成功离析出流感嗜血杆菌。未能成功往往被归咎于技术不充分，因为这种细菌难以培植，这一点众所周知。[29]争吵中的两派人都指控对方缺乏专业技能。与此同时，费佛本人则保持沉默。

虽然感染率居高不下，人们仍认为 1918 年春夏两季的疫情比较温和。尽管流感对协约国军队和德军都造成了较大影响，但大多数感染的士兵都痊愈了。然而，一些专家已经预测了第二波感染潮的出现，并认为这一次会比上一次更加致命。沃尔特·弗莱彻相信，旧疾是否复发根本不成为一个问题，问题是什么时候它再次来袭，弗莱彻的同事梅哲·格林伍德（Major Greenwood）也这么认为。

梅哲·格林伍德（梅哲［Major］是他的名字而非少校军衔）的父亲是伦敦东区的医生，他最初在伦敦大学学院里学习数学，后来在白教堂区的伦敦医院里受训成为一名医生。格林伍德已经在数学和医学方面具备一流技能，但他随后去了李斯特研究所（Lister Institute），受雇成为一名统计学家。在李斯特研究所，格林伍德深受卡尔·皮尔森（Karl Pearson）的鼓舞，后者的《科学的规范》（*Grammar of Science*）曾激励了对生物统计学科感兴趣的一代年轻人。[30]"一战"爆发时，格林伍德被征召进皇家陆军医学院，他为军需部研究疲劳症和工业废料，之后将注意力转向 1918 年夏季的首波流感感染潮。

格林伍德被军队流感疫情中出现的极高住院率震惊了，他绘制了一张表格用来记录病例的增长，并将之与1889—1890年的俄国流感初期疫情进行比较。在彼时的俄国流感疫情中，第一波感染潮出现在冬季而非夏季，但格林伍德观察到此疫情暴发具备一条极具辨识度的"曲线"，感染率在迅速上升后又急剧下降，仿若一个倒V形。[31]基于这些结果来判断，格林伍德害怕夏季流感疫情意味着1918年秋季或冬季会有第二波也是更致命的一波感染潮袭击英国。每年的秋冬季节，正是人体抵抗力最差的时候，也是呼吸道疾病最严重的时期。

尽管弗莱彻没直接与格林伍德共事，但他也怀有与格林伍德同样的恐惧，认为第二波更致命的感染潮将在1918年接下来的几个月内袭击英国。弗莱彻由此评论道："我很自信地推测，第二波感染潮正在路上，由于第一波发生在夏季，那么第二波裹挟着危险肺炎的感染潮差不多会在入冬时节到来。"他接着说，医疗研究委员会将"宁愿过于谨慎"，必为第二波感染潮的到来做好准备，无论它是早来还是晚到。[32]

不幸的是，陆军部对弗莱彻的顾虑并不感兴趣。尽管春夏两季法国与弗兰德尔的流感患病率极高，但相比对另一波流感疫情的预测，陆军部更关心士兵患气性坏疽、脓毒症、生虱子、染上战壕热的日常现实。无论如何，弗莱彻坚持己见。他力促亚瑟·纽肖尔姆爵士帮助调查英国夏季流感暴发的起因，寻求应对即将到来的新感染潮的方法，他在信中写到自己对任何调查疫情的协助深表感激。弗莱彻提议的一个解决方案是控制乘坐公共交通工具的居民数量，他认为公共交通在流感传遍全国的过程中作用不容小觑。但是面对弗莱彻的请求，纽肖尔姆似乎不为所动。同一年晚些时候，在一次为自己辩护的演说中，纽肖尔姆承认交通工具是"感染的沃土"，却仍然坚持在备战的生死关头，"工人大军必然不能被限制他们坐在拥挤小车里上下班的法规所阻"[33]。

　　1918 年 8 月 5 日，弗莱彻向《英国医学杂志》和《柳叶刀》寄去一份备忘录，号召病理学家和医疗从业者们为第二波感染潮到来做好准备。他要求细菌学研究的结果都寄到医疗研究委员会，为的是确定实验室和临床工作都是妥善组织的，并且受委员会监督。但很快弗莱彻就遇上事了。送抵医疗研究委员会的报告称，流感可怕的第二波感染潮已经出现在了法国和英国本土的军事基地中。

# 第七章　死亡的毒牙

1918 年夏天，当协约国军队认为胜利近在咫尺时，西班牙流感做到了德军没能做到的事情——毫不费力地征服了欧洲。随着"西班牙女郎"大步迈过整个大陆，人们舒适的日常生活不见了踪影。火车停运，商业停顿，庭审无人听证，因为法律诉讼都已暂停。德意志皇帝本人都未能免于感染。7 月11 日，《纽约时报》（*New York Times*）报道称皇帝"感染了流感，此病目前在德国军队中横行无阻……因为一场西班牙流感的袭击，他不得不从法国前线回国"[1]。威廉皇帝的臣民们在和他一起遭罪，至少有 40 万德国人死于西班牙流感。随着此病在其占领的国家里肆虐，嫁给德国贵族的英国女人伊芙琳·布吕歇（Evelyn Blücher）王妃目睹了"流感的惨痛疫情，这个国家里几乎没有一个家庭幸免"[2]。

"我从我们在凯里布罗维茨的管家那儿得知，全村人都得了这病，可怜的村民们凌乱地瘫倒在自家农舍的地板上，发高烧，打冷颤，既没有药，也无人上门诊断。"[3]

89　在汉堡，每天有 400 人死去，人们不得不用家具货车来把遗体送到墓园。"每一天，生活的每一个方面都朝着中世纪的野蛮倒退，"伊芙琳王妃写道，"我时常感到惊讶，如今街上竟没出现穿着粗布衣裳、满身灰泥的宗教狂热分子，叫喊着让人们去赎罪。"[4]

在巴黎，一周内有 1 200 人死去。在法国的其他地方，7 万名美国士兵入院治疗，近乎三分之一的人垂死。从剑桥毕业的 J. S. 韦恩（J. S. Wane）在军队里做文员，他发现诺曼底的古里村中的士兵们收到睡在旷野中的命令，因为他们都感染了流感。[5]

8 月，第 11 苏格兰皇家营的二等兵 A. J. 詹米森（A. J. Jamieson）被隔离在了靠近比利时边境梅特仑的一间小谷仓里：

> 我们的信号区段占据了一间小谷仓，正要向前推进那天，疾病袭来了。谷仓里的人一个接一个被抬了出去，同时我的头也像有台打谷机捶打一样痛起来。我当时就想那晚还能剩下几个人向前推进，并决定自己一定要咬牙坚持。终于我找到一个同伴一起走，好几次我戴着钢盔摇摇晃晃地前行，试图跟着前面那个人。最终，我在一个农舍废墟的地窖里找到一片草垫，瘫倒在上面，检查确认通信设备畅通后我就不省人事了，直到我被连长粗暴地摇醒，他问我知不知道执勤时睡觉是什么下场，可能要被判处死刑。我向他解释自己的情况，他明显理解了，就此作罢，我的西班牙流感的经历也结束了。[6]

　　以欧洲为起点，这位"西班牙女郎"在短短 4 个月间冷酷地行遍寰宇，飞跃大洋和山脉，潜入斯堪的纳维亚、希腊、埃及和印度。流感的第一波感染潮在 1918 年 6 月 10 日抵达孟买，7 位印度警察兵（英国治下的印度士兵）因患上非疟疾类热症而被送往医院就诊，其中一位曾在码头巡逻。[7] 6 月 15—20 日，病患包括码头工人、一家船舶运输公司的雇员、孟买港口信托公司的雇员、香港银行和上海银行的雇员、电报处员工、造币厂员工以及理查·沙逊·米尔斯公司的雇员。[8] 病死率攀升，银行和办公室里的大规模旷工成了平常事。卫生官员 J. A. 特纳（J. A. Turner）观察到 6 月的孟买就像一个巨大的孵化器，具备一切培养感染的必需条件：一个极度拥挤的城市，大量工人阶级人口居住条件极差，十分利于疾病传播。6 月 3 日的病死人数是 92 人，到了 7 月 3 日，一天的病死人数就已经达到 230 人。根据《印度时报》（*The Times of India*）的报道，"孟买几乎每家每户都有人发烧病倒，而每个办公室都在哀叹雇员缺席"[9]。

　　特纳相信疫症暴发源自 5 月底停留在孟买码头的一艘船上的船员，而印度政府则宣称水手们在孟买患上西班牙流感是因为印度"不卫生的环境"[10]。特纳回应，自 1915 年以来，这类流感疫情就是难以防治的，孟买是军队的抵达港和运出港，导致疫情传入，他控诉孟买港的卫生官员未能及时上报感染病例。《孟买纪事报》（*Bombay Chronicle*）称孟买和整个印度都在为这一疏忽付出"惨重"代价，《印度时报》则用极为愤怒的语气责怪卫生部的失职，浪费了人民花在他们身上的成千上万卢比。另有流言说军舰上发生西班牙流感疫情的消息被封锁了。

　　6 月 20 日，一艘医疗船停靠卡拉奇，48 小时内船上的大部分病人都患上了西班牙流感。人们还是无法弄清流感究竟是随船上病人而来，还是他们在卡拉奇染上的，但更可能是前者，流感是从外面传来的。尽管孟买 6 月暴发的西班牙流感疫情只持续了 4 周，但它带走了 1 600 条性命，还席卷了"至少 100 万人的工作日，带来不可估量的不适症状、医药开销和生活不便"[11]。疫症多出现在室内工作人群中，比如办公室和工厂的工作者。办公室和工厂的患病率在欧洲是 25％，在印度是 33％，在儿童群体中则是 55％。最后这个数据可能让人惊讶，但在当时，工厂雇用儿童做工是常事。特纳对"西班牙女郎"的描述值得铭记。尽管人们已经了解霍乱、天花和鼠疫这些传染病的成因，也能有效控制疫情，但西班牙流感来了，特纳说道："就像夜晚的盗贼，行动迅速，潜伏不定。"[12]

1918 年 8 月，皇家陆军军医队的弗雷德里克·布里顿（Frederick Brittain）乘坐医疗船"埃及号"（*Egypt*）抵达孟买，他的见闻为当时印度的情况提供了一些简要说明。8 月 24 日星期六，布里顿记录道："先坐马车到了那吞加站，然后步行前往马希姆的海岸。这一段路确实就像故事书里的印度，满眼都是漂亮的香蕉树和椰子树，还有棕榈茅草屋，等等。"[13]但这种景象迅速消散："我们走在马希姆的海边，走过一段烧着火的海堤，一具遗体才刚刚被焚烧完。一个印度人扛着他的床架，把它放到海水里，开始清洗。我们想着要是在家乡看到这一幕该是多么奇怪！"[14]

西班牙流感从印度传到了当时还是波斯的伊朗。波斯人称这种疾病为"巴德·纳兹莱"，它先传到了波斯的布什尔，英国和印度士兵就驻扎在这里和伦格港，然后从巴格达向西传到科曼沙，向南传到设拉子。尽管我们无法精确考据，但估计波斯的西班牙流感暴发导致了 100 万人死亡，占此国人口的十分之一。作家穆罕默德·阿里·贾马尔扎德（Mohammad Ali Jamalzadeh）这样描述设拉子的糟糕情况："'一战'末期，三个致命杀手潜入设拉子，它们是饥荒、霍乱和西班牙流感。许多人死去，尸体在城里堆成了山。集市和商店都歇了业。没有医生，没有护士，没有救命药。"[15]

　　流感传遍了整个国家，乡村地区要比城镇地区严重许多。阿沙尔的部落居民，特别是健康的人，感染此病死去。据称，以游牧为主的加什盖部落的病死率高达 30%。在设拉子的 5 万人口中，有 5 000 人死于西班牙流感。科曼沙报告的病死率仅 1%，但在各个村庄里，约有 20% 的人因此病过世，这一数据看着非常夸张。在德黑兰，据称为期 3 个月的感染潮带走了 5 万人的性命。[16]

　　波斯的病死率与世界其他地方不同。在大多数的西班牙流感疫情中，病患多是 15—44 岁的男女，而波斯的病死率则受到此地区其他因素的影响，比如饥荒、吸食鸦片的恶习、贫血和疟疾。波斯在 1918 年西班牙大流感疫情中的总死亡人数估计在 90.24 万—243.1 万，真实数据很可能在这一低一高两个数字中间。[17]

　　1918 年 8 月，"西班牙女郎"对非洲大陆进行了一次持久又极具毁灭性的访问，在 6 个月间杀死了 5 000 万人，并给当地人留下灾难性的影响，甚至持续到了后面几代。北非地区，也就是马格里布地区和埃及，因为经历过第一波相对温和的感染潮，其人群已获得了一定的免疫力，但撒哈拉以南非洲则未经历过，当受感染的船只停靠在南非的弗里敦、塞拉利昂、开普敦和肯尼亚的蒙巴萨时，生活在那里的人就这样被曝露在致命的第二波感染潮中。南非的西班牙流感经历将是本书后面某章的主题。

　　在东非的内罗毕，年轻的伦敦市民西德尼·皮尔斯（Sidney Peirce）在 8 月 25 日"因'流感'大病一场"，他感觉"非常糟糕"。[18]第二天，他"仍然因流感而卧床，稍微好了些。8 月 27 日：还是在床上活动，感觉挺差的。8 月 28 日：今天出去散了步"[19]。

　　西德尼本是被派往非洲训练"黑人军队"的，却在抵达的第二个月遭遇了流感的第二波感染潮。"9 月 15 日：内罗毕再一次遭受流感侵袭，疫情十分普遍。"[20]

全球范围内史无前例的大规模军队行动协助并煽动了"西班牙女郎"的毁灭行动。成百上千支美国军队挤在局促的军营里，而后被塞进火车，运到港口，再装进军舰直达战场。1918 年 6 月，27.9 万美国人漂洋过海前往欧洲；7 月，又有 30 万；8 月，28.6 万。在战争的最后 6 个月中，总共有 150 万美国士兵运抵欧洲。[21]

美国军队只是在全球范围移动的各个群体中的一个。从新西兰驶来的船只停靠塞拉利昂加油，英国舰队则从这儿开往南非、印度和澳大利亚。可以料想到，西班牙流感很快就会传遍塞拉利昂。协约国舰队穿越白海驶往阿尔汉格尔，以便从后方进攻德国，他们把西班牙流感也带去了，很快俄国也被疫情吞没。在法国的布列斯特，500 艘战舰载着 79.1 万美国步兵抵达海军基地，与已被流感感染的法国士兵会合。更糟的是，驶入美国港口的船只给美国带去了来自欧洲的致命疾病。[22]

1918 年 7 月 22 日，一艘从利物浦驶来的破损的"埃克塞特城号"（*City of Exeter*）军舰跌跌撞撞地停靠在费城。在乘客中，有 27 岁的拉斯卡尔（Lascars）和一位英国军需官，"两人罹患肺炎，病得很重，下船后立即被送往医院抢救"[23]。同一天，"索马里号"（*Somali*）印度轮船"驶入圣劳伦斯河湾，在格罗斯岛靠岸，放下了船上 89 名罹患流感的船员"[24]。

8 月 12 日，挪威的"贝廷斯峡湾号"（*Bergensfjord*）在纽约港靠岸，船上有 200 人感染了流感。3 人在航行中就死了。[25] 11 名患者被送往布鲁克林的医院就诊，但他们并未被安置在隔离病房里。纽约市卫生专员罗伊尔·S. 柯普兰（Royal S. Copeland）发布了一个可怕而自负的通告，称患者得的是肺炎，而不是流感，并夸下海口说西班牙流感不会侵袭体质好的人。"你们压根儿没听说咱们的士兵得过这病，不是吗？我打赌你们没听过，你们也不会听到……市民们无须对这件事过分担忧。"[26]

1918 年 8 月 27 日，3 名水手在波士顿联邦码头停靠的一艘接收船上感染了西班牙流感。这种"接收船"其实并不是船，而是一连串漂浮于海面的营房。[27]接收船大概能容纳 3 700 人，但有些时候里面住了 7 000 人左右，海军自己都不得不承认，里面简直"挤到爆"。[28]第二天，又有 8 人接受治疗；第三天，多出了 58 人；到了第四天，有 81 人病倒；第五天，有 106 人。当代作家丹尼斯·勒翰（Dennis Lehane）[①]借用旁观者的眼睛扣人心弦地重现了当时染病者被抬出受感染船只时的可怖情景，他写道："清瘦的头颅和深陷的面颊，汗湿的头发和沾满呕吐物的嘴唇，他们看上去跟死了没什么区别。"[29]3 名患者已经出现了灰紫色发绀的致命并发症，他们"身上的肉似乎染上了一层蓝色，嘴巴张开，瞳孔放大，眼睛怒张"[30]。

联邦码头的医务所里挤满了患西班牙流感的病人，50 个病患被转移到了海湾对面的切尔西海军医院。医生们取了血液样本和喉部细菌培养，不到 48 小时，已经有两位医生被感染了。这次暴发的最显著特点便是传播的速度。仅数小时内，身体健康者就已经极度虚脱。"发烧者的体温从 101—105 华氏度（38.3—40.6 摄氏度）不等，病患普遍身体虚弱，肌肉、关节、背部和头均遭受严重疼痛。他们都形容自己好像是'在拳击俱乐部里被痛打了一顿'。"[31]

首个病例出现两周后，第一海军军区有 2 000 人感染了流感，命悬一线。虽然大多数人几天时间就病愈了，但多达 5%—10% 的人发展出了严重的肺炎症状。"截至 9 月 11 日，切尔西海军医院接

---

① 丹尼斯·勒翰，美国著名犯罪题材小说家，代表作有《神秘河》《禁闭岛》等。

96　　收了 95 名流感肺炎病人。35 人死亡，另有 15—20 人病重。估计流感肺炎的死亡率可能达到 60%—70%。"[32] 尸检显示，病死者的肺部组织积满了脓液，病理学家们希望能在组织中找到流感嗜血杆菌，以确认死者感染的确实是流感，但并非每次都能找到。驻院医生葛雷德·J. J. 基根（Grade J. J. Keegan）中尉预测此病"很可能迅速传遍全国，感染 30%—40% 的人口，在任何一个群体中都会出现 4—6 周的急性发病阶段"[33]。他说对了。

　　尽管出现了如此紧急的公共卫生状况，军方和民事机构并未采取什么措施阻止疫情传播。9 月 3 日，第一批被感染的平民被送到了波士顿城区医院；市政机关非但没有实行疫检隔离，反而允许自由大游行在这天举办，4 000 人走上了波士顿的街头。据美国历史学家阿尔伯特·克罗斯比（Albert Crosby）观察，这次游行无助于打胜仗，倒是帮助了流感传播。

　　9 月 4 日，流感第一批病患出现在了坎布里奇哈佛大学海军无线电学院。9 月 5 日，此州卫生部门向报纸媒体放出了疫情消息。约翰·S. 希区柯克（John S. Hitchcock）医生向《波士顿环球报》（Boston Globe）发出警告，称"除非马上采取防疫措施，不然整个城市的居民都会染上流感"[34]。但官方并未采取任何预防措施，一天后，即 9 月 6 日，数千名水手和平民欢聚在某排演大厅，庆祝无线电学院的一座新建筑落成。

　　9 月 8 日，波士顿官方首次通报了三例西班牙流感死亡病例：一个海军水手、一个商船船员，还有自初夏以来第一个因这种病死亡的平民。第二周的 9 月 11 日，海军宣称大波士顿地区已有 26 名水手死于流感，而全国范围内已经辨识出的第一批流感病人主要出现在罗得岛、康涅狄格、宾夕法尼亚、弗吉尼亚、南卡罗来纳、佛罗里达和伊利诺伊。[35]华盛顿那些忧心忡忡的卫生官员告诉记者，他们担心西班牙流感已经侵袭美利坚，适逢大规模战争征兵，1 300 万符合年龄要求的美国人正在各地排队登记入伍，他们塞满了市政厅、邮局和学校建筑，但这批人很可能会因感染西班牙流感及其并发症而死去。这本是一件值得摇旗庆祝的大事，各地都在招募，波士顿就有 9.6 万人登记，这些人在队伍里擤鼻涕、咳嗽。[36]公共卫生官员真是白费口舌。与此同时，又有 3 名病人直接在马萨诸塞州昆西市的人行道上倒地而死。[37]"西班牙女郎"继续发威，誓要与美国一决生死。

9 月 8 日，西班牙流感疫情出现在了德文斯营，此营地 4 天前才从马萨诸塞州新招募了 1 400 名新兵。德文斯营距离马萨诸塞州的波士顿 40 英里（约 64.4 千米），4.5 万人挤在营地帐篷里，他们不日即将乘船前往法国。同一天，阿尔弗雷德·丁尼生（Alfred Tennyson）少尉密切关注着事态，他手下的 4 个士兵因为拒绝在训练中做"熊爬"动作而可能要接受军事法庭审判。[38]丁尼生立即意识到手下的士兵病了，士兵们试图向他说情，但他没有意识到的是，这些人是德文斯营的首批西班牙流感病患，而这场流感将席卷整个营地，带走 787 条性命。随着疫情越发明显，正患重感冒的维克多·沃恩医生被紧急召来，为这些受折磨的新兵们想想法子。

"我径直走进总医官的办公室，由于戈加斯将军人在欧洲，目前职责由理查德将军代行，"[39]沃恩回忆道，"我进门时，将军没有抬头，仍盯着文件看，他说：'你必须立刻前往德文斯，西班牙流感侵袭了那里。'然后将军把文件放在一旁，盯着我目光涣散的双眼，接着说：'算了，你先回家卧床休息吧。'我乘坐下一班火车，第二天清早就到了德文斯营。"[40]

沃恩抵达德文斯营的第一天，就眼睁睁看着 63 名士兵病死。他在回忆录里记下了这些极为痛苦的情形：

98

　　我看到好几百个年轻健壮的小伙子，穿着他们各自国家的军装，被送到医院的病房隔间里，10 人一批甚至更多。他们被放到吊床上，直到所有床位都满了，但还是不断有人被送来。他们的面色迅速变青，令人担忧地咳出带血的痰。到了早晨，尸体堆满了太平间，好像堆木材那般。1918 年在德文斯营的军队医院里见到的种种情状，深深地印在了我的记忆细胞里，致命流感让人类的现代发明显得毫无用处，人类的性命就这样被摧毁。我脑海的旋转记忆体里还一直浮现这样一幅可怖的景象：一位年长的流行病学家坐在他"林中小屋"的火炉前，炉里烧的是人的肢体。[41]

　　沃恩最让人害怕的发现是这种新型流感和战争一样，专杀"年轻的、精力充沛的、强壮的成年人……强健的男人们要么在短期内迅速恢复，要么就径直走向死亡"[42]。这种情形让具备专业医疗技术的沃恩也感到绝望："我生命中最可悲的事情莫过于，看着军营里好几百个士兵死去，却什么都做不了。从那以后，我决定再也不夸耀现代医学的辉煌成就了，而是谦卑地承认我们对这种疾病一无所知。"[43]

　　德文斯营让人苦恼的情形不仅吓坏了新医生，也吓坏了久经沙场的大夫们。沃恩的同事罗伊·格里斯特（Roy Grist）医生在写给朋友的一封信中简单地描绘了这种新型流感：

　　这些病人一开始似乎是遭受了普通流感的侵袭，但一送到医院，他们便迅速发展出极为严重的肺炎症状，严重到我以前从未见过……仅数小时后你就能观察到发绀症状从他们的耳部蔓延到整张脸，直到你无法区分白人和有色人种。再过几个小时，他们就身处鬼门关了……太可怕了。你光站在那儿就能看到 1 个、2 个、20 个人死去，这些可怜的家伙就像苍蝇一样掉落……我们算了一下大概一天有 100 人病死……所有病人只要发展成肺炎就必死无疑……甚至连护士和医生们也倒下了。死者的遗体须通过专门的火车运送出去，好几天我们都缺少棺材，尸体堆在一起的情形非常可怕……你在法国战场的任何一场战役后都看不到这样的情形。人们将一个超长军营清空，用作停尸间，死去的士兵穿戴整齐，分两排放在营房中，从这一长营走过去的人不可能不留意这种情状。[44]

在这种情形下工作让人既绝望又精疲力竭，格里斯特的信结尾就表明了这一点："在这儿工作的都是好伙伴，但我真是受不了肺炎了，每天 16 个小时，吃饭是它生活是它睡觉是它连做梦都是它，你一句话不说也在呼吸它。老伙计，愿上帝保佑我们还能再相见。"[45]

格里斯特的信，以及这些关于西班牙流感耸人事实的证词，是 1979 年在一辆废旧卡车的一沓信里找到的。我们不清楚格里斯特医生从战争中幸存下来，还是同他的病人们一起死去；他所说的德文斯营一天 100 人的死亡人数，自然是包括了他们医护人员的。

资深病理学家威廉·韦尔奇（William Welch）医生抵达德文斯营，他指出大多数流感病例的死因都是肺功能衰竭。尸检表明病患肿胀的呈蓝色的肺里满是带血脓液。韦尔奇冷静沉着，见过许多可怕的病情，但还是被眼前所见震惊了。他年轻的同事鲁弗斯·科尔（Rufus Cole）医生后来评论道："目前的情形即便对韦尔奇医生来说也过于恐怖了，这还挺令我吃惊的。"[46]

韦尔奇立即和沃恩、科尔一起上报麦凯恩将军，说德文斯营必须进行隔离，营内不得再有军队进入和离开。另外，必须尽可能地调用更多医护人员前来协助。但麦凯恩的心仍在打赢战争上，他回复道："只能推迟或尽可能降低风险，甚至直接忽视他们不起眼的建议。"[47]

还是让韦尔奇来告诉我们当时医生们的焦虑，以及面对这种疫症的猛攻时医学的无力吧。韦尔奇从不畏惧将自己最担忧的事情用文字记录下来。"这一定是某种新型感染，"他这么写道，然后又使用了一个难得现在仍能引起人们迷信般恐慌的医学词汇，"或者就是瘟疫。"[48]

由于西班牙流感完全不受约束地横行于美国和欧洲，一些爱国者称它其实是一种生化战争形式，是敌军在前线所施放的芥子毒气的升级版。人们惊恐地认为德国人该为这罪过负责，定是他们制造出一种可通过停靠在美国诸海岸的 U 型潜艇来施放的毒气。随着成千上万波士顿市民病倒，流言开始与"西班牙女郎"竞跑。在专业医学研究的约束范围之外，一种阴谋论认为德国间谍蓄意携带引发流感的细菌潜入波士顿港。1918 年 9 月 17 日，应急舰队公司卫生健康部的菲利普·多恩（Philip Doane）中校发表意见说，这一疫症是由德国潜艇向岸上释放的。[49]"这些德国特工中的一两个若想在剧院或其他人群聚集的地方施放流感细菌，轻而易举。德国人已经在欧洲施放了传染病，他们没道理轻易放过美国。"[50]另一个传播很广的流言是拜耳牌阿司匹林片被注入了细菌，因为拜耳的专利最初是德国的。无论这些说法多么荒谬，公共卫生部还是得去调查。人们还说德国间谍已经渗入陆军医疗队，他们通过皮下注射来传播西班牙流感，据传间谍已经被逮到且被行刑队处决。[51]军队总医官查尔斯·理查德（Charles Richard）准将否认了这种流言，他宣称："军队里没有哪个医官、护士或其他任何人在美国的营地里被处决。"[52]

尽管有这般澄清，一些美国人还是愿意让德国人来背流感的黑锅，有人这样说道："就管这祸端叫德国瘟疫好了。让每个孩子都学会把

'德国'这个词语和可怕的诅咒联系起来，这不是在教导他们仇恨，而是让他们蔑视德国，这个国家早已用行动证明了自己的邪恶。"[53]

这些阴谋论并没有具体的证据来证明，阿尔弗雷德·克罗斯比（Alfred Crosby）等历史学家提出了更可信的解释，即西班牙流感直接源自战争本身，这是一场由无人区的有毒气体和腐烂尸体致命结合形成的人为灾祸：

> 无论双方军队在欧洲何处交战，都会制造出大量生化垃圾，在这种环境中任何一种疾病都可能生发出来。人类历史上从未有过这么多次爆炸，从未有过这么多人在受污染环境中生活这么久，从未有过这么多尸体在土地上腐烂，从未有过像芥子毒气这样残忍的气体被如此大规模释放到大气中。[54]

维克多·沃恩对德文斯营疫情的回应让人惊恐。他担忧地说："如果流感持续以这种感染率增长，人类文明很轻易就会被从地球上抹掉。"[55]

# 第八章　像与鬼魂搏斗

我有一只小小鸟，

取名叫恩扎，

我打开窗户，

恩扎飞走了。①

在波士顿多尔切斯特的一所学校里，赛克斯老师三年级班上的小姑娘在跳绳时会哼唱这首儿歌。"我们自认为永垂不朽，流感压根就不算问题，不过是备战狂热中的一首小小插曲罢了。"弗朗西斯·罗素（Francis Russell）这样回忆道，西班牙流感侵袭

———————————

① 此处为谐音，恩扎英文为 Enza，恩扎飞走了（In-flew-enza）与流感（Influenza）同音。

马萨诸塞州时他不过 7 岁。就如同托马斯·格雷（Thomas Gray）诗里写的孩子，小小病患们继续玩耍，浑然不知大难临头。[1]

起初，医生和民政机构有信心控制住疫情。1918 年 9 月 13 日，美国公共卫生局（USPHS）的鲁伯特·布鲁（Rupert Blue）总医官接受了一次媒体采访，发布了关于如何识别西班牙流感的指导，并告诫病人卧床休息、营养进食、服用奎宁和阿司匹林。[2]第二天，马萨诸塞州公共卫生局向红十字会全国总部发去电报，急招 15 名护士前往波士顿。[3]接下来的几天里，红十字会陆续收到了新英格兰地区其他城市的类似请求。尽管人们奋力抗疫，死亡率仍然节节攀升。9 月 26 日，123 名波士顿市民死于流感，33 人死于肺炎。[4]总体上看，整个马萨诸塞州共汇报了 5 万个病例。卡尔文·柯立芝（Calvin Coolidge）州长给威尔逊总统、多伦多市长、佛蒙特州州长、缅因州州长和罗得岛州州长发去电报，称"我们的医生和护士被充分动员起来，不休不眠地工作……即便这样还是有病人得不到救治"[5]。柯立芝未向新罕布什尔州和康涅狄格州发电报求助，"因为他知道这些地方的情况和马萨诸塞一样糟糕"[6]。

至此，远离波士顿的路易斯安那、普吉特海湾和旧金山湾的海军基地也出现了西班牙流感的身影，而且从马萨诸塞州到佐治亚州，甚至远至华盛顿州的李维斯营，共有 20 个营地发现流感疫情。尽管事态变得如此严重，市政机关仍旧坚持认为没有必要惊慌。《波士顿环球报》宣称医生们已经将西班牙流感"攥得死死的"[7]，但海军在同一天的下午就宣布出现了 163 个新病例，一位海军少将仍坚持说"大家不要惊慌"[8]。

弗朗西斯·罗素上学的学校位于波士顿的多尔切斯特，就在通往新加略山墓园的路上，透过教室窗户，弗朗西斯可以瞥到墓园一角。随着棺材越积越多，墓地主人约翰·"猪猡"·穆尔维搬来个马戏团帐篷顺着教堂搭起来，将棺材遮住。

"白色的帐篷随风摆动，如同枯枝败叶中的古怪秋季嘉年华，马车排成的长龙穿过新加略山的大门。"弗朗西斯回忆道。[9]有些小棺材埋得太浅，没过一会儿就伸出半截在地面了。每天早晨孩子们背诵乘法表的时候，从教室里，

105

> 我们可以听到外面马车经过的声响，马蹄踩在湿叶上的嗒嗒声……瘟疫把手伸向了赛克斯老师。她尽力不传染给我们，她的声音变得又尖又紧，而且马车的声响让她神经衰弱。下午的阳光从路过马车的窗户玻璃上反射进来，照到了教室的天花板上，我们被马车声和光线分散了注意力，都朝着窗户的方向看。"看前面！"赛克斯老师尖声叫道。似乎她才是那个害怕的人。[10]

1918年10月的第一周，波士顿所有学校都关门了，有关部门终于对肆虐的疫情采取了措施。在弗朗西斯看来，这算是件好事：

> 对我们来说，在这样的大好时光里，摆脱三年级的课程、帕麦尔记号法①、乘法表、赛克斯老师和她的口琴，是再快乐不过的事情了。清晨起雾，令金盏花显出黑色，但每天下午阳光充足、温暖舒适、一片金黄色，既有打板球的重重声响，又有马利筋花的默默凋零。在柯林斯塘旁，金缕梅正在开放，光秃秃的树干上纵横交错着柠檬黄色的细枝。在山上，在如此明亮的日子里，我们失落在永恒的现在，失落在即时的快乐中，在马利筋花丛里肆意游荡、打瞌睡。[11]

——————————————

① 帕麦尔记号法为国际通用的牙齿编号系统，儿童换牙时经常用到。

弗朗西斯对这个秋天田园诗般的记忆，同处于疫情中的马萨诸塞州生活的残酷现实截然相反。波士顿一位信仰天主教的值班护士被问及为什么这么晚归家，她回答说："唉，修道院院长死了，两个房间里有四个生病的孩子，孩子的爸爸在和岳母吵架，扔陶罐砸她的头。"[12]"整个城市处于煎熬之中，"马萨诸塞州格洛斯特的一个护士写道，"我们完全措手不及。"[13]

与此同时，在康涅狄格州纽黑文的意大利移民社区，6岁的约翰·德拉诺（John Delano）在这儿长大。"生活对我来说就是待在一大帮子意大利人中间。我们彼此相熟，总是相互拜访，有饭同食。我们是一个快乐的大家庭。随便发生一件小事，比如受洗、生日、圣餐仪式，我们都会办场聚会。总是有那么多的聚会、聚会、聚会。"[14]

但西班牙流感的到来改变了一切。约翰家住的街区有个殡葬人，约翰开始看到棺材就堆放在停尸房的街边。随着棺材越堆越多，他和朋友们开始在棺材上面玩耍，从一个上面跳到另一个上。"我们觉得，这也太棒了。就好像在爬金字塔。然后有一天，我在一个棺材上滑了一跤，摔破了我的鼻子。我妈妈非常生气。她质问我难道不知道棺材里面躺了人吗，那里面可是睡了死人的。我当时还理解不了，为什么有这么多人死了。"[15]

在马萨诸塞州的布罗克顿，8 000人病死，整个城市20%的人口患上流感。威廉·L.格里森（William L. Gleason）市长实施了一项高效的临时措施，他雇用童子军来传递消息和跑腿，但疫情还是照样传播。布罗克顿卫生委员会主席告诉一个护士，他觉得跟西班牙流感的斗争就如同在"与鬼魂搏斗"[16]。一天早晨，一个年轻女人因感染西班牙流感被送到布罗克顿医院。她的肺部已经积满脓血，而且她已经怀孕7个月了。

107　　孩子早产生了下来，但一出生便死了，我不敢告诉这位年轻的母亲。[17]

　　她恳求着想看看自己的孩子……我向她保证，孩子健健康康、漂漂亮亮的，只要她身体恢复了便能立马抱到孩子。当她谈起孩子的时候，谈起丈夫该多高兴的时候，脸上洋溢着可爱的神情。由于肺部积液，她需要费好些力气才能说话……她当天下午晚些时候就死了。我把婴儿放在她怀里，让她们看上去像是在睡觉。这样她丈夫进来的时候也会这样以为。[18]

　　小弗朗西斯·罗素和他的同学们散漫地成长，充分利用这新得的自由。一天下午，弗朗西斯和他的朋友艾略特·多兹（Eliot Dodds）跟着另外一个男孩埃弗雷特·纳德（Everett Nudd）去了新加略山墓园。艾略特问他：“你想一起去吗？想去看看葬礼是什么样的吗？我每天都去。”[19]尽管透过教室的窗户弗朗西斯看到过无数次葬礼，但他从未亲自参加过，他发现自己无法拒绝。

　　我们沿着墓园主道游荡，穿过棕色和灰色的墓碑，穿过精心雕刻的十字架、圣心和长着纹丝不动的花岗岩翅膀的胜利天使。主道的尽头是一个小仓库，埃弗雷特向右边走，穿过几棵橡树和一丛斑点桤木，将手放在嘴边示意我们保持安静。就在我们下面，一场葬礼正在举行。一个敞开的墓穴旁堆着松软的土，一群哀悼的人围着墓穴站着，他们挤在一起，仿若疲惫遭遇的棕鸟。熏橡木制成的棺材摆放在一旁，戴着方帽的牧师站
108　在棺材前头，即便我们远远瞧着，也能看清楚棺材上的十字架。然后人们开始走过棺材，其中一些人拾起一小撮撒在棺材上的泥土。在人群背后出现了两个工人，以及用吊索固定的绳

子。一个满头白发但体格健壮的男人走了过来，停在墓穴边缘，甩了甩手指上沾的湿黏土，然后注意到了正躲在柩木丛偷看的我们。"你们滚出去！"他大吼道，他的面孔变得狰狞，"滚！"[20]

孩子们躲在树丛后面，弗朗西斯拼了命想走，但埃弗雷特拽住了他的衬衣让他留下来。他们意外地看到了一个可怕的场景。精疲力竭的掘墓人，绝望地想完成自己的工作，只能把先前的尸体从棺材里倒出来，再将棺材重复利用。男孩们走到另一处敞开的墓穴旁，

一个掘墓人刚从墓穴里爬出来，把铲子放在一旁，站着点燃了自己的烟斗。他是个年迈的意大利人，八字胡从唇边垂下来，戴着一顶有下帽檐的变形毡帽。掘墓人用狡猾又茫然的眼神盯着我们，然后把烟斗从嘴里拿出来，冲我们喊叫。"啊，你们这些孩子快点回去，"他用浑厚地嗓音说道，"你们不能在这儿耍。快回家。"[21]

弗朗西斯飞奔回家，但他永远忘不了这段经历：

看着那些光线，回想起那个下午，就在那个瞬间我突然对时间有了感觉。我知道了人生并非是一成不变的当下，即便是明日，也会成为过去的一部分，在我将来的所有岁月里，总有那么一天，我也必然要死。我把这种残酷的想法放在一边，我明白即便暂时不想它……也不可能再完全摆脱它了。[22]

约翰·德拉诺也在此时第一次从"西班牙女郎"的手中尝到了死亡的味道。

　　一天，我三个最好的哥们儿早上没从房子里出来。我注意到邻居间没人再彼此拜访了。没人共享食物，没人在街上谈天。每个人都待在家里。尽管这样，每天早上我还是去拜访好友，敲他们的门，等他们出来玩耍。[23]

　　一天，约翰敲了他几个好友的门，等着他们出来。但无人现身。"我当时不清楚发生了什么。最后，我妈妈告诉我上帝把他们带走了。我的好朋友去了天堂。"[24]

　　至于南边的纽约，情况并没有看起来那么严重。尽管纽约是美国最重要的出发港，但在西班牙流感大传染中并未遭受像其他美国城市那样严重的疫情。在接下来的一章里，我们会看到整个费城笼罩在阴郁的氛围中。但是纽约并没能完全逃脱被流感攻击的命运，作为一个主要港口，外国船只和本国归程军人都会把流感带来，从而感染纽约。而且，西班牙流感是通过空气传播的：就算它不随着全球性的军队运输来到纽约，也还有一大堆途经传过来——与家人团聚的归国士兵会呼出病菌；在国内四处旅行的人会传播病菌；平民和军人们为了招募而共聚一堂时也会传播病菌。10 月 12 日，威尔逊总统带领 2.5 万欢呼雀跃的纽约人走上"协约国大道"[25]，进行超大规模的"赤裸裸的爱国游行"[26]。同一周，2 100 名纽约人死于流感。[27]

　　9 月 19 日，美军"利维坦号"军舰从法国布列斯特返抵纽约。时任海军部副部长的富兰克林·德拉诺·罗斯福（Franklin Delano Roosevelt）正在船上，他在法国完成一次精疲力竭的调查任务后归国，但在途中患上了流感。埃利诺·罗斯福从海军部那儿得知丈夫得了双侧肺炎，人们在迎接他的时候带了一位医生，还准备了一辆救护车。据埃利诺说："布列斯特的流感疫情猖獗，罗斯福和他那伙人在雨中参加了一个葬礼。他们乘坐的那艘军舰宛如一家漂浮的医院，士兵和军官不断在归家途中死去，只能葬身大海。"[28]船上还有丹麦的阿克塞尔王子（Prince Axel）及其随从，他打算前往美国访问。"当他们察觉到"自己患了流感后，没有咨询任何医生，只是每人取了一夸脱威士忌到舱位里。不知道是威士忌的效力，还是因为自身的抵抗力，他们差不多都恢复了。[29]

罗斯福身体太虚弱了，人们只能在船靠岸后，用担架把他从船上抬下来。"一辆救护车把他送到了他妈妈家，4 名海军勤务兵把他扛到屋里。"[30]罗斯福花了整整一个月才康复。

"西班牙女郎"热情地向这位未来的美国总统张开怀抱，同时也没有忘记可怜的中国劳工，他们也是病着抵达纽约的。25 个华人水手患上了流感，他们被撤离出军舰，送往已被改造成急诊医院的市立公寓。让他们惊恐的是，戴着白色口罩、身穿白色大褂、完全不懂中文的人招呼了他们。人们试图去找现场翻译，但人一听说是西班牙流感患者便溜之大吉。华人水手们害怕被抢，不敢脱下身上的衣物，又害怕被毒害，不敢进食。他们成了文化隔阂的受害者，25 人中有 17 人死去。[31]

然而，官方的情绪始终高涨。到 1918 年 9 月末，《美国医学协会杂志》（*Journal of the American Medical Association*）宣称，西班牙流感虽然听起来不同寻常，但"没必要引起多大的重视，也不必惊慌，不过是流感新添了个名字"。这期杂志接着说，西班牙流感已经"差不多从协约国军队中消失了"[32]。

尽管官方这样宣称，但曼哈顿的贝尔维尤医院已经挤满了病人。人们在病床上、担架上、廊道里死去。在儿科病房，一张病床上挤了三个孩子。自从洗衣女工得知疫情，因害怕而从地下室逃走后，医院就再也没有干净的床单替换了。清洁、好习惯和纪律本是医院生活的基石，如今已消失不见。

111

疫情扩散期间，一个叫多萝西·戴明（Dorothy Deming）的实习护士回忆道："再也没有什么正规的'医生查房'了，别说主治医师，实习生也来不了。医生们都是来了就走，只在下命令和需要帮助时才叫护士来。我们经常会看到医生拖着疲惫的步伐，在午夜过去许久后还来做最后的查房，然后才回家睡觉。"[33]

另一位护士则被她所见的日常景象与一般护理工作之间的巨大差异吓坏了：

> 传染病尚未到来时，死神似乎还带着点友善，只对老人和罹患绝症者下手，速度极快，下手狠准。如今，我们看到死神精力充沛，极其残忍，紧紧地抓住身强体健的妙龄少女。流感削弱了她们的抵抗力，让她们的肺里积满脓液，让她们的心脏不堪承受痛苦……在这种对生命的无谓浪费中什么都没有，只有悲恸与恐惧。
>
> 每天早晨在照顾完一个病人后，我和多萝西（这是另一个多萝西，多萝西·戴明的朋友）对完成安慰处于茫然状态中的病人、家属和孩子这一任务已经厌烦疲倦。一天清晨——这是一个美妙的早晨，街对面的灰色大楼上空漂浮着玫瑰色的云朵——在处理完一桩让人悲痛的死亡病例后，我知道自己一直往心里流的眼泪已经积满，必须找个出口。我往床单橱间跑，这是我们逃离现实的避难所，但多萝西已经跑到我前面，她似乎把心都要抽泣出来了。[34]

大家是在为打赢战争"尽一份力"，多萝西·戴明从这种说辞中得到了些许安慰，这在当时的确是主流的想法。对多萝西来说，在这种情形下做护理工作与在战火纷飞中打仗似乎一样有价值，

"我们和阿贡①的弟兄们同在"[35]。尽管有这般钢铁雄心，病房里传出的可怕呻吟仍让多萝西睡不着觉，她只能用黑丝袜制成一个眼罩戴着，再用药棉堵住耳朵。[36]

在位于曼哈顿华盛顿高地的哥伦比亚长老会医院，阿尔伯特·兰姆（Albert Lamb）医生意识到他正在应付的是一种前所未见的新型疾病，他这样形象地描述他收治的病人："他们蓝得像美洲越橘，而且吐血。"[37]相比于传统流感的一般性症状，现阶段西班牙流感带来的烙印平添了许多恐惧，包括：倾泻式流鼻血、爆炸式大出血、缺氧症和发绀。每一个医院隔间都呈现出一幅地狱景象。

尽管有这般恐怖的病症出现，纽约公共卫生专员罗伊尔·S.柯普兰仍拒绝实施诸如关闭学校和剧院这样的基础防疫措施，他宣称流感虽广泛传播但并不严重。"我把剧院保护得好好的，就好比我老婆把家里收拾得好好的，"[38]他这样告诉记者，"而且我担保绝对干净卫生。"[39]柯普兰接受这次采访的同一天，纽约有 354 人死于流感。[40]

"西班牙女郎"让纽约超过 600 个孩子成为孤儿。在这些孩子中，有一个来自布鲁克林的名叫迈克尔·文德（Michael Wind）的犹太小男孩。

> 当我妈妈得西班牙流感死掉后，我们都挤在一个房间里，6 个孩子，从 2 岁到 12 岁。爸爸坐在妈妈床边，脸埋在双手里，痛苦地抽泣。妈妈的朋友都来了，眼里满是震惊的眼泪。他们朝我爸爸吼叫，质问他为什么没早点叫他们，没早点告诉他们她病了。她昨天还好好的。为什么会变成这样？[41]

---

① 在阿贡森林战役中，美国远征军的死伤人数达到 11.7 万人。

迈克尔的爸爸和他的五个兄弟姊妹抱在一起痛哭，迈克尔发现自己已经无法理解正在发生的事情。"我看着妈妈，想不到已经失去了她。她看上去就像睡着了。"[42]

114　　第二天早晨，迈克尔和他两个弟弟被爸爸带去地铁站。爸爸给他们买了好多好时巧克力，迈克尔猜到事情不太妙。他猜对了。前方等着他们的是布鲁克林希伯来孤儿院。[43]

# 第九章　风暴之眼

死亡的幽灵拍打着翅膀，但没有哪里比在费城 上空的拍打得更猛烈。在 1918 年，坐拥 170 万人口的费城被认为是一个干净卫生的大城市，但生活于其中的移民群体其实穷困潦倒，美国历史最为久远的黑人贫民窟之一也位于这座城市。[1] 从历史来看，在费城，英年早逝是理所当然的。剧作家、时任《生活》（*Life*）杂志主编的杰克·芬彻尔（Jack Fincher）回忆道，他的叔叔便是在 1918 年 10 月死于西班牙流感的：

> 我叔叔的死，只不过是当时美国家庭在生活中不得不面对的致命传染病中的一个小小的、悲伤的部分，如今我们已无须面对这种情况。

当时的情况不一样。成人和孩子可以如此轻易地被多种疾病从这个世界带走，甚至是一些现在我们已经不再担心的疾病。比如我的祖母，死在（我叔叔）前头。她处理完了因肺结核而病逝的妹妹的葬礼，转身就因同样的疾病死去。她最小的儿子生下来就得了肺结核，死在了她前头。[2]

9 月 11 日，费城的海军船坞暴发了西班牙流感，而新泽西州的迪克斯营和马里兰州的米德营的暴发时间则分别是 15 日和 17 日。到了 9 月 18 日，费城卫生局签发了流感传染警告，开展了通告经咳嗽、擤鼻涕和吐痰传染疾病之危害性的运动。据《费城调查报》(*Philadelphia Inquirer*) 报道，有 600 名水手因流感入院，平民也有染病的。[3]9 月 21 日，尽管医生宣称流感不会在平民中大范围传播，卫生局还是将流感列入强制上报疾病。[4]当地海军军区总司令的医务助理 R. W. 普鲁默（R. W. Plummer）少校发布公告称，海军和市政官员们正通力合作，"将疫情控制在目前的范围内，我们一定做得到"[5]。医生们也十分乐观：在费城将流感列为强制上报疾病的同一天，费城菲普斯研究所主管保罗·A. 刘易斯（Paul A. Lewis）医生宣称他已经成功离析出流感嗜血杆菌，从而找到了西班牙流感的病因。据《费城调查报》称，这一发现"用知识武装了医学研究，有助于我们打赢这场与疾病的战争"[6]。结合其他地方针对西班牙流感起源所做的研究实验来看，刘易斯的结论单单针对的是当地的情况。盲目乐观带来了悲剧性后果。人们充满自信，认为西班牙流感的疫苗很快就会被研发出来，市政府甚至允许举办大规模游行。9 月 28 日，第四次自由公债大游行举行。游行伊始，有 20 万人参与，他们横穿了市内 23 个街区。

在游行者中，有合唱指挥家和演讲者，无论游行队伍走到哪里，他们都带领人群高唱爱国歌曲，慷慨激昂地劝说人们购买战争公债。因战争而守寡的女人被推到显要位置，被用来为游行打广告："这个女人为国家付出了一切，你可以付出什么？"飞机在空中划过，高射炮对着它们发射，但炮管被仔细调整过，炮弹会在离飞机很远的地方就爆炸。[7]

队伍中途停下好几次，恳求、劝说、迫使人们购买公债。为什么要购买债券？为什么要把"我亲爱的"送去法国？"你们把他们送去为震撼心灵的'原则之战'拼杀。他们必须待在战场，为这了不起的任务时刻准备着，直到战争结束。而只有你的支持，能让战争早点结束。"[8]

有两个人正从队伍中观看这场游行，一个是苏珊娜·特纳（Susanna Turner），另一个是科伦巴·沃尔兹（Columba Voltz）。17 岁的苏珊娜当时是威廉·潘恩高中的学生，她回忆道："我们深知这场战争的重要性、自由的重要性。我们游行、歌唱，为自由公债募集资金。"[9]至于科伦巴，当时只有 8 岁，在她的回忆中这场游行是"一场无与伦比的歌唱大会，有很多张山姆大叔的巨型海报在人群中穿梭"[10]。科伦巴和她的朋友凯瑟琳手挽着手放声高歌，为公债募集贡献了仅有的几美分。科伦巴回想道："我和凯瑟琳都很开心，觉得我们为备战贡献了自己的一份力量。"[11]

就在游行后的一天内，一场大规模西班牙流感疫情暴发。10 月1 日，新增 635 个新病例。医生们忙着处理疫情，甚至没工夫做记录，所以真实的病例数恐怕要比这高得多。卫生局的 A. A. 凯恩斯（A. A. Cairns）医生估测从 9 月 11 日到 9 月底，费城新增了 7.5 万新病例。[12]在霍格岛船坞，8％的船工缺勤，太多铆接队无法正常工作，导致 10 月 3 日这一天的铆接量就从 8.6 万跌到 1.1 万。[13] 这天晚上，费城所有的学校、教堂和剧院都被勒令关闭。同一天晚上，宾夕法尼亚州代理卫生专员 B. F. 洛伊尔（B. F. Royer）下令关闭所有的公共娱乐场所和沙龙，与此同时，布鲁总医官向全国重新下达了同样的命令。尽管许多城镇执行了此项命令，但这对于控制疾病传播并没起多大作用。

当疫症来袭时，小姑娘安娜·米拉尼（Anna Milani）住在北街的意大利移民社区里。"我记得那天天气温和，我们坐在外面的台阶上。大概到了黄昏，我们开始听到尖叫声。就在同一栋房子里，在那个刚死了个小女孩的家里，又有一个 18 个月大的婴儿死了。有人告诉我们，西班牙流感正在到处传染人。"[14]

到了周末，即 10 月 5 日，700 名费城市民死于流感和肺炎；第二周，2 600 人死去；到第三周，4 500 多人死了。医生们忙着在大街小巷看诊，根本来不及向当局报告死亡人数。估计有成千上万人患病，医院装满了病患，轿车、马车甚至手推车，全被用来运送病人。更糟的是，那些治疗病人的医护人员也病倒了。随着护士、护工和清洁工的减少，医院只能挣扎着经营下去。仅在费城医院，就有 40 名护士病倒。很快当局就开始恳请任何健康的、愿意工作的人自告奋勇来帮忙。在费城北部，苏珊娜·特纳自愿前去帮忙照料西班牙流感病人：

119
　　　　我当时 17 岁，想着自己可能会想成为一名护士。所以我就去找我们片区的牧师，问他我可以帮什么忙。他让我去找托马斯夫人（她是伊拉·托马斯的妻子，伊拉是费城运动家棒球队的捕手），她在医院一个偏房里制作口罩。托马斯夫人让我在病房外给口罩浸一浸消毒液，然后我戴上口罩走了进去。我帮

病人拿便盆，尽我所能帮助教会姊妹。病人们太虚弱了，看着
几乎像已经死了。[15]

　　我的身体时不时会变得僵硬，我便开始害怕，怀疑自己是
不是得了流感。但我幸存了下来。我只是做好每天的事，没有
考虑未来。[16]

　　在流感疫情中，基础的公共服务已经崩溃。共有 487 名警察未
能到岗工作，而儿童卫生局则挤满了数百个被遗弃的孩子。人们不
敢把孩子送去孤儿院，害怕那里的疫情更为猖獗，只好请邻居收
留。10 月 8 日，宾夕法尼亚贝尔电话公司的 850 名员工未能到岗，
贝尔只好在报纸上发布通告，声明公司已经无法处理"流感疫情和
战争通信需求中哪怕最基本的电话接线工作"[17]。第二天，卫生局和
施济机构授意贝尔电话公司有权拒绝为非必需通话服务，这家公司
也确实因此拒绝了一千多通电话。

　　护士们亲眼看到能让她们联想到黑死病的种种情景。她们身穿
显眼的白褂，戴着纱网口罩，身后跟着一大群绝望地乞求帮助或想
得到些许安慰的病人。一个护士可能早晨在照顾 15 个病人，到了晚
上就变成了 50 个。"有个护士发现在同一个病房里，丈夫病死了，
而他的妻子生下一对双胞胎。在死亡与新生之间，只隔了不到 24 小
时，而妻子没有任何东西可以吃，除了一个她正好伸手就能拿到的
苹果。"[18]

　　民政机构的防疫措施零零散散又没有章法[19]，反而是费城国防
委员会协调开展了对疫症的防控。此机构于 10 月 10 日在斯特劳布
里奇与克洛希尔百货商店开设了一处信息台，设有 24 小时电话求助
热线，并在当地报纸上刊登通知："流感患者们，如果你需要医生、
护士、救护车、汽车，或任何因患病而急需的服务，请拨打'菲尔

伯特 100'，电话通了以后，直接说：流感。"[20] 电话总机立马就拥塞了。贝尔电话公司将其电话线路翻了一番，甚至两番。到 10 月 7 日，整个电话系统还是崩溃了，因为 850 名电话接线员也患上了流感。[21]

　　在传染病的侵袭中，穷人永远是最脆弱的。生活在贫民窟的家庭，由于养家糊口的壮年父母们病死，剩下未马上感染的人只能挨饿，靠流动救济站挨家挨户施舍活下去。幸运的是，国防委员会有许多车子，参与第四次自由公债大游行的 400 辆汽车现在被征用来抗击流感疫情，10 月 10 日之后，15 辆救护车以及几十辆私家车，甚至出租车都被捐出来用以接送医生和护士看诊。

　　然而，医生、护士和辅助护工仍然短缺，大量工作无法完成。10 月 1 日流感暴发后没几天，退休的老医生们就被召回工作，而医学院的学生们顿时发现自己肩上已经扛着资深医师的职责了，每天工作 15 个小时。

　　慈善、宗教和政治组织均鼎力相助。由于学校关停，数百名教师自愿为抗疫献力；多尔蒂大主教（Archbishop Daugherty）从圣约瑟勋章队伍里调遣 200 名护士前往急诊医院；天主教的修女们在犹太医院里工作，接受科恩医生的指导，圣文森特·德·保罗协会为病患提供食物、衣物和护理，如有挖墓穴的必要，其成员也义不容辞。[22] 巡警慈善协会的数十名下班的警察则帮忙抬担架。[23] 疫情在费城南部更为严重，数百家小卖铺关门休业，将自己的货品捐献给了穷人和任何需要的人，一位消防员驾着一辆老式急救马车穿越大街小巷，提供协助和食物补给。[24]

　　"西班牙女郎"到访这座城市前，科伦巴·沃尔兹爱极了附近教堂传出的钟声。"那钟敲起来总是欢欣鼓舞、喜气洋洋。钟声悠扬，给我带来愉悦。"[25] 但当西班牙流感开始侵袭邻里时，一切都变了。科伦巴就住在一户殡葬人的街对面，她看着棺材逐渐在人行道上堆起。

悠扬的钟声不再响起。一整天，伴随着低沉悲哀的丧钟声，我不断看到棺材被抬进教堂，砰、砰、砰。教堂每次仅允许少量人进入，葬礼也只办几分钟，到为死者祝祷就结束。然后小棺材就被抬出去，新的又被抬进来。一整天，丧钟不停地敲：砰、砰、砰。整条街上，家家户户的门上都挂着一块绉布。我认识这些人家的每一个人，每家都有人过世了。我既害怕又绝望，以为世界就要这样完蛋了。[26]

122

费城的死亡率急速上升，10月的第二周已有 2 600 人病死，第三周则有 4 500 人死于流感和肺炎。可怕又吊诡的是，西班牙流感重创了殡葬行业。"慈善管理协会找了 25 个殡葬人才有一个愿意安葬穷人。"[27]尸体往往横躺家中数日。私人殡葬公司见有这么大的需求很高兴，其中一些坐地起价，甚至抬高到 600％的价格。[28]墓园也向死者家属收取 15 美元作为安葬费，在遭到抱怨后就直接让家属自己挖坑埋人。唐诺休一家自 1898 年起就开了一间小型殡葬公司，如今他们要雇保安来看顾棺材。当时还是个孩子的迈克尔·唐诺休（Michael Donohue）回忆道：

一般来说，偷盗棺材是难以想象的。这跟盗墓没什么区别。但在 1918 年 10 月，流感疫情改变了人们行事的想法，他们开始做一些僭越常规之事。人们太绝望了。他们认为自己没别的选择了，没有地方给他们安葬亲人了。他们本是良善之人，放在以前是绝不可能做出这种事的。他们是我们的邻居、朋友，对其中一些人来说，偷盗一副棺材是他们能为心爱之人做的唯一一件事了。[29]

123 　　费城仅有一处市立太平间，在伍德街 13 号，里面只有 36 个停尸位，一般是留给杀人案受害人或无名尸体的。到了 10 月第三周，市立太平间已经需要处理好几百具尸体了，走廊和每个房间里都堆满了，仅用带血渍的脏床单掩着。[30] 这些尸体既没做防腐处理，也没用冰保存，很快就发出令人作呕的恶臭。大门打开，以方便通风，站在门口就宛如看到地狱的景象。在最夸张的时候，太平间里的尸体数量是棺材数的 10 倍。[31]

　　10 月 10 日，太平间里堆着 500 具等着下葬的尸体，殡葬人、棺材制作工和掘墓人都无法完成如此多的工作量。为了处理这么多的死尸，当局在剑桥大街 20 号的冷藏库里紧急开辟了一间临时太平间。在疫情结束前，当局还会新开另外 5 间临时太平间。[32]

　　另一个难题是收尸：把尸体从第一急诊医院里运出来相对还算容易，从家或出租屋里收尸就非常费时间了；最夸张的一次，6 驾马车和 1 辆卡车开遍全城街巷，收了 221 具尸体，这些病人已经死了 1 至 4 天。[33]

　　　　仅一天费城就有 528 人死亡，天主教救济会主管约瑟夫·科里根（Joseph Corrigan）神父安排了 6 驾马车，开启了忧伤的行程。这 6 驾马车不分昼夜地穿街走巷，收取无人认领的尸体。教区志愿者和神学院学生接手了这可怕的工作，拿着铲子和铁锹，用煤油灯照亮前方的道路。[34]

124 　　小哈丽特·费雷尔（Harriet Ferrel）住在黑人贫民区。"人们都很慌张，受尽折磨，大哭大喊。卫生委员会发布公告，称必须把死者搬到屋外，以便让马车取走。但这真的太难了——要把自己深爱之人扔到街上，任由他们被卡车运走。"[35]

塞尔玛·艾普（Selma Epp）全家人的性命都受到西班牙流感威胁。

> 我的父母出门求救。他们在宾夕法尼亚医院门口排了几小时的队，但还是没能进去。他们只有回家想办法自救，服用蓖麻油和通便药。爷爷则喝酒。但都没用。家里每一个人，爸妈、婶婶们、我的弟弟丹尼尔，甚至街区的每户人家都病倒了。没药，没医生，也没人可以自救。我爷爷很虔诚，他是正统派犹太人，披上朝祷披肩就开始祷告，希望上帝能将病痛驱走。屋里的每个人都越来越虚弱。然后丹尼尔死了。婶婶看到马车经过附近街道，家里最强壮的人把丹尼尔的尸体抱到了街边，我们都太虚弱了，根本没力量抗议他这么做。马车里根本连棺材都没有，尸体就这样堆叠在一起。丹尼尔才两岁啊，只是个小孩子。他们把他的尸体放进马车，将他带走了。[36]

费城的50位防腐工很快就被大量的需求压垮，一位经验丰富的殡葬人，来自紫十字殡葬人协会的 H. S. 埃克尔斯（H. S. Eckels）先生差不多解决了这个问题。埃尔克斯先生请求费城市长联络战争部长紧急调来了10位军队防腐处理专家。[37]

另一个难题是棺材短缺，随着最便宜种类的棺材售罄，只留下了最贵的棺材，一些不良殡葬贩子还会火上浇油，标上更昂贵的价格。在费城，这一问题是由国防委员会解决的，其招募了多个当地木制品企业来制造更多的棺材。委员会还为这些企业制订了严格的指导标准，令它们只能为费城市民制作棺材，而且提升的价格不得超过原价 20%。[38]

由于掘墓人的短缺，市政当局从路政部门招来筑路工，从监狱

125

招来囚犯，充当掘墓人。当死亡人数多到单纯凭靠人力无法解决时，路政局借出一把蒸汽铲，工人们用它在公共墓园里挖出大型沟道，用以埋葬穷苦人和身份未明者的尸体，这些尸体被做了标记以防之后有人来认领并迁移到自家坟茔。在费城西部经营一所家庭殡仪馆的迈克尔·唐诺休回忆道：

> 墓园不遗余力地帮助大家，特别是费城主教区。在一些情况下，家属得自己挖墓穴，如果不自己挖，根本得不到。为了维持人性的底线，大主教区借来蒸汽铲，将圣十字墓园的 42 区挖空——后来此区域被人们称为"战壕"。挖"战壕"是墓园帮助人们迅速埋葬、妥善处理死者的方式。人们将死者排成行，一个挨着一个，祝祷也是一个接一个进行的。[39]

126　　唐诺休一家名下有一辆现代机动灵车，但它也应付不了如此陡增的死亡人数。"一切都处于惊慌混乱之中。我们埋葬了邻居、朋友、合作商、同教区的教友，最不缺的便是尸体。悲伤与心痛日复一日地袭来，连绵不绝。"[40]

西班牙流感罹难者的年纪之轻让迈克尔一家尤其震惊：

> 一般来说，殡葬人会看到四五十岁人的尸体，有些人还要年长一些，也有 90 来岁的。但在 1918 年秋天，死者都是年轻人：18 岁的，20 多岁的，30 多岁的，40 多岁的。这些人本不该匆匆结束性命。这些人要么是第一代移民，要么就是才从祖国爱尔兰、波兰或意大利迁移而来的。他们刚刚来到应许之地，准备开启一段新的人生，但当他们抵达时，就已经被摧毁了。[41]

　　唐诺休家自 1898 年起就开始记明细账。传染病侵袭费城后，流水明细反映出西班牙流感陡然带来的混乱与灾祸。

　　我们的明细账本都靠手写，1918 年记录的那几本是用流彩字体写的，这在那个年代很流行。1918 年前几个月，账目记录得还很详细。你可以读到死者姓甚名谁，死者父母的身份、孩子的身份。账本甚至会标注他居住过的地方、他的死因、瞻仰仪式和葬礼的举办地点、下葬地点。但如果你翻到 1918 年 10 月，明细便开始变得马马虎虎、不知所谓；记下的文字被划掉，在旁边空白处草草修改。记录的信息极为有限，甚至不是按时间顺序排列——几乎无法看明白发生了什么，只是一页页纸，上面写满了悲剧和骚乱。有时顾客会付钱，但有时他们根本拿不出钱。通常我们埋葬的是熟人，但有时候也有陌生人。条目可能就写着"一个女孩"，或是"一个波兰女子"，又或是"一个波兰男子和他的孩子"。定是某个人拜托我们好好处理这些逝者，这样做确实是得体的。我们有责任确保以正确、合乎道德和尊严的方式行事。在账本的底部，"女孩"这个名称下面写着，"这个女孩在战壕里下葬"。这个女孩被我们葬在了战壕里，我猜已经没有其他地方可以安葬她了。[42]

　　与此同时，科伦巴·沃尔兹的父母患了病在卧床休息。"我非常害怕，我当时只有 8 岁，根本不知道能做什么。亲戚们害怕被传染，根本不敢靠近我家。那可怕的丧钟整日都在敲响：砰、砰、砰。我甚至在睡梦里也能听到。"[43]

　　最终，一位邻居过来帮忙照料科伦巴病倒的父母。科伦巴试着帮忙，"我做了芥子药膏（将芥子敷膏放在敷料中，用来治疗肌肉

127

疼痛）敷在爸妈的胸口上，还跑腿买了柠檬回来"[44]。科伦巴继续朝窗户外看，教堂外面参加葬礼的人一拨接着一拨，人们进进出出，几无断绝。但是不久她的牙齿开始打颤，头开始疼，她觉得自己发烧了，晕晕乎乎的，只好躺到了床上：

128

> 我只能听到那些可怕的钟声：砰、砰、砰。我害怕极了，甚至都不敢移动。我躺得笔直，几乎不敢呼吸。一整天都能听到丧钟不断在敲。我确信自己马上要死了，也确信他们会把我装进一个小棺材里，扛着走进教堂，更确信那些丧钟是为我而鸣。[45]

小哈丽特·费雷尔也患病了，还有她的爸爸、哥哥、妹妹、婶婶、叔叔和表兄弟。哈丽特的妈妈不得不照顾所有人："我们的家庭医生弥尔顿·怀特过来看诊，他跟我妈妈说不必再给我喂东西吃，因为我活不下来了。他说就算我勉强活下来，也会变成盲人。"[46]

在北街，安娜·米拉尼同她的兄弟姊妹一起病倒了：

> 太痛苦了。我记得那种非常严重的头疼，浑身都痛，腿也痛，肚子也痛，胸口也痛。我们都病得相当厉害。爸爸让我们喝甘菊茶，妈妈则用面粉给我们做药膏。她买不起芥子药膏，只能把面粉加热，放在一块同样加热的布里，拿给我们敷在胸口上。[47]

这座"兄弟友爱之城"的日子不太好过，苏珊娜·特纳眼睁睁看着邻居们被西班牙流感拆得分崩离析。"邻居们不再彼此扶持，没人敢用生命冒险。人们变得自私，我们失去了仁爱精神，恐惧使人心凋零。"[48]

与此同时，安娜·米拉尼最爱的小弟弟，2 岁的哈利，病情不断恶化。邻居帮忙请来了一位医生上门看诊，医生诊断出他罹患双侧肺炎。

> 我几乎算是哈利的第二个妈妈了。哈利患病时，总是吵着要找我。尽管我也病了，但仍然陪在他身边。除了拥抱和安慰，我不知道还能做什么。哈利长着一双漂亮的大眼睛，但他的脸太消瘦了，眼睛好像鼓出来了一般。他当时十分痛苦，我们都很痛苦。[49]

129

在费城的另一头，费雷尔夫人决定忽略医生说的无须再给小女儿喂食的建议。"你知道的，母亲就是这样。当有人告诉一个母亲不用再给孩子喂食，没有哪个人会听的。母亲永远会为孩子做应做之事，不理会别人怎么说，我母亲就是这样对我的。"[50]

苏珊娜·特纳同其他护士一起在教区医院里工作，对她而言，传染病让她实现了自己作为一名护士的价值。当苏珊娜问起一位孕妇病人时，小信使弗朗西斯说她已经死了。"'她在哪儿?'我问道。弗朗西斯说:'在学校的里屋。'我们一起走到大厅，然后我说:'弗朗西斯，我好像在里屋那儿听到了声响。'我们走了进去，她果然还活着。护士们叫来救护车，她被带到医院并在那儿生下了孩子。"[51]

尽管安娜·米拉尼的妈妈让她赶紧去休息，她仍强忍着病痛照顾自己的小弟弟。

> 妈妈说我照顾哈利的时间太久了，应该去休息。当我躺下睡着时，哈利死了。妈妈过来叫醒我，她痛哭着，抱着我仍在

襁褓中的妹妹痛哭。她说哈利睁开眼，前后摇晃头，轻喊"娜妮娜"。娜妮娜是我的意大利名。哈利死时叫着我的名字。

130

因为没有防腐工，爸妈只能用冰块盖住哈利；没有棺材，只有涂成白色的大盒子。爸妈把哈利放进一个大盒子。妈妈想让他穿一身白——必须是白色的。所以她给哈利套上一身白套装，再把他放进盒子里。你会觉得他只是睡着了。我们都说了一些祷词，牧师也过来做了祝祷。我记得妈妈用一块白巾遮住哈利的脸，然后他们把盒子盖上。他们将哈利放进一辆小马车，只有我爸和我叔叔获得允许跟着去墓园。当他俩抵达墓园时，两个士兵正把哈利放进一个小墓穴里。[52]

# 第十章　裹尸布与木箱

在给美国东海岸地区带去灾难性冲击后，"西班
牙女郎"又回到了中西部，同时袭击了军队和平民。
由于缺乏足够的医护人员，人们拖延其步伐的努力
均付诸东流。大量医生和护士都随军出发，"世界上
所有组织性的机构体系也不足以弥补一个冰冷的事
实，那就是我们没有那么多护士来照顾患病的成年
男女和孩童，而这些病人在接下来的几周内会绝望
地寻求护士的帮助"[1]。

9月11日，流感袭击了芝加哥以北30英里（约
48.3千米）的伊利诺伊五大湖海军训练站，一周之内
有2600名水手病倒。一批护士被急召至五大湖区处
理疫情，乔西·梅布尔·布朗（Josie Mabel Brown）
就在其中。

乔西在美国参战几个月后才从护理学校毕业，这么快就被招募了。在这一时期，新近毕业、刚刚注册登记的护士是必须为军队服务的。"我不得不去，"[2] 乔西回忆道，"没有选择，当登记证回到我手上时，上面就写着，'你已加入海军。禁止离开圣路易斯，禁止更换居住地址，禁止更换电话号码'。"[3]

132　　乔西真正的征调经历极具戏剧性：

> 一天，我在影院看电影，突然银幕黑了。然后一行字出现在银幕上："乔西·M. 布朗小姐，请前往售票亭报到。"我走了出去，一个西部联合电报公司的小哥站在门口，手里拿着一份来自华盛顿特区医疗与外科管理局的电报。电报上面写着："你被征召了，有足够的钱抵达征召地吗？"以及"你最早能什么时候动身？"我回电道："我有钱，可以自己负担旅途费用。"大概 45 分钟后我就收到了回电。"请到伊利诺伊州的五大湖区。请严控旅途开销，餐费禁止超过 1.5 美元一顿，小费不得多于 50 美分。抵达后可以报销。"[4]

乔西登上一辆老式卧铺列车前往芝加哥。"火车正好经过我住的小镇，我可以看到自家窗户里的烛光，是妈妈放在那儿的。第二天一早我抵达目的地。有个人在我面前打开一张报纸，我正好看到上面写着'伊利诺伊州五大湖区有 6 000 人因患西班牙流感住院治疗'。我说：'哦，这正是我要去的地方。西班牙流感是什么？'"[5]

乔西很快便得到了答案。抵达五大湖海军训练站后，她用了午餐，吃的是烤猪肉配苹果酱，然后就直接初次去执勤了。乔西被自己亲眼所见的景象吓到了。

教习老师带我去了一间本有 42 张病床的病房。一个垂死的男人躺在床上，还有一个直接躺在地上。一个躺在担架上的男人等着躺床上的同伴死去。我们用一块裹尸布盖住了床上的男人，因为他没有呼吸了。我不知道他究竟死了没有，但我们还是用布盖住他，除了左脚的大拇指，什么都没露出来，他的左脚大拇指被系上了一个标签，上面写着他的军衔、近亲和家乡。救护车上有四个担架，这意味着我们可以送走四具尸体，同时迎来四个新病人。[6]

太平间堆满了尸体，几乎达到容量的最大限度，工作人员只好日夜赶工叠放尸体。"你不可避免地会看到一辆红色的卡车装满木匣驶往火车站，把尸体运回老家。"[7]

病人们几乎没有接受什么有效治疗。

我们没有时间治疗病人。没有量体温，甚至连测血压的时间都没有。我们只是给他们一小杯热威士忌棕榈酒，这是我们唯一有时间做的事了。病人们鼻血流得相当严重，有时直接可以喷到房间对面。你只能躲开，不然鼻血会喷你一身。[8]

有些人病得语无伦次，有些人肺部已经穿孔，他们的身体被空气胀满。如果你摸他的身体，可以感觉到里面都是气泡。你可以看到他们的手臂里全是气泡。[9]

更糟的还在后面。"由于肺部萎陷，空气充斥在他们的皮肤下层。当我们翻动尸体以将其包在裹尸布里时，尸体会发出爆破声——这种可怕的爆破声和你把牛奶淋在卜卜米①上发出的声响一样。"[10]

134

每日连续工作 16 个小时的乔西几乎只是救护车与太平间之间的搬运工。即便在睡梦中，乔西似乎也能听到卡车倒车进入太平间收集尸体的声响。至于死亡总人数，乔西根本就不知道有多少。"成百上千人死去。当时五大湖区有 17.3 万人，疫情最盛之时，6 000人患病住院。我猜根本就没人知道死了多少人，已经记不清了。"[11]

说回芝加哥，一个绰号"迪兹"的年轻男人谎报年龄，成为红十字会的一名救护车司机。年轻的迪兹不顾父亲的苦苦哀求，执意前往芝加哥南区的红十字会急救队训练中心，并迅速学会了怎么驾驶和修理轿车、卡车。许多健康的年轻男子在这波流感疫情中倒下了，迪兹正在此列，他父亲的担忧成了真。迪兹被遣送回家，由母亲照料，最终康复，而后成为世界上最成功的动画师，他的全名是沃尔特·迪士尼。[12]

整个国家成千上万的剧院关门，新近崭露头角的舞台表演团体马克斯兄弟（Marx Brothers）策划了一场表演。这场取名"街头灰姑娘"（*The Street Cinderella*）的演出获得了格斯·卡恩（Gus Kahn）和艾格伯特·范·阿尔斯特恩（Egbert Van Alstyne)② 的支持，但格劳乔·马克斯（Groucho Marx）对此番事业并不抱信心。格劳乔不负盛名，不久后他就这样评论自家兄弟奇柯（Chico）："（他）从廉价店里聘来 6 个舞蹈演员，给了她们每人 10 美元，实在是给多了。"[13]《街头灰姑娘》本可大获成功，但流感疫情来了。在当时流感防疫概念里有个很奇怪的要求："歌舞剧院的每场表演只准许坐满一半的席位——每个观众的左右两边都必须留下空位，这样观众

---

①    卜卜米，一种膨化谷物食品，用炉子膨化到恰到好处时，倒入牛奶会发出噼啪声。

②    两位均为好莱坞默片时代的知名电影配乐大师。

们就不会接触到彼此的呼吸。想要采取更进一步的措施，可以戴上医用口罩，但这样即便观众们被逗乐，发出的笑声也是沉闷的。"[14]
结果，《街头灰姑娘》"本可能打破演出票房纪录，却成了流感的又一个受害者，在密歇根的演出深陷差评和票房空置之中"[15]。

随着疫情愈加严重，这座风之城出现了与波士顿、纽约和费城相似的悲惨景象。1918 年 10 月 17 日很快就成了"黑色星期三"，因为 381 人在这天死去，1 200 人在这天病倒。整座城市的灵车都不够用，人们将无轨电车涂成黑色，用来收尸。当局绝望地想要遏制疫情进一步扩散，甚至连葬礼都禁止举办了。民政机构宣布：

> 无论市民死于何种疾病，或者任何其他死因，都不允许为死者举办公共葬礼。禁止为死者举办守灵、公共凭吊或任何类似活动。参与私人悼念仪式的亲戚朋友绝不可超过 10 人（不算上殡葬人）。殡葬人的助手、牧师和必需的灵车司机可参与任何葬礼。禁止将任何尸体送往各大小教堂举办葬礼。[16]

芝加哥卫生专员约翰·迪尔·罗伯特森（John Dill Robertson）医生命令警察："为了让在公共场合打喷嚏的人长记性，如有必要，可逮捕上千人！"也有值得欣慰的事情，芝加哥道德委员会的 J. P. 布拉辛翰（J. P. Brushingham）教士留意到整个 10 月芝加哥的犯罪率下降了 43%。不过对于精神失常者，就无计可施了。芝加哥居民彼得·马拉佐（Peter Marrazo）是个新近的移民，他认为自己全家人都被诅咒了，便将妻子和 4 个孩子都锁在公寓里，咆哮道："我要用自己的方法来治愈他们！"然后他割破了他们的喉咙。后来的调查显示他的妻儿都未感染西班牙流感。[17]

在北边的阿拉斯加州，州长小托马斯·里格斯（Thomas

Riggs，Jr）得知流感正在"外界"迅速传播，于是制订了严格的检疫隔离规定。严格限制人群进入阿拉斯加州领土，法警被安排在了港口、路口和河口检查，学校、教堂、剧院和游泳馆均被关闭。[18]在费尔班克斯①，检疫站由执行官守卫，市民须定期接受体检，通过检查的人须佩戴臂章。位于荒野之中的边境城镇沙克图利克则采用了更为传统的方法——守卫将获得每月 4 头鹿的报酬，而那些违反检疫规定的人将受到没收木柴的惩罚，受罚者须将木柴上交到社区，要"锯好，劈开，绑牢"[19]。

　　尽管有这许多的预防措施，西班牙流感还是突破了封锁线，沿着阿拉斯加的海岸线大肆传播，甚至深入内陆。整个州一半的白人人口患上流感，沃尔特·希尔兹教化机构（Education Walter Shields）的主管便在第一批病患之中；原住民则几乎遭受到毁灭性打击。[20]西班牙流感重创了州内的爱斯基摩人，300 人中有 176 人病死。[21]据北极探险家威尔哈默·斯蒂芬森（Vilhjalmur Stefansson）记载，爱斯基摩人得知西班牙流感的消息后十分惊恐，四处躲避，从一间小屋逃到另一间小屋，结果传播了疾病。有些人家，全家人都太虚弱了，甚至火都生不动了，全被活活冻死。还有一批阿拉斯加原住民因病被送进医院，他们认为自己被神审判，进入了死亡之所，于是上吊自尽了。斯蒂芬森本人在疫情中也遭受了丧友之痛，他的向导中有 5 人病死，其中包括极具传奇色彩的雪橇人"破风"（Split-the-Wind）。[22]

137　　里格斯州长急于控制疫情，命令阿拉斯加原住民们待在家中，避免任何公共集会，这一命令简直就是在打他们传统观念的脸。爱

---

　　① 费尔班克斯（Fairbanks），阿拉斯加州第二大城市，此州内陆地区最大的城市。

斯基摩人热情好客、慷慨大方，以群居为文化特色，离群索居是在要他们的命。他们还是宿命论者，对西班牙流感的态度与白人殖民者们截然不同。一位学校教师曾写道：

> 他们拒绝自救，干脆就坐在地板上等死。我为他们做了一切事情：提供木料和饮用水，劈引火木，刨木屑，砌火堆，做饭并拿给他们吃，甚至还当殡葬人和灵车马夫。很明显，原住民对死亡除了恐惧再无别的感情。我经常还需要从狗嘴里抢尸，因为狗已经开始吃尸体了。[23]

整个阿拉斯加，村庄一个接着一个被流感感染。许多阿拉斯加原住民病得太重无法狩猎，只能把自家雪橇犬宰了吃。在汉密尔顿，已经出现狗吃人的情况。

偏远的阿拉斯加原住民村庄与外界联系不多，西班牙流感疫情的急转直下似乎难以理解。从这点来看，至少在休战之前，阿拉斯加不能将疫情怪在士兵归国或大型社会集会头上。不幸的是，疫症广泛传播的原因与一项承诺万处皆可达的服务有关，那就是邮政服务。与美国邮政一样，"西班牙女郎"也是万处皆可达，甚至可以到达那些其他服务无法抵达的地方。

在美国国境以北，加拿大所记录的平民首例西班牙流感病例出现在 1918 年 9 月 8 日的维多利亚维尔。[24] 仅一月之内，这种病便掌控了从东海岸到西海岸的整个国家。到了 1918 年年底，已有 5 万加拿大人死于西班牙流感。[25]

1918 年 9 月 30 日，"西班牙女郎"抵达曼尼托巴省首府温尼伯，她搭乘一辆载有患病士兵的军队列车向西行进。抵达温尼伯的第四日，已有两名患病士兵死亡，另有一名铁道工人病死，这是温尼伯的第一宗平民死亡病例。民政当局希望流感疫情能够迅速平息，但到了 10 月 12 日，《曼尼托巴自由报》（*Manitoba Free Press*）告知读者，"昨日本市新报 12 个病例，温尼伯及周边郊区的所有学校、教堂、剧院、舞厅和其他公共场所均将从本日午夜开始无限期关闭，作为抵抗西班牙'流感'疫情的预防措施"[26]。

　　尽管市政长官们做出这般努力，西班牙流感还是在温尼伯及周郊肆虐，到 10 月 31 日，病例数已达到 2 162 例。和美国一样，由于缺乏医生和有经验的护士，医疗干预发挥不了多大效用。曼尼托巴省、萨斯克彻温省和阿尔伯塔省那些位于北美大草原上的小城镇则试图通过闭关锁镇来防疫，但这并没能阻挡"西班牙女郎"在加拿大长驱直入。1918 年 11 月 4 日，传染病抵达哈得孙湾贸易公司位于基韦廷挪威豪斯的偏远哨站，这个哨站依靠一支犬队从乌鸦湖运来邮政包裹，但彼时的包裹已经被严重污染。[27] 加拿大的这一地区本以严酷的环境闻名，即便最好的季节也是如此。当地居民努力维持着狩猎采集的生活方式，依靠猎获的动物和从树丛中采得的果实度日，像面粉、茶叶和糖这样的基本补给品则是用皮毛与哈得孙湾贸易公司的商店交换而来。他们本来食物储备就不足，而西班牙流感又是在严冬到来的，家家户户开始挨饿。在曼尼托巴省贝伦斯河长大的哈利·埃弗雷特（Harry Everett）对西班牙流感记忆犹新：

> 　　我的第一段回忆是在一张吊床上，好似荡秋千，看到整个房间全是床铺，站在我面前的一个女人从自己的衬衣里拿出一个小钱包，把它给了我爸爸。当时正处于西班牙流感疫情之中。我爸爸是唯一没有生病的人，好些天他都会轮流去不同的宅子看里面的人有没有短缺木料，看火是不是还生着，并取走屋里的尸体……人们说如果死了的病人在暖和屋子里放太久，

139

然后一下子拿到外面寒冷的环境里，会迅速腐烂。[28]

许多刚刚康复的病人为了尽快给家人找到食物，早早地从床上起来，由此患上继发性肺炎。他们的身体本就因肺结核而受损——肺结核是当时加拿大当地人中猖獗的疾病——患上流感并发症继发性肺炎更是雪上加霜。

亨利·戈尔顿（Henry Gordon）教士描述了西班牙流感侵袭位于拉布拉多省卡特莱特的格伦菲尔米申①时的情景：

> 邮政船开走两天后，病魔像龙卷风一样席卷了这个地方。晚饭过后，我去住宅区巡查，却被自己所见的景象吓呆了。整家人瘫倒在厨房地板上，跟死了一样，既不能自己进食，也不能生火……我认为整个住宅区只有 4 个人还算健康……人们开始怨恨政府的无情，认为是政府用邮政船送来了这场疫症，任凭我等在疫海里浮沉，人们除了恨似乎什么都不想了。穷苦人家的无助是最令人心疼的……太让人不安了，四处都有哭声，遍地都是孩子的尸体。[29]

北境寒冬的冻土难以挖掘，自然很难埋葬西班牙流感罹难者的尸体，当地人想了些巧妙的法子避免尸体被饿狗侵扰。一些尸体被用棉被裹住，放在屋顶上，这让当地呈现出一幅到处都是裹尸布的诡异景象，直到来年春天这些尸体才能下葬。[30]在挪威豪斯，尸体被像柴火一样码成一叠，置于木屋之中，直到可以埋葬为止。一位目

140

---

① 19世纪末 20 世纪初，英国传教士威尔弗雷德·格伦菲尔（Wilfred Grenfell）在北纽芬兰和拉布拉多地区创建了一项旨在促进当地医疗、教育、工农业发展的项目，称格伦菲尔米申（Grenfell Mission）。

击者这样回忆道：

> 死的人太多了，你懂吗，不可能全部埋掉……人们把尸体
> 收在一起，放在一个大木箱里。他们就这样把尸体扔在箱子
> 里，我不清楚箱子里有多少尸体。他们用一个大型起重机把尸
> 体聚集在一起，里面有好多成人和小孩……要把这么多人埋
> 掉，他们非常难过、不舍。有些尸体就这样被放在木屋里等待
> 下葬，但他们没那么多废弃家具可以用来制作棺材，于是就把
> 尸体用裹尸布包起来直接埋掉。[31]

挪威豪斯的格伦菲尔米申教区记事簿显示，在 1918 至 1919 年
疫情期间，每 1 000 人中约有 183 人死亡，是前后各 20 年该地死亡
率的 7 倍之多；约有五分之一超过 20 岁的成年人口在这场疫症中死
亡。[32]克里族长者纳撒尼尔·魁斯克卡波（Nathaniel Queskekapow）
相当了解这次疫情，尽管他在当时根本还没出生，他了解的信息是
从上一辈人那里流传下来的。纳撒尼尔 2002 年左右接受过一次研究
者的采访，当年他 72 岁，他说："南边的疫情特别严重，在路上走
着的人几乎毫无预兆地就倒下了，好像被枪击了一样。甚至那些只
有十来岁的孩子，也是倒地就死。就这么容易。他们不用……你不
用麻烦任何人，就这样直接死掉。"[33]

与此同时，在美国，"西班牙女郎"向西前进，所到之处尸横
遍野。在 1918 年 2 月经历过早一波感染潮的福斯顿营，如今在 10
月又迎来流感的第二波屠杀，第 29 野战炮兵连被这一波疫情彻底摧
毁，到了当月底，1.4 万人患病，861 人死亡。[34]

这一次，伊丽莎白·哈丁中尉已经是一个处理过 "800 个病例，
包括腮腺炎、囊虫病、天花、白喉以及每一种能想到的传染病"[35] 的

141

富有经验的资深护士了。当哈丁于 1918 年 10 月离开莱利堡、前往总医官办公室任职时，流感的第二波感染潮刚刚抵达。

> 我离开的那天，福斯顿营有超过 5 000 个病人。营房都被用来容纳病患了。好些护士病死了，我不确定具体有多少，至少是 16 个。那些一直在莱利堡执勤的护士身体都还好，但紧急征调的新到护士则因病倒下了，她们一抵达便患了病。[36]

查尔斯·L. 庄士敦（Charles L. Johnston）中士在营地的医务室里写信给家里的妻子，信中生动地描述了福斯顿营的情形。

> 现在是凌晨 3 点，可怜的大男孩们都睡着了。我确定有些护士还在工作，相信我。我已经轮了三天晚班了，从晚上 7 点到早上 7 点，白天则在驱赶飞蝇的努力中尝试入睡。以前在家时我以为不怎么睡觉也能很有精力，但其实真不是这样……整个营地有 6 000 到 7 000 个病人。我从前不知道病人会如此急不可耐地等待医护人员。喂过药片、水或任何东西之后，这些小小鸟还是一直追着你，急赶着你。[37]

庄士敦中士若不是在被病人穷追不舍，便是在忙着为他们盖好被子，因为病人总是在夜晚发高烧时将被子踢开，他还"用海绵给他们擦拭身体以降温。我们每个医护人员都要照顾大约 20 个病人，所以你瞧，我们太忙了"[38]。

在伊利诺伊州的林肯市，10 岁的威廉·马克斯韦尔（William Maxwell）正在享受自己愉快安宁的童年。长大后威廉成了知名作家以及《纽约客》（New Yorker）杂志小说版面编辑，他出版了一本关于自己童年时期西班牙流感疫情经历的回忆录。美国参战之时，威廉的妈妈马克斯韦尔夫人自愿为国效力，他记得妈妈穿着白色的衣服，头上裹着一条茶巾，上面印着一个红十字，仿若卷起的绷带。这的确是效力的一种方式，但在当时的人看来，战争还远未结束，西班牙流感疫情也是。"我们听到一些故事，很多故事。我们听说了波士顿发生的事，但人们拒绝相信一个人早上还健康，晚上就立马死掉这种事情。"[39]

后来马克斯韦尔夫人怀孕了，家人认为她可以去位于布卢明顿的大型城市医院待产，离家仅 40 多千米远。威廉和弟弟被适时送往叔叔婶婶家留住，叔叔婶婶是自律又虔信的人，住在一间很大的阴暗宅子里。"我的叔叔和婶婶是心胸狭窄的人……我同弟弟在他们家里住得很不开心。整所宅子最阴森的地方就是客厅了，因为那里放着一幅很大的带框照片，照片上是躺在棺材里的祖父。"[40]

就在入住叔叔婶婶家的那天，威廉病了。这个瘦瘦小小的男孩平时胃口极好，但那天他连婶婶摆在他面前的大火鸡都不想碰。婶婶摸了摸威廉的额头，然后把他带到了二楼，让他睡在叔叔办公室里，这个昏暗的房间小到只装得下一张桌子和一个文件柜。从这时起，威廉开始失去了对时间的感知，他睡啊睡，只有在吃药的时候才醒过来。"我记得白天和晚上有时会被叫醒。如果是在晚上，婶婶会穿一身睡袍，头发织成麻花辫垂到背部，拿一片药和一杯水给我。白天的话，就是叔叔进来。"[41]

不知是不是精神错乱，威廉仍可以听到屋里发生的一切，他的房间位于楼梯的最顶端，因此他还能听到电话声。威廉得知妈妈仍在布卢明顿的医院里休养，她已经生下了宝宝。"一天我无意中听到婶婶说了一句可怕的话，她说，'她所面对的情况正如我们所料'。这句话我只在马上就要发生糟糕事情的情况下听到过。"[42]

在婴儿出生三天后，威廉的爸爸打电话来了。

　　我从房间里听到电话交谈的声音。我听到她说，"不行，不行，威尔"。然后是，"如果一定要这样的话"。她走到我的房间，把我抱到了祖母的房间里。我坐在祖母的腿上。婶婶接着把我弟弟也带了进来。婶婶试图告诉我们发生了什么事，但她不禁流下眼泪，所以她不必说了。我清楚最可怕的事情已经发生。我的妈妈伟大极了，她离开的那天天地万物都失去了原本的光泽。[43]

144

# 第十一章　"西班牙女郎"到华盛顿①

　　10 月 2 日，华盛顿特区市政专员路易斯·布朗洛（Louis Brownlow）接到消息称有 40 个罹患"流行性感冒"的病人被送进了同一家医院，他立马采取行动。布朗洛知道一天之前波士顿有 202 人死于流感，他十分希望华盛顿能避免出现相似的疫情。布朗洛专员让整个特区歇业了，他关闭了学校、剧院、公共游泳池和酒吧。在清空的学校里建起了医疗中心，而在 F 大街的一间商店里建起了急诊医院，由流行病学家詹姆斯·P. 利克（James P. Leake）医生监管。¹富裕的华盛顿不乏资源，福特 T 型车和

---

　　① 本章名戏仿好莱坞经典电影《史密斯先生到华盛顿》（*Mr. Smith Goes to Washington*）。

专人驾驶的豪华轿车都被用来充作救护车。布朗洛和他手下的两位专员已经患病,但仍要对整座城市负责。正如美国治疗学会(American Therapeutic Society)的诺博・P. 巴恩斯(Noble P. Barnes)医生公开宣称的:"一直打喷嚏和咳嗽的人须被视为社区威胁来对待,适当地罚款、监禁、强制佩戴口罩,直到他们受到教育,明白打喷嚏'长命百岁'和'健康长久'是胡说八道为止。"[2]红十字会向公众分配了纱布口罩,并且广而告之:

遵纪守法
佩戴口罩
管住嘴巴
远离病爪[3]

但"西班牙女郎"可不会被轻易打败,病患人数一下子就升到1万人以上。数百名警察和推车师傅病倒了。许多消防员患了病,首都消防部门担心"一旦发生火灾,整座城市全会被烧毁"[4]。联邦政府已经瘫痪,法庭也进入休庭期。赫伯特・胡佛(Herbert Hoover)主管的食品管理局有一半员工患病。国会大厦关闭了公共厅,国务院的公务员们则每天有 20 分钟的"放风"时间,他们被带到室外并在指导下做深呼吸。一位名叫 W. E. 特尔顿(W. E. Turton)的文员在人口统计局研究华盛顿的死亡率数据,不久后昏倒死亡。[5]《华盛顿晚星报》(*Washington Evening Star*)甚至开设了一个名为"死于流感的名门贵胄"的连载栏目。

有这么一个名人,他不仅拒绝患流感而死,甚至拿患上流感这件事来开玩笑,他就是幽默作家詹姆斯・瑟伯(James Thurber)。1918 年 10 月 15 日,瑟伯回信给一位关心他的朋友,他用自己典型的玩世不恭态度描述了华盛顿人的心态："在这里，你只能看到护士和医师，只能听到咒骂和更糟的话。'流感！患上这病是件多么英勇的事。'因流感而死，倒是英勇又充满诗意的了……我还不如去得婢膝病①呢。"⁶瑟伯认为自己仍保持着"生机勃勃"的状态，对所有类型的流感都保持正确的心理态度。"涌入的恩扎鸟儿②须得选一把锋利的宝剑、做个干练的抉择才能感染我，我现在身体可是好得不行。"⁷

147　　埃利诺·罗斯福与丈夫和家人一道回到华盛顿，亲眼见到了恐怖的景象：

　　　　当时流感已经在全国多个地区肆虐，我们一抵达华盛顿，就受到了流感的猛烈攻击。这座城市本就极度拥挤，公寓不断扩建以容纳大量的办公人员。政府一直新建部门，全城的女孩们三三两两地挤在一个房间里，流感来袭时，自然没有足够的医院能容纳这么多病人。红十字会在每一座可用的建筑里组织搭建了临时医院，像我们这样稍富裕的家庭被要求给这些临时医院提供食物，因为它们的空间过于狭小，不可能搭设厨房。

　　　　在我察觉以前，我的丈夫和 5 个孩子，还有 3 个仆从就因流感病倒了。我们成功从纽约请来一位有经验的护士……这位护士主要照料罹患双侧肺炎的艾略特（当时只有 8 岁）。我丈夫则被搬到我隔壁的小房间，约翰小宝宝患上了支气管肺炎，只能睡在我的房间里。对我而言，黑夜与白昼已没有区别。哈丁医生也尽全力工作，争分夺秒，每日上门一到两次，照顾我家

---

①　婢膝病，又称膝盖髌前囊肿。
②　恩扎鸟儿的典故可见第八章开头的小调。

所有病人。他说我们一家算幸运的，还有力气行走，他见过有些人家没一个人能站得起来。[8]

埃利诺除了要担心自己的家人，还尝试找机会为华盛顿做些善事："孩子们都睡着后，我会自己开车去自己注册过的红十字会，带去补给品，并试图给睡在一长排病床上的可怜女孩们打打气。"[9]

148

6 岁的比尔·萨尔多（Bill Sardo）的父母经营一家小型家庭殡仪馆，此时已被尸体填满。小棺材就这样放在客厅、餐厅和走道里。连小比尔都要到地下停尸房参与棺材制作。"我一直很害怕，走过一排一排的棺材，看到我认识的人的名字。有些家庭全家人都死了。死尸无处不在。"[10]

布朗洛专员对疫情的严厉管控救了许多人的性命。他与公共卫生服务流行病学家、疟疾防治专家 H. S. 穆斯塔德（H. S. Mustard）合作，宣称华盛顿是"卫生地区"，并将整座城市划分成 4 个独立区域。政府颁布新法令，将知情不报地传播流感定性为犯罪，在患病情况下外出也算犯罪。有这两种行为者最低处以 50 美元罚款。

尽管实施了这些措施，华盛顿的医院仍被病患湮没。在乔治·华盛顿大学附属医院，每个护士都患病倒下了。在加菲尔德医院和利克的急诊医院，医护人员都工作到体力透支，病人们疯狂地挤进医院过道。"唯一能腾出地方给病人的方法，就是让殡葬人在里屋等着，一旦有人病死就马上把尸体抬出去。活人从一个门进，死人从另一个门出。"[11]

在华盛顿附近的汉弗莱斯营，5 000 人患上流感，首席医疗官查尔斯·E. 多尔（Charles E. Doerr）中校病死了。尽管如此，布朗洛仍坚持从汉弗莱斯营急调 50 名士兵到华盛顿挖墓沟。之所以要挖墓沟，是因为棺材已经十分稀缺，无论是花钱还是靠关系都难以获

149 得，贪婪的殡葬人仍然在抬高价格。一位华盛顿官员评价道："在这艰难时事中还以高价倒卖棺材，已不是简单地以他人痛苦为乐了，而是不爱国到了极点，已属叛国。"[12] 布朗洛用实际行动证明自己也不过是个窃贼。当布朗洛听说有两货车的棺材在运往匹兹堡的路上，正停在波托马克货场，他立马下令劫持了这批货物，命令司机将货车开往中央高中的操场，棺材运到后由警卫把守。

一天下午，正在照顾罹患流感的妻子的布朗洛专员接到一个电话，电话另一头是一个正在抽泣的女人，她说自己与其他 3 个女孩共住一个房间，有两个已经死了，另一个也不行了。她是唯一幸存下来的。布朗洛叫来警察，让他们去女人那儿查看。数小时后，一位警佐打电话过来告知布朗洛："发现 4 具女孩的尸体。"[13]

在华盛顿的另一个区域，一位志愿者护士敲了敲一户人家的门，门里传出一声刺耳的回复："请进。"她走进房间，令她惊恐万分的是，屋里仅有的活物是一只宠物鹦鹉。[14]

国会也没能逃过流感的魔爪。10 月 14 日，40 岁的雅各布·米克尔（Jacob Meeker）议员被送到犹太医院，因为他在一家酒店"突发"流感。米克尔刚与自己秘书结婚，举办了一次小型的私人婚礼，新郎、新娘、证婚人和参礼者们都戴着口罩，米克尔 7 个小时后就死了。[15]

当路易斯·布朗洛专员和穆斯塔德医生都患上流感时，另一边的小比尔·萨尔多正被父亲叫去起居室帮忙布置葬礼。整个房子里满是棺材。

150 当悲伤的死者亲眷前来瞻仰他们所爱之人时，爸爸跟我说："去二楼，在起居室的第三排或客厅的第四排你就能找到那具尸体。带这些人过去吧。"然后我就带着他们穿过房间，经过其他人的尸体，去他们所爱之人那儿。[16]

多年以后，当比尔·萨尔多回想 1918 年 10 月的这些事情时，仍然会害怕得打颤。

> 从早上起床开始，到晚上入睡前，我一直感到害怕。我们都戴着纱制口罩。我们惧怕互相亲吻、聚集用餐，惧怕一切形式的接触。我们已经没了家庭生活、学校生活、教会生活、社区生活。恐惧将人们撕扯开来。[17]

在北卡罗来纳，关于疫情的消息传播得更慢。7 岁的丹·通科尔（Dan Tonkel）在他父亲经营的服装店的衣料部打杂。让丹震惊的是，他发现一宿之间农民的集市和当地的电影院已经关门了，学校也已经停课。起初，停课让丹兴奋了一阵，但随后父亲就强迫他去店里帮忙，父亲很需要他的帮助，因为店里所有的员工都病倒了。

> 从那时起，我就跟着他工作了。我们不得不把商店二楼整个关掉，那里是女装区和大型女帽部，这的确是一个重大决定。真的是没什么生意了。
>
> 后来爸爸告诉我，他的 8 个雇员中有 3 个已经死了。他说："丽雅小姐回不来了。"我问："为什么？"他说："因为丽雅死了。"丽雅小姐是第一个过世的员工。
>
> 我当时年龄已经足够大，明白死亡是什么。我突然意识到发生了什么，许多深爱我们的人、我们的朋友正在死去。[18]

这样的经历让丹不再相信专业的医疗救助。似乎在这样的情形下，医生也做不了什么，更别提阻挡"西班牙女郎"持续不断地画下死亡轨迹。"医学领域不知道该怎么处理这种疾病。医生们没有任何药物或疫苗可用。既然医生们的黑色小公文包里没有包治百病的妙方，那他们就真的帮不上什么忙。"[19]

但医生们确实在努力。民间的专业人士大多已是暮年，或是退休后硬被拉回来的，他们奋力抗争，拯救病人的性命。在北卡罗来纳的阿什维尔，未来成为小说家的托马斯·沃尔夫目睹了当地医生奋力拯救他哥哥性命的过程，整个社区群策群力，拯救自己的成员。

托马斯·沃尔夫的《天使，望故乡》[①] 包含了现代文学作品中对西班牙流感最直截了当的描述，这段描述正是以沃尔夫的哥哥本杰明·哈里森·沃尔夫（Benjamin Harrison Wolfe）的经历为依据的，本杰明当时仅 25 岁。沃尔夫的语言以夸张而荒诞的南方哥特式风格给读者留下深刻印象，西班牙流感也是如此。

沃尔夫笔下的主人公尤金·甘德（Eugene Gant）的原型几乎毫不遮掩就是作者本人，甘德逃离了令人窒息的小镇生活，皆因收到了母亲的一封信，信中说西班牙流感已经来到了他的家乡。"每个人都得了病，你永远不知道谁是下一个，"母亲这样写道，"似乎强壮的人最先倒下。卫理公会牧师汉比先生上周死了。他正值壮年，本来十分健康，直到肺炎潜了进来。"[20]

接下来几周，尤金没有收到来自家乡的任何消息，直到一个下雨的晚上，他被急召回家，因为他的哥哥阿宾患上双侧肺炎，已经病得很重了。回到老家那栋阴冷的小镇公寓，尤金目睹了可怕的景象，阿宾正竭尽全力试图呼吸，如同一个博物学家收藏桌上的巨大

---

①　接下来出现的本小说人物名字均沿用乔志高译本，新星出版社 2013 年版；出现的引文由本书译者自译。

昆虫,"大家都看着他,他努力挣扎,试图拯救自己这副潦倒落魄的身子,这件事别人都替不了他。太可怕,太残忍了"[21]。

家人们提心吊胆地度过了这个晚上,在病房外来回踱步,阿宾的病情似乎有好转,但下午又急转直下,而且人工补氧也没成功。当护士想把氧气罩扣在阿宾脸上时,他"狂暴地反抗"[22]。

甘德一家准备好迎来结束,大家都希望阿宾能走得安详些。但最后一刻,阿宾回光返照,在他生命的最后一次涌动中,小说轻譬了阿宾这个角色,这个小镇反叛者。"阿宾长长地呼吸了一次,坚定而有力;他灰色的眼睛怒张……旋即死去,带着轻蔑和无惧走到死亡的阴影中去,和他活着时一样。"[23]

# 第十二章 "奈何不了流感"

"西班牙女郎"继续着她的全球恐惧之役,食品和药物制造商们则抓住了疫情这个潜在的商业机会。像奥克索牌浓缩牛肉和弥尔顿灭菌剂、杰伊斯消毒液和黑白狗威士忌这些受人敬重的专营品牌,也在靠江湖郎中和蛇油推销员打广告,它们都试图劝说绝望的公众购买自己的产品。除了非处方产品,惊恐中的老百姓还开始寻找民间方子,在自古流传的法子中寻找传统的安慰疗法,洋葱也好,臭阿魏(asafoetida,一种充满恶臭味的草药,历史上被用以治疗胸痛)也罢,还有鸦片。随着死亡率突然抬升,人们求生的欲望也愈加强烈,为了从可怕的死亡中拯救自己和心爱之人,任何事都值得一试。由于研发西班牙流感疫苗的尝试困难重重,医生们优先选择用其他方式来治疗病人，比如将病人暴露在恶劣环境中的"屋顶治疗法"，以及让英国公校学生服用高锰酸钾的实验。

从 1918 年初春无甚危害的第一波感染潮，到下半年几个月不断恶化、引来全球侧目的第二波感染潮，各种日报开始刊载越来越多与流感治疗相关的广告，医药公司也尽可能地利用读者的焦虑来吸金。从《泰晤士报》到《华盛顿邮报》，每一页都被连绵不绝的预防措施和非处方药广告占据。"流感！"一则广告带着赞扬福马明特保喉片的口气宣称，"在进入满是细菌的拥挤场所前，含上一片吧。"

另一则广告宣称"由于西班牙流感是普通流感的升级版"，作为预防措施，读者须比平常服用更大剂量的通便止痛奎宁。对于那些已被病魔缠身的人，希尔氏阿斯卡拉奎宁镇定剂能减轻疼痛，琼斯医生牌镇痛油也能达到同样效果，后者起初被神神叨叨地称为"海狸油"，据说能有效克制咳嗽、化痰。报纸广告还激起了对维克斯达姆膏的需求——这种药膏至今仍十分畅销——广告宣称药膏即将售罄：

**药剂师们请注意！！！ 由于近期流感猖獗**
**维克斯达姆膏已经告罄**

艾利油宣称"通过置于鼻下嗅闻就能有效预防西班牙流感"，但它其实是个山寨产品；另外，莉迪亚·E. 平康（Lydia E. Pinkham）著名的草药配方和哈尔的夏至草、焦油加蜂蜜配方，则是较为传统的治疗法子。

随着"西班牙女郎"带来的威胁越来越大，日常家居用品突然被人们赋予了魔力。《诺丁汉日报》貌似明智地告知读者，"在肉料短缺情况下，奥克索能有效补充人体所需肉制品"[1]；另有广告更详尽地宣称，奥克索"能强化人体免疫系统，以抵抗流感侵袭"。"一位医生"证实：

> 一天两到三次，一次一杯奥克索，能有效提高免疫力，抵
> 御疾病。它的提神和滋养成分能快速被血液吸收，免疫系统得
> 到强化，以此抵御疾病攻击。我们都知道强壮健康的人能避免
> 被感染，而营养不良的人则很可能患病，所以我们的目标必然
> 是维持体力。
>
> 　对目前的社区来说，像奥克索这样的浓缩液态牛肉比以往
> 更加重要，它能增进营养，保持免疫系统活力，由此建立强大
> 的抵抗力，防止流感细菌的侵袭。[2]

如果奥克索没货，报纸则会推荐霍利氏麦乳精，"病中或愈后"[3]
都能享用。

美国人还得知，在这段时间"多吃洋葱"是他们必须履行的爱
国义务，这是"抗'流感'爱国主义运动"的一部分。一张告示牌
上写道：

> 一辆洋葱车今日驶入
> 贴着红、白、蓝色标签
> 务必每日进食多个洋葱
> 众志成城抗击"流感"[4]

一位美国母亲将这个建议发挥到了极致，她给自己生病的女儿
喂食用洋葱做的糖浆，然后将她整个人从头到脚用洋葱盖住。幸运
的是，至少结果是好的，女孩康复了。[5]

尽管人们尚未弄清西班牙流感真正的感染机制，医生和非专业

人士还是清楚治疗的关键在于避免接触细菌和微生物。因此，彼时的报纸广告表达了一种难以遏制的对个人卫生和群体卫生的偏执关注。随着西班牙流感入侵英国中部地区，《诺丁汉日报》给每磅要价 9 便士的戈萨奇斯牌洁净药皂打了个广告，推荐语说"医生要求"大家清洗地板、浴缸、浴室和马桶。"既能消毒，又能清洁。一物多用。"报纸还提醒读者"不用弥尔顿灭菌剂的家庭是不安全的"（它是灭菌解决专家）。[6]在德比郡一所叫莱普顿的男子寄宿学校，校医用鼻烟在男孩子身上做实验，并将高锰酸钾倒进他们的喉咙里，这是一种无机化合物，常用作防腐剂，实验显然成功了：该校的感染率很低。[7]

　　治疗流感的传统医疗建议包括服用吗啡、阿托品、阿司匹林、马钱子碱、颠茄、氯仿、奎宁以及听上去难以置信的煤油，人们会把煤油滴在方糖上服用。民间方子随着这些药品一道兴盛起来。如果药店里的商品没能减轻症状，许多病人及其家属会试着使用更传统的治疗方法。南非有一个很流行的法子，把一大块樟脑放在一个包里，然后把包绑在病人脖子上。一个 8 岁的小姑娘以防万一，宣称自己把樟脑包挂在脖子上是"为了赶走德国人"[8]。这种方法广泛流传，半个多世纪后，南非一家养老院里一位曾熬过 1918 年大流感的老妪拒绝为抵御 1969 年香港大流感接种疫苗。她固执地说："不用给我打。我还留着樟脑包呢。"[9]

　　在北卡罗来纳州，小丹·通科尔在自己脖子上戴了一包臭阿魏，因为人们相信臭味浓缩物能保护他不受疾病侵扰。丹回忆道："真是快把我臭死了。[10]人们认为臭味能杀死细菌，所以都戴上臭阿魏包，闻起来就像腐烂的肉。[11]"在费城，有人用树皮和硫黄给哈丽特·费雷尔擦拭身体，还逼着她喝下药草茶，吃下滴了松节油或煤油的方糖。哈丽特也被要求戴上臭阿魏包，但她挺豁达："我们闻着臭死了，但随便吧，其他人闻着也一样臭。"[12] 罗伯特·格雷夫斯家的"威尔士吉卜赛"女佣有一种更不同寻常的预防措施，包括"将一只蜥蜴腿放在一个包里，绑在脖子上"[13]。这种方法似乎卓有成效，因为她是格雷夫斯府上唯一一个没患西班牙流感的人。在南非，还有一种治疗"不愈之病"的传统疗法，就是将新近杀死的动物尸体放在病人的胸膛上。[14]

传统方子的大获成功其实要归功于安慰剂效应，但我们不可能次次都跟进疗效。在犹他州的梅多镇，威廉·雷伊（William Reay）被任命为这个镇的卫生长官，他每天都骑马挨家挨户、一个农场接一个农场地检查居民情况，看有谁生病需要帮助。一天早上，雷伊在镇执法官乔治·布什内尔（George Bushnell）的陪伴下，骑马去一群帕万特印第安人的住处检查，他们是犹特部落的成员，在离城镇 6 英里（约 9.7 千米）处的大峡谷边缘安营扎寨。[15] 流感已经侵袭了这个营地，雷伊和布什内尔惊恐地发现印第安人正依照传统习俗围坐在死者周围，大声歌唱，希望死者升往"极乐猎场"。[16] 雷伊和布什内尔将尸体移至单独的帐篷内，他们将帐篷缝起来，直到尸体可以下葬才重新解开。然后他们开始关心起活人。

"印第安人在呻吟，'药，药，药'。但巫医本人也病了。雷伊和布什内尔询问酋长（酋长也病得很重，几乎无法说话）他们能否从梅多带些药过来。"[17]

梅多唯一的医生也感染上了流感，所以雷伊只好去拜访当地的"神婆"玛莎·亚当斯（Martha Adams）老妈妈，亚当斯给了他一些草药，包括苦薄荷，这种草药常被用来祛痰，一直以来都是传统的退烧药材。雷伊把苦薄荷带回家，用 5 加仑煮衣锅炖煮，还加了些配料，包括培根——人们相信在脖子上缠一片培根能治疗嗓子痛——以及其他可能有帮助的东西。"我们把这些东西煮熟，闻起来、尝起来都有一股药味儿，我们还放了许多蜂蜜，让它更适口些，"雷伊的儿子李（Lee）回忆道，"然后我们把它装瓶，还贴了个标签'流感药'。这当然不是真的药，但它能让病人好受些，因为他们会以为这就是药。"[18]

这些药被送往营地，小李在安全的距离外远远瞧着，印第安人饮下了药水，男人们开始挖坟。李和父亲没能知道这药到底有没有效果，因为帕万特印第安人一恢复体力，就马上拆掉帐篷迁走了。"他们很害怕，于是就这样走了，"李说道，"我不清楚他们去了哪儿。"[19]

其他的传统方子在南方腹地十分流行。在路易斯安那州，一家卫理公会医院的负责人推荐了一种用苦艾做的被子，将苦艾夹在被套里法兰绒各夹层之间，以热醋浸之，再覆于患者胸口上[20]。新奥尔良的一些居民则向巫毒教求助，用巫术对抗西班牙流感。他们使用的东西包括"从白鸡羽毛到左脚鞋子上的闪亮钻石等任何事物"[21]。其他的巫毒方子包括一天施咒三次，同时蘸醋在脸上和掌心搓揉，念道："酸醋啊酸醋——驱疾赶病吧。"[22]

对感冒和流感来说，威士忌永远是一个传统的好法子，流感疫情期间，美国的威士忌价格暴涨。在丹麦和加拿大，人们须通过医生开处方才能买到酒；在波兰，白兰地已被视为具有高度药用价值。在加拿大的新斯科舍，一个猛士认为迅速连饮14杯杜松子酒能治疗西班牙流感。[23]这种实验的结果无人知晓，因为就算病人康复，他肯定也全然忘记了这一治疗过程。

在英国，皇家内科医师协会声明，"酒精只会带来灾难"，但许多人忽略了这一结论。[24]伦敦萨伏伊酒店的酒吧招待调制了一种新鸡尾酒，用了威士忌和朗姆酒，并将之命名为"起死回生"[25]。来自剑桥郡威斯贝奇的士兵约翰·弗鲁尔（John Frewer）就把自己的康复归功于威士忌：

作为最后一根救命稻草，（医生）问妈妈我平常喝不喝威士
忌，因为如果我不适应这种烈酒，初饮便会刺激身体产生应激
反应，会让病情发生转折。那天晚上我灌下半杯威士忌，不出
几分钟，我的嘴巴和鼻孔便冒出黑血。从那时起，我逐渐康
复，虽然缓慢但卓有成效。[26]

160　　　在全球性的西班牙流感恐慌中，许多人相信空气都已经有毒
了。意大利席特尔诺的一个女人将她的房子整个密封起来，封得太
严实了，把自己闷死了。[27]犹他州梅多镇的李·雷伊也记得有户人家
把房子密封了。他们把钥匙孔塞住，把窗户堵严实，甚至把火炉的
点火口都封死了。[28]

　　罗伊·布林克利（Roy Brinkley）的父亲是弗吉尼亚州马克斯
梅多斯市的一名佃农，他认为在疫情期间，新鲜空气是致命的，便
把自己的妻子和 4 个孩子锁在一个房间里，并将房间密封。这一家
子围坐在烧木材的火炉旁边，一坐就是 7 天，直到火炉把房子点着。
他们全家人逃出屋子在菜园里躲避，直到这时布林克利还是深信新
鲜空气会要了他们的命。罗伊这一辈子一直都记得那天新鲜空气突
然涌入肺里的感觉，以及眼前出现的浴盆那么大的卷心菜。然而，
全家人到室外没几天，病就痊愈了。[29]

　　许多医生相信新鲜空气不仅不致命，反而对病人的康复至关重
要，能将病房里的污浊传染物赶跑。约克郡哈利法克斯的一名医生
用一根擀面杖敲碎了窗户，他报告称那些喘不过气的病人立马就开
始康复了。在加拿大的阿尔伯塔省，一名医生选择在帐篷里治疗病
人，这些病人全部痊愈。在意大利米兰的马焦雷医院，那些因为病
房紧缺而不得不在院子里接受治疗的病人反而比病房里的同伴好得
更快。[30]在伦敦，伦敦医院的莱昂纳德·希尔（Leonard Hill）医生

建议每个人都应该在室外睡觉，他认为冷空气能促进血液循环，让身体排出毒素。[31]

纽约的罗斯福医院采用了一种充满争议的疗法，医院将孩子们放在屋顶上，让他们尽可能多地呼吸新鲜空气，用屏风挡住风，随后再让他们抱着热水袋上床休息。[32]尽管一般民众认为这种疗法简直荒唐，但马萨诸塞州的 6 家医院有样学样了。在 1918 年 10 月初，波士顿的路易斯·克罗克（Louis Croke）医生在科里山上建立了一处治疗社区。病人在帐篷内接受治疗，靠包在报纸里的热砖块来取暖，医护人员把报纸当作填料来制作面罩。这个社区的成果似乎是喜人的：351 个病人中仅有 35 人病死。与波士顿各个医院里动辄一半病人死亡相比，确实不错了。[33]

一直在研究战壕热的威廉·拜厄姆（William Byam）医生被急召回英国，在伦敦汉普斯特德的一家医院里治疗流感病人。病房里挤满了病人，太平间的每一个隔间都堆满了尸体，因为已经没有多余的木料可以用来制作棺材了。许多病人是因肺炎过世的，尸体呈现特别明显的发绀性蓝紫色。这天，新送来的一个病人同样出现了"肺炎的可怕症状"以及发绀症状，医生们认为他也活不成了。据拜厄姆说，医护人员"从未见过呈'蓝色'的肺炎病人能够活下来的"[34]。另外，这个病人还是个酒鬼。拜厄姆劝说与这个男人分居的妻子过来探望，她十分不情愿，因为两人已经 20 年没有见面了，她当然也无意"让丈夫再将自己拥入怀中"[35]。拜厄姆不得不让病人的妻子相信丈夫已经跟死差不多了，她才愿意过来。

病人的妻子一到，便发现分居的丈夫肤色变成了深紫色，呼吸困难，脉搏微弱。为了给病人供氧，拜厄姆将两支空心针插入他胸部的皮肤，并将之连到巨大的氧气瓶上。那晚，值班护士睡着了，很可能是被病人的需求弄得筋疲力尽，也可能是她刚刚注射过的牙齿麻药的遗留药效作祟。无论是何原因，护士一定是睡着了，不小心向前滑到了氧气流量调节阀上，因为当她醒来时，发现氧气瓶完全空了。至于病人，

> 已经看起来像个完全膨胀的气球了。他的皮肤鼓鼓的，身体里全是氧气；甚至连眼皮都肿了，闭得紧紧的，用手指都掰不开。给他的身体任何一个部位施加压力都会产生一种爆裂的感觉，就好像用手指紧紧按压柠檬海绵布丁一样。护士并没有掩盖发生的事情，而是泪流满面地向主管这层楼的护士长汇报。[36]

针管造成的这种情形是空气外漏所导致的"皮下气肿"，在这个例子中，罪魁祸首则是皮下组织里的氧气。令人惊叹的是，病人熬了过来，而且没多久就出院了。拜厄姆得出结论，在强压之下输送氧气，能将氧气施放到病人的血液中。整个事件中最不满意的恐怕就是病人的分居妻子了，她完全不能接受丈夫活下来的事实，并且控诉拜厄姆欺骗了自己。

# 第十三章　"本地媳妇死了"

1918 年的旧金山只不过是个小城，人口 55 万，其中多是新近的移民，以意大利人和华人居多。9 月 21 日，"西班牙女郎"凶狠地从天而降，旧金山卫生局局长威廉·哈斯勒（William Hassler）医生快速反应，在耶巴布埃纳岛海军训练站以及湾区其他海军设施强制实行了检疫管制措施。

哈斯勒是当地众所周知、令人敬重的公共人物。1906 年旧金山大地震后，他在自家门廊上设立了出生与死亡登记处，他与鲁伯特·布鲁总医官一起引导旧金山安全度过了数次唐人街暴发的腺鼠疫。但面对这次疫症，哈斯勒踌躇不定。哈斯勒没有在城市中推行卫生防疫措施，反而怀疑西班牙流感究竟会不会抵达旧金山，他认为这座城市"理想的气候条件"是针对这种病的天然防护。[1]任何关于进一步的防疫措施或关闭学校、剧院的讨论都被推迟了。不仅如此，9 月 28 日，1 万民众参与了第四次自由公债大游行，游行队伍沿着市场大街行进，人们抬着一副敞开的棺材，里面躺着"德皇威廉"的尸体。游行活动还包括一个社团为 2.5 万民众高声演唱，以及默片明星玛丽·碧克馥（Mary Pickford）在伯利恒造船公司公共集会上向数千人发表演讲。[2]10 月 6 日，15 万人在金门公园集会，几天后，法国男高音吕西安·穆拉托雷（Lucien Muratore）站在《旧金山纪事报》（San Francisco Chronicle）办公大楼的台阶上向 5 万人高唱《星条旗永不落》（The Star-Spangled Banner）和《马赛曲》（La Marseillaise）。一辆救护车的鸣笛打断了国歌，人群分开以便让救护车通过。这是一个噩兆。一周后，旧金山被西班牙流感吞没。[3]

当疫情变得明显，哈斯勒开始有效调动民政资源。市民收到佩戴口罩的通知，城市也被分为几个区域，各尽所长。然而，哈斯勒还是被亲眼见到的景象吓到了。在唐人街，他看到病人在大街上苦受煎熬，他们不相信西药，也不愿接受官方救助。哈斯勒认为自己能做的只有建议富裕的旧金山市民尽可能帮助家中的亚洲仆从，让其远离唐人街的感染。

很快，整个旧金山就全副武装。牙科医学生担起了全职医生的职责；学校老师成了洗衣工；警车被用作救护车，警察则负责收尸。由于验尸官办公室的所有员工都去应对西班牙流感了，一位消防员被委任管理太平间。有旧金山市民游说罗尔夫市长（Mayor Rolph）从太平洋抽水来冲刷城市街道，维持街道干净。市长回复说："你们还是坐在外面看看月亮圆缺吧。"[4]

哈斯勒尤其强调口罩的使用价值，他宣称，"每一个市民在街上行走（或）现身任何一处公共场所时……都应该佩戴口罩或遮面物，除了进餐的时候"[5]。罗尔夫市长支持哈斯勒这一严苛的警告："谁忘了戴口罩，谁就会死。"[6]《旧金山纪事报》迅速站在了佩戴口罩运动这一边，向读者建议道："那些不戴口罩的人很可能被孤立、被怀疑，并被视为懒汉。他将和有钱却没购买自由公债的人一起受到亲朋好友嫌弃。"[7]

1918 年 10 月，口罩已经成了西班牙流感疫情中的持久象征，给这段时期拍摄的照片平添了一份超现实感。照片记录了各种日常事务中佩戴口罩的人们，从指挥交通的警官到办公室里的打字员，从玩耍的孩子到宠物，宛如一部老科幻片的剧照。

口罩以手术纱布制成，由一根带子绑在头上，起初只有医生和护士会佩戴。纱布口罩的实际作用微乎其微，因为病毒可以轻易地穿透这层薄薄的纱布。虽然一层薄纱布有可能吸收携带病毒的小水滴，但须做得更厚更复杂些，而且若想让口罩发挥作用，必须时时佩戴，无论室内室外，还须戴护目镜保护眼睛。

口罩虽然吸睛但全无作用，然而它还是红遍了全球。华盛顿特区的 H. S. 穆斯塔德医生表达了他的怀疑，他说口罩是"很荒谬的东西，没什么用处，但平民、陆军和海军都在佩戴"[8]。

尽管红十字会免费向市民提供了数千副口罩，制造商们还是迅速将收费口罩强加到了易受骗的公众身上。在纽约工作的内科医生伍兹·哈钦森（Woods Hutchinson）于 1918 年秋天来了次全国旅行，他支持人们佩戴口罩抵御流感传播的努力，在 10 月末接受报纸采访时，他告诉读者，事实证明口罩在东方非常有效，告诉赶时髦的妇女们这一点，她们就会主动佩戴口罩了，还有"妇女和儿童佩戴的雪纺面纱跟普通纱布口罩一样有用"[9]。随着纱布口罩的供货量降低，美国红十字会旧金山分会会长建议妇女们用亚麻来制作口罩。

据《旧金山纪事报》描述，城市居民既有戴标准手术纱布口罩的，也有戴各种材质的防毒罩的，从土耳其风格的穆斯林面纱到仅仅轻掩嘴鼻的雪纺面罩都有。[10]还有人在逛街、在市中心购物时，脸上戴着"形如扩大版宠物口鼻罩的可怕机器"[11]。

威廉·哈斯勒医生自己戴了一副构造复杂的口罩，《旧金山纪事报》用诙谐的口吻这样描述："这副口罩部分突出，有点像阿金库尔战役①时期法国骑士使用的头盔，但没有金属盔那般前突。而且，口罩外面还覆盖了一层纱布，弄得就有些像公众会用的一般口罩或园艺口罩了。"[12]彼时最流行的口罩种类排前三的是："阿金库尔式"，哈斯勒戴的就是这种；"意大利方饺式"，警察们最喜欢戴这种；还有面纱，在年轻女子中最为流行。[13]

大部分旧金山居民觉得戴好口罩就够了，特别是戴口罩表明大家"尽了一份力"，这种士气考量在战争时期尤为重要。尽管绝大多数旧金山居民遵守了佩戴口罩的执行令，但仅 10 月 27 日一天，警察就因没戴口罩或佩戴不规范而逮捕了 110 人。这些市民被以"扰乱秩序"的罪名控诉，大多数人缴付了 5 美元的罚款，这笔钱被送往红十字会。接下来几天，逮捕行动还在继续，大多数人被罚以小额罚款，但有些人被判入狱几日。警察局长告诉记者，如果过多居民因此种原因被捕入狱，监狱的牢房很快就会满了。随着被捕人数增多，市立监狱确实人满为患，连法官也须为审理完这些积压的案子而工作到很晚，甚至周六也要办公。[14]

对于一些人来说，戴口罩是一件麻烦事，在不被发现的情况下他们尽可能不戴口罩上街。其中一些不太走运，在片刻疏忽或以为无人注意时被抓。这种情况在仅途经旧金山的通勤者身上十分普

---

① 1415 年阿金库尔战役，英法百年战争中著名的英军以少胜多的战役，由英王亨利五世亲自督战。

遍，他们中很多被抓时口罩耷拉在下巴上，正在轮渡上享受早晨的一支烟。为保无一错漏，红十字会在轮渡终点站设立了口罩贩售点，专为那些没戴口罩的通勤者提供服务。[15]

被抓的大多数居民仅是因为忘记佩戴或戴得不是很规范，但其中一些人对于有人强迫自己在公共场合佩戴口罩怀恨在心。一位市中心的女律师辩称口罩执行令是"完全违宪的"，没有依照法律办事，所以每个逮捕未戴口罩市民的警察都应对自身行为负法律责任。

1918 年 10 月 28 日的《旧金山纪事报》记下了一次拒绝佩戴口罩行为引发的极端后果：

### 拒绝佩戴口罩
### 被警官击倒

今日早些时候，在市中心药店门口，卫生副长官 H. D. 米勒（H. D. Miller）开枪击倒了马蹄铁工詹姆斯·魏瑟（James Wisser），致其重伤，因魏瑟拒绝佩戴防流感口罩。路边行人闻枪声急忙寻找掩护。

警方称，起初魏瑟拒绝佩戴口罩时，米勒只是向空中开枪示警。魏瑟逐渐靠近米勒，在接下来的纠纷中，米勒朝其手臂和腿部各开一枪。魏瑟被送往中心急诊医院，并因未遵从米勒的命令遭到拘捕。[16]

佩戴口罩可以遮掩身份，这对罪犯简直是天赐良机。一天晚上，出租车司机 W. S. 提克纳（W. S. Tickner）先生载了 3 个戴口罩的男人，这些人拿枪抢劫了他，将他抛在路边，然后开走了车，由于劫匪佩戴口罩，身份无法识别。[17]

在重创了旧金山后，"西班牙女郎"被隔岸好莱坞的熠熠星光吸引，向海岸移去。年轻美丽的电影女演员默忒尔·冈萨雷斯（Myrtle Gonzalez）便是受害者。默忒尔表演经验丰富，主演过 78 部默片，凭借《谜湖魅影》（*The Girl of Lost Lake*）中的表现引得大众关注。默忒尔自从嫁给年轻军官艾伦·瓦特（Allen Watt）后便息影了，艾伦曾是环球影业的一名助理导演。两人婚后住在艾伦服役的华盛顿基地。尽管默忒尔是一个外向型姑娘，但对于军营生活来说，她似乎还是脆弱了些，在流感疫情暴发前她便已回到洛杉矶的父母家居住。1918 年 10 月 22 日，在父母家中的默忒尔死于西班牙流感，年仅 27 岁。[18]

另一位电影明星丽莲·吉许就幸运多了。丽莲是 10 月最后几天在参加完一次电影试装后于回家路上感染西班牙流感的。她当时参加的是格里菲斯①导演的《残花泪》（*Broken Blossoms*）的角色试装，这位 24 岁的演员在片中饰演备受拳击手父亲虐待的 12 岁小姑娘。尽管丽莲有钱雇用两名医生和两名护士来照顾自己，但她的身体状况仍然引得母亲极度担忧，母亲向家里发电报称：

> 她正在快速痊愈，由于照顾及时，她的烧从 104 华氏度（40 摄氏度）退到 102 华氏度（38.9 摄氏度）。如果恶化会另行通知。[19]

丽莲正好在庆祝休战日的钟声响起时病愈，据她自己说，患上流感的唯一缺点就是要穿那难看得要死的睡衣。她这样告诉自己的

---

① 大卫·格里菲斯（D. W. Griffith，1875—1948），好莱坞早期著名导演，代表作有《一个国家的诞生》《党同伐异》，是电影史上不得不说的人物。

粉丝："流感给我带来最要命的一点就是只能穿法兰绒睡袍，我穿了一整个冬天——太可怕了。"[20]

丽莲险些丧命的经历至少给她带来了一个优势。即便她 24 岁且个子很高，格里菲斯还是让她出演了 12 岁小姑娘那个角色。为此，格里菲斯将角色年龄调整至 15 岁，丽莲在患病期间清瘦了许多，影片开拍时，她看起来的确像个弱不禁风的小孩子。

与此同时，在太平洋沿岸往北很远的西雅图，麦卡锡夫妇正计划带着他们的 4 个小孩回到东部。6 岁的女儿玛丽①后来成为一位著名作家，并把这段旅程带来的灾难性后果写到了自己的回忆录《天主教童年拾遗》（*Memories of a Catholic Girlhood*）中。这一系列悲剧事件始于 1918 年 10 月末，《西雅图邮情报》（*Seattle Post-Intelligencer*）将这一悲伤时刻记录在案："麦卡锡夫妇携带 4 名年幼的孩子，于 10 月 30 日离开西雅图，前往明尼阿波利斯，并打算在那里定居。"[21]

1918 年 10 月 30 日从西雅图启程的这一大家子乘上了北太平洋铁路公司的北海岸特快列车，其中包括泰莎·麦卡锡（Tessa McCarthy）和罗伊·麦卡锡（Roy McCarthy），他们的孩子——6 岁的玛丽，4 岁的凯文（Kevin），3 岁的普雷斯顿（Preston）和 1 岁的谢里丹（Sheridan）。与他们同行的还有罗伊的哥哥和嫂子——新晋百万富翁哈利·麦卡锡（Harry McCathy）同他年轻可人的妻子祖拉（Zula）。哈利和祖拉是特意从明尼阿波利斯赶到西雅图帮助弟弟一家搬家的。泰莎和罗伊已经将自己位于第 22 大道的 934 号（如今是第 22 大道 E 号）的房子售出，搬迁前的几天，他们全家与哈利和祖拉一起住在西雅图最豪华的酒店新华盛顿酒店里。

170

———————————

　　①　玛丽·麦卡锡（Mary T. McCarthy，1912—1989），美国当代重要女作家，作品以政治、情感和道德问题为关注点，代表作有《她们》《她所结识的人》等。

罗伊·麦卡锡富有魅力却品行不端，他急于回明尼阿波利斯去拜访自己的另一个兄弟路易斯·麦卡锡（Louis McCarthy），路易斯正从航空业告假回家休息。麦卡锡一家人也急于让罗伊回明尼阿波利斯，希望以此遏制他挥金如土的本性以及不断问家里要钱的行为。当时的情形不能更糟了：西班牙流感已经在整个美国肆虐，罗伊身体又不好，而且带 4 个孩子坐长途火车旅行实在不是明智之举。玛丽·麦卡锡后来回忆，在出发的前一天晚上，他们所住的酒店套房内气氛明显很阴沉，祖拉婶婶和小婴儿谢里丹当时已经生病了。

171　　尽管有诸般疑虑，麦卡锡一家还是在 1918 年 10 月 30 日周三这天登上了火车。其他人都因为生病躺在卧铺隔间里，只有玛丽和父亲望着车窗外壮丽的落基山脉。罗伊用高山落石砸中火车的故事逗女儿，玛丽的牙齿开始打颤。起初，她以为是因为害怕，但其实这是她染上西班牙流感的症状。由于麦卡锡一行人都患了病，列车长威胁说要把他们在北达科他大草原上的一个小站放下。罗伊的回应是，朝列车长举起了枪。

在明尼阿波利斯等着这家人的是数张担架、一张轮椅、心急如焚的大小官员和玛丽的祖父母。他们被一个接一个从火车上抬下来。一周后，《西雅图邮情报》上出现了这样一个新闻标题：

### 本地媳妇死了

麦卡锡夫人于上周三病逝，其夫于第二天跟着病逝。两人的几个孩子正在康复中。普雷斯顿夫妇得知女儿的病情严重，上周三便从西雅图启程前往明尼阿波利斯探望，但麦卡锡夫人在他们抵达之前就死了。[22]

泰莎·麦卡锡当时年仅 29 岁，罗伊也才 39 岁。

"在流感疫情肆虐的关键几周里，医院再没有多余床位，人们戴着口罩出门，或者直接待在家里大门紧闭，对感染流感的闻风丧胆致使所有社会服务瘫痪，邻里之间全然成了敌对关系"[23]，在此期间，泰莎和罗伊的孩子由孩子的祖母收留照顾。

几周之后，孩子们"在一间缝纫室里清醒过来……要服用蓖麻油，要用直肠体温计量体温，护士们进出忙碌，病情很快好转"[24]。有人告诉孩子们爸爸妈妈住院了，又过了几周他们才知道父母过世的真相。玛丽的祖母将儿子儿媳的病逝归于某种社会失德，玛丽回忆道："我们的爸爸突然死于流感，让我们悲恸不已，妈妈也随他而去，这种背叛让我们既害怕又悲伤，虽然妈妈曾是一位能干的秘书，但现在这两人肆意潜逃到不负责任的来世天堂去了。"[25]

在科罗拉多州的丹佛市，凯瑟琳·安·波特是当地发行范围颇广的大型地区日报《落基山新闻报》（*Rocky Mountain News*）的一名记者。凯瑟琳当时 28 岁，刚刚离婚，每周仅靠 20 美元度日，每天只吃甜甜圈、喝咖啡，存下的钱用来买衣服。[26]她还是个老烟民，抽烟让她身材瘦削，能穿下自己中意的衣裳，但同时也摧毁了她的健康。[27]1918 年 10 月第一个星期，西班牙流感侵袭了丹佛，当时凯瑟琳住在约克大街 1510 号的一间出租房里。她染上流感后，房东太太威胁要把她扔出去，但医院已被挤得满满当当，她无处可去。凯瑟琳是幸运的，她的朋友们吁请她的医生（也是当地紧急事故委员会的头头）为凯瑟琳找到一张病床。[28]

即便如此，救助似乎也来晚了。凯瑟琳被送到县医院时，已经连续 9 天发高烧到 105 华氏度（40.6 摄氏度）。凯瑟琳的姐姐盖伊·波特·郝洛威（Gay Porter Holloway）冲到丹佛，并每天都给她们的另一位姐妹凯蒂（Kitty）打电话。两位姑娘都认为凯瑟琳随时可能过世，家人已经在筹备葬礼事宜，凯瑟琳在《落基山新闻报》的同事们则已经拟好了她的讣告。[29]在此期间，神志不清的凯瑟琳在生死边缘徘徊，她的意识时有时无，并出现了可怕的幻觉。

一个周日下午，医生们表示人事已尽，只能悉听天命，凯瑟琳被留在病房里等死。[30]盖伊给妹妹凯蒂打电话说自己正在为凯瑟琳筹备一场特别的弥撒，此时一群年轻的实习医生检查了凯瑟琳的身体并决定试验性地给她打一针马钱子碱，作为最后的尝试。凯瑟琳的体温出乎意外地降了下来，高兴坏了的盖伊再次给凯蒂打电话，说凯瑟琳活下来了。

康复并非朝夕之事。凯瑟琳之后在自己的作品《灰色马，灰色的骑手》中记录了这段经历，她记得"一阵钻心的疼痛穿透她的血管，如烈火焚烧，鼻孔中充满了腐败的恶臭味，那是腐肉与脓液令人作呕的气味"；"她张开双眼，看到惨白的阳光透过一件粗糙的白大褂照到她的脸上，她明白死亡的气息是从自己身上发出的，便挣扎着抬起头"。[31]

凯瑟琳的康复期持续了数月。她的头发变白，而后脱落（她在头上绑了一圈印花大围巾，直到头发再次长出来）；她第一次试图站起来时不慎从床上跌落，摔断了自己的胳膊；她的一只腿得了静脉炎（血液凝块造成的表层静脉血管发炎），医生说她可能无法再行走了。但凯瑟琳意志坚定，6 个月后她实现了患病后第一次行走。

174　　从西班牙流感中幸存下来的经历对凯瑟琳影响颇深。在余生的岁月，她都把这次磨难视作顿悟的机会，时刻提醒自己应该追寻自己的命运，出于某些原因她得以逃脱这次天惩：

> 这件事是我生命的分水岭，它将我的生命一分为二。这之前的经历都是在为此做准备，而在这之后我以神奇的方式发生了变化……我认为，这是因为我曾濒临死亡，由此明晓了死亡

的面目，甚至经历过了死亡。我体验了天主教徒所谓的"至福直观"（beatific vision），以及古希腊人所谓的"幸福阴光"，亦即濒死时的愉悦体验。如果你也曾经历过，并从中幸存并返回阳世，你就会变得和其他人不一样，不必自欺从众。但你明白吗，我确实变了：曾经的我误以为自己与他人无异，从众而活；我花了好些时间才意识到并非如此，我有自己的需求，我必须像我自己那样活着。[32]

凯瑟琳对自己的重新认知——别无选择，不依靠别人，只能为自己而活——让她获得了极大的成功。她得了普利策奖，并在《灰色马，灰色的骑手》这则短篇故事中记录了关于西班牙流感的亲身经历。

# 第十四章　绝命航行

　　1918 年 9 月 29 日，美国海军"利维坦号"运输舰正准备从新泽西州霍博肯起航，驶向法国的布列斯特。"利维坦号"须与其他船舰一道在 10 月运送 10 万名士兵穿越大西洋前往法国。在"利维坦号"的第 9 次航行中，它运送了来自 10 个不同军队机构的士兵，还有护士和预备役。

　　"利维坦号"是 1914 年在汉堡下水的，彼时被德国人唤作"祖国号"（*Vaterland*），是德国客运船中的佼佼者。它于 1918 年起为美军服役。1917 年美国参战时，"祖国号"泊在纽约港休整。由于德国船长不愿击沉它，"祖国号"便成了"人们前所未见的最大号战俘"[1]。这艘舰是 1917 年 4 月 6 日清晨被美国海关官员俘获的，他们将它开往航运局以便进行进一步操作。"祖国号"在霍博肯的干船坞里待了 3 个月，1917 年 7 月 25 日终于被移交给海军部，并被定期委任为海军运输舰，在巡洋舰和运输舰队、美国大西洋舰队总指挥官阿尔伯特·克里夫斯（Albert Cleaves）海军中将的指挥下，承担运输任务。它被重新命名为美国海军"利维坦号"。

"祖国号"被俘时，船上装满了奢侈品、玻璃器皿、银器和精制葡萄酒，这些货品被海关悉数扣押。在点货过程中，专为德皇制作的 80 件金制咖啡器神秘地失踪了，怎么也找不着。[2]到了 1918 年 9 月，原本满船的珠宝与裘皮被一大帮子美国海军水手代替，共有 50 位军官以及超过 1 000 名士兵。为了骗过德国潜艇的监视，整艘船的外漆被剥掉，重新涂上了"让人眩晕"的条纹保护色，但船内仍保留了一部分它造成时就有的娱乐功能：一个罗马风格的泳池，还有满是闪闪发亮的镜子、用地毯和缠绕着玫瑰色织锦缎的椅子布置出来的头等舱沙龙。[3]然而情势所迫，原本的餐厅被改造成了军队食堂，泳池成了行李室，而原本的行李室则被改造成了军舰禁闭室（也就是船上牢房）以及一间"火药库"（武器储藏室）。原本富丽堂皇的舞厅和剧场被改造成医院，A 甲板的体育馆则成了隔离传染病人的隔离病房，原先的医生办公室如今成为士兵和船员们的病人呼叫站和药房。[4]

在这趟驶向法国的航行中，"利维坦号"的 14 个独立甲板被塞进了 1 万美国小兵。当人们看到船上的 3 根大烟囱，就绝不会忘记自己身处战争之中，3 根烟囱骄傲地挺立着，其中一根是通风管道。烟囱微微向后倾斜，在它们下面是长相怪异的大炮，就藏在不起眼的位置，乍看还以为是长着平耳、露出獠牙的卧狮。[5]正如美人多难，"利维坦号"也带着一丝悲剧色彩，证据便是它刺耳的鸣笛声。"在傍晚以及清晨的尘霾中，这个巨大战俘的钢铁喉咙里发出悲鸣声，震撼人心。鸣笛回声起起落落，仿若向生灵涂炭的世界致哀。"[6]在它出海的第一天，航海日志记载，"一只编号 w‐7463 的信鸽从空中飞过，随后坠落在 C 甲板上，死了"[7]。也许，这是即将发生之事的预兆。

美国海军"利维坦号"是当时世界上最大的船——巡视官在夜巡时绕船一周须走 12 英里（约 19.3 千米）[8]——航速也非常快，以 22 节的高速破浪前行，甚至不用护卫舰护航，因为人们相信它的航速德国潜艇也望尘莫及，除非两船狭路相逢。[9]士兵们开玩笑地将它称作"列维・内森"①，但它已经有过一段悲惨过往了。在"利维坦号"9 月从法国布列斯特的返航途中，许多乘客和船员死于流感，只能葬身大海。那次航行中病倒的人就包括年轻的富兰克林・D. 罗斯福，他勉强熬了过来。现在，"利维坦号"泊在纽约霍博肯港，为其第 9 次驶往法国的航程做准备。这次航行船上的军队有：

> 9 366 名士兵；第 57 冲锋步兵团；依据 9 月士兵自动更换草案从麦克阿瑟营、汉弗莱斯营、汉考克营和杰克森营来的新兵；第 73 后备医疗团；401 号浮式列车；467 号浮式列车；468 号浮式列车；302 号水上坦克；第 323 野战通信营；第 60 和 62 基地医院；女性乘客；营建部队第 31 分队；第 31 步兵师的勒罗伊・S. 里昂（Leroy S. Lyon）少将。[10]

178　　　来自佛蒙特州的第 57 冲锋步兵团是船上唯一完整的军事单位。1918 年 9 月 27 日晚上，第 57 冲锋步兵团的士兵们开始了一个小时的行军，他们要从新泽西州的梅里特营出发，前往阿尔滨兰丁，那

---

①　列维・内森（Levi Nathan），与 Leviathan 发音相近。

里有渡船等着把他们运往南边的哈得孙，再在那里登上"利维坦号"。但那晚的行军花了好长时间。没过多久，军队就停了下来。那些西班牙流感病发的士兵开始掉队，完全跟不上队伍。[11] 当时最理智的决定恐怕是取消此次行军，返回营地，但这是不可能的。军队和"利维坦号"的行程都不容变更：无论人生病与否，船不等人。在等了一小会儿以便让掉队的士兵跟上后，行军继续。然而，一些士兵倒下后再没能爬起来，另一些费尽全力站起来，甚至丢掉装备以跟上队伍。队伍后面是卡车和救护车，它们将掉队和倒下的士兵送回营地医院。这次行军中的士兵损失量难以估测。[12]

　　第 57 冲锋步兵团的大多数士兵都抵达了阿尔滨兰丁，然后须忍受两个小时湿冷的渡船行程沿河南下。在这之前，士兵们在霍博肯的码头上做了最后一次检查——这个过程中更多士兵倒下了——并食用了红十字会提供的咖啡和面包，这是他们数小时以来吃到的第一顿饭。[13] 随后，士兵们迈上步桥，登上了"利维坦号"，睡了他们24 小时以来的第一觉，这段艰难的经历对任何士兵的免疫系统都是摧毁性的，让他们对流感和肺炎毫无抵抗力。[14]

　　"利维坦号"于 9 月 29 日起航，但船还没起锚就又有 120 个士兵患病。这艘船的航行日志记载："就在我们要起锚时，许多士兵和一些护士被迫下船。登船部队在大码头上列队时，有些士兵无助地倒在了码头上。有人告诉我们，在从营地前往运转地的行军中，许多士兵倒在了路边，无力再跟上队伍。"[15]

　　尽管遇到这次挫折，"利维坦号"最终还是载着 2 000 名船员和大约 1 万名士兵、200 名护士起航了。"在晴朗的蓝天下，我们缓慢地驶离泊满船只的大港湾，径直向大海航去，中途只停了一次，为了将我们的领航员——桑迪·胡克领航员协会的麦克劳林船长（Capt. McLaughlin）——放下去，麦克劳林一直都是在'利维坦号'泊于纽约港内或港外时下船领航的。"[16]航行日志暗示了船员们的不祥预感："每个人都感觉接下来的航行会令人痛苦。"[17]

尽管美国已经深受西班牙流感影响，但军方仍坚持认为没有必要发出警告。10 月 4 日，"利维坦号"正在大洋中航行，美国远征军的弗朗西斯·A. 文特尔（Francis A. Winter）准将告诉媒体，一切尽在军方掌控之下，对疫情无须过于惊慌。他急于缓和恐慌以维持士气，宣称："自我军运送军队以来，海上死亡人数只有 50 人。"[18]

"利维坦号"十分拥塞，当然还是比不上它上次航行的拥挤程度，上次它运送了 1.1 万名士兵。这艘船的最初设计运载量是 6 800 名乘客，但如今真实运载量几乎翻倍。美国政府将这一运送过程称为"集装"，当然，真实情况是超载 50％。[19]船上的空间十分局促，士兵们只能在宿舍里活动，宿舍是大型钢皮房间，一般有 400 个床位。除了躺在床位上或玩扑克，他们没什么其他事可干[20]，舷窗都被涂成了深黑色，夜晚窗户紧闭以防敌方潜艇的探照灯照射到玻璃上反光。[21]

船上实行精准且严格的军规与禁令。若站在漆黑的主甲板上点亮一根烟，半英里外的海面上就能看到，敌军侦查潜艇便有机会给另一艘待命潜艇发出瞭望警告。这些海下鬼魅一般是成对儿出没的。我们来看看船上这些管制规定到底有多严格：一个士兵曾在船上接受军事审判并被投入监狱，一位军官也接受了军事审判并被降级，还有一位随军牧师，帮助船上的常驻牧师为死者祝祷，一次他为一个将死士兵打开舷窗缝隙透透气，却面临上军事法庭的威胁。[22]由于管制规定如此严格，大部分时候"利维坦号"上的生活极耗心力，士兵像是生活在无边的黑暗之中。

似乎是为了让这里更像地狱，失效的通风系统丝毫不愿带走人们身上的汗臭味，而船舰的全钢结构则将嘈杂声升至骚乱水平，想象一下数千人的脚步声、吼叫声和哭泣声在钢制墙壁、楼梯、回廊里来回游荡。[23]

而后，噩梦突然释放。尽管在"利维坦号"起航之前，120 个病人已被抬了下去，但在船驶离纽约港不到 24 小时，西班牙流感的症状就又显露出来。为阻止疾病传播，军队被隔离了。进餐时士兵们被分到不同的小组以降低感染风险，他们的活动范围则限制在宿舍内。一开始，大家温和地接受了这一规定，认为隔离可以确保自身安全。[24]

很快，隔离病房的所有床位都满了，剩下的病人只好躺在普通的宿舍里。他们全被"西班牙女郎"标记上了致命症状：咳嗽、打冷颤、神志不清和体内大出血。护士们也逐渐病倒。第 57 冲锋步兵团团长吉布森（Gibson）上校回忆道：

> 整艘船都被感染了。船上的种种情况让流感以极快的速度繁殖增长。病人的数量也随之飞增。我们已将疫情上报华盛顿，但美军加入协约国军队势在必行，无论付出何种代价都必须前往。医生和护士也染了病。每个尚可工作的医生和护士都忙到接近身体极限。[25]

出航首日结束时，已经有 700 名士兵患病，"利维坦号"正经历着一场彻底的疫情。可怕的事实逐渐浮出水面："西班牙女郎"跟着这群前往法国的小兵和护士们上了船。目前最要紧的是把病人与健康士兵隔离开来，以防止疾病传播。隔离病房装不下的病人被安排到左舷 3 区 F 室的 200 个床位上。没多久，F 室就被来自各甲板的患病士兵占满了。随后，右舷 2 区 E 室的健康士兵将自己的床位让给了患病士兵，他们迁往底部的 H-8 区——由于通风条件恶劣，之前人们认为这个区域不适宜安排人居住。到了 10 月 3 日，有 463 个床位的左舷 2 区 E 室也被强征用来安置病人，原来住在里面的士兵则被解散，由他们自己去寻觅住处。在一场令人沮丧的"抢位置"游戏中，3 个患病士兵把 4 个健康士兵挤走了。船上的卧铺都是 4 层的，最上面一层不能睡病人，因为护士爬不上去，无法照顾病患，病人自己也爬不下来。[26] 这次可怕航行中，随军护士被研究这艘船的历史学家描述成"这场骇人灾祸中救死扶伤的天使。这些勇敢的美国姑娘背井离乡，去往遥远的外国经历危险和牺牲"[27]。

病人数量不断上升，其中大部分人发展成了肺炎。"利维坦号"没有足够空间供 2 000 个病人和康复者休息，照顾如此庞大数量的病人也不现实。那些尚且健康的医生和护士设计了一套体系，用以区分病重者和普通病人——一旦病人的体温降至 99 华氏度（37.2 摄氏度），就须离开隔离病房去自己原来的宿舍休息。

确定有多少人患病是不可能的。许多病人仍待在自己的床位上，既不能起身也无法寻求帮助。波涛汹涌的大海给士兵们带来了并发症——晕船。那些未经历过晕船的年轻人见识了晕船的威力，主动前往隔离病房，没有经验的医护人员让这些人留下了。与此同时，一些真的显现流感症状的士兵则因床位缺乏而进不了隔离病房，但他们甚至连回自己宿舍都很困难，只好就这么躺在甲板上。还有一些人未受到阻拦，径直走进隔离病房，随意寻找床位睡觉。

情况每时每刻都在变糟。随军总医师德克尔（Decker）上校是船上唯一一个有军队经验解决这一后勤问题的人，但上校自己在 10 月 1 日也病倒了。另有两位医生也病了，剩下的航行他们都在自己的隔间里度过，200 位随军护士中有 30 人患上了流感。这样一来，就只剩 11 位医生处理这愈加让人毛骨悚然的情形了。[28]

在比"利维坦号"早起航 4 天的另一艘军舰"不列颠人号"

（*Briton*）上，二等兵罗伯特·詹姆斯·华莱士（Robert James Wallace）也遭遇了类似的情形。经过数日海上航行，某天醒来，华莱士发觉自己"异常痛苦"，他向医官报告了此事，医官在给他测量了体温后令他收拾被褥和装备，去主甲板上睡。[29]华莱士拒绝执行这一命令，认为主甲板又冷风又大，而医官反驳道："随你便。你体温达到 103 华氏度（39.4 摄氏度），已经生病了。如果你想在底下的宿舍里把病传给所有人，那就去吧！"[30]

二等兵华莱士走进海风之中，与其他人一道待在主甲板上，穿着军大衣，戴上军帽，拿被褥裹着自己，睡着了。尽管条件恶劣，但主甲板好歹完全通风。华莱士时睡时醒，他梦到一条用七彩丝线拧成的巨大绳索，他知道一定不能顺着绳子爬下去，爬下去便背弃了军人的职责。巨浪拍打到主甲板上，打湿了病人们的被子。一天晚上，华莱士的野营餐具在摇摇晃晃的主甲板上被冲走，永远消失了。第二天早晨，他发现自己的帽子和绑腿也被冲走了。[31]

每天早晨，勤务兵会到主甲板上来检查病人的情况，并把晚上过世的士兵的尸体抬走。对于活着的人来说，看到死人被抬走的景象让他们"冷静揣测"自身的命运。一天早上，华莱士被抬下了好几层甲板，到了一间舒适的头等舱沙龙，战前这里曾举办各种娱乐活动供士兵乘客们取乐。在织锦缎覆盖的沙发和柔软暖和的地毯之上，往昔愉悦的魅影徘徊游荡。华莱士仍然只能睡在地板上，但至少地毯是舒适的，而且他一日会被喂食数次。一天夜里，一位护士现身，带着英式口音问他是不是觉得不舒服。她给华莱士带来了一杯热饮，甚至帮他洗了脚，帮他脱掉穿了 12 天的袜子。半个世纪之后，华莱士仍对这位护士怀着感激之情。"她用满是肥皂泡的手轻轻地为我洗脚，这段记忆我永世不忘，哪怕去了天堂也会记在心里。"[32]

沙龙里的条件比外面甲板要舒服太多，但这未必能确保康复。

184

一天夜里，一个病人呼喊着要水喝，但华莱士太虚弱了无法拿水给他。华莱士试图唤来医护人员，随后就睡着了。那个病人继续呼喊，华莱士便再次以自己的名义为他求助，而后又睡着了。这种情形反反复复了好几次，直到那个病人小声说："别叫了，没用的。"第二天早晨，医护人员终于来了，他们发现这个病人"最后做了一些微弱的、发乎本能的保护措施，他躲到了长沙发下面。医生们将他抬走，以便安葬"[33]。

说回"利维坦号"，此时船上的情况正进一步恶化。士兵隔间里全是患病的垂死之人，由于通风系统失效，船里的空气恶臭难闻。没了日常清扫，这些宿舍便与猪圈无异。更糟的是，士气低落。这些来自 10 支不同部队的士兵都是新招入伍的，丝毫没有听从某个单一指挥官、遵守军规的习惯。"利维坦号"如今是海上孤舟，没有护卫舰保驾，"西班牙女郎"又在船上横行霸道引来明显的恐慌，每一个小时都有人被西班牙流感击倒。随着"利维坦号"横跨大西洋，船上的人一定希望德国潜艇能直接把船击沉。底部几层甲板上的情形仿若战后景象。吉布森上校后来描述道：

> 此番景象，除非亲眼所见，实难描述。许多病人经历了严重的体内大出血，鲜血从鼻部喷射而出，在宿舍里零散地形成血泊，由于床位之间的过道极其狭窄，护理人员根本无力摆脱这种混乱。甲板变得又湿又滑，受惊的病人怒吼哭叫、呼喊求救，护理人员茫然无措，这一切构成了无间地狱的恶象。[34]

# 第十五章　幽灵船

美国海军"利维坦号"上首例西班牙流感死亡
病例出现在 10 月 2 日早上 6 点 08 分[①]。第 55 步兵
连第 11 营的二等兵霍华德·科尔伯特（Howard
Colbert）被宣布死于大叶性肺炎。[1]"他是一名水手，
在医疗队里服役。他曾跟牧师说自己不想死，因为
家里还需要他帮衬。"[2]那天早上，受这名士兵病死刺
激，军官们即刻采取行动，命令健康士兵去往货仓
甲板，清理士兵宿舍，将患病的士兵抬出。但士兵
们不服从命令，拒绝行动。"底舱疫症横行，士兵们
忧虑不堪，哪里还会听受军令的威胁。"[3]但在"利维

---

① 原书记作下午（p.m.）6 点 08 分，该时间与后文"那天早上（On the same
morning），受这名士兵病死刺激，军官们即刻采取行动……"的说法不符。

坦号"变成一座漂浮的太平间之前，必须有人前去清理。尽管从传统上来看，陆军与海军是完全分离的两个实体，但"穿蓝军装的"水手们还是接到了陆军军官去清理底舱的命令，而他们为了维护海军的荣誉，遵从了这一命令。[4]毫无疑问，他们的行动暂缓了疾病传播进程。士兵中再无不从军令的行为：他们对西班牙流感带来的冲击感到震惊，终于意识到无组织无纪律的行为只会让事情变得更糟。

　　从 10 月 2 日起，每天都有人死亡。二等兵科尔伯特死后，另有 3 名士兵紧接着也死了，然后是 7 名，再是 10 名，死亡人数在接下来的日子里不断增加。"利维坦号"的战争日志向我们展现了一种全新的恐惧："更新总死亡人数 21 人。防腐处理专家人数较少，根本应付不来这么多的尸体……总死亡人数 45 人。无法再提升尸体防腐处理的效率，一些尸体已经开始腐烂。"[5]船上没有可以存放尸体的地方，因为太平间已被用来供生者使用。

　　最初，"利维坦号"的航海日志记录下了每一宗死亡病例，包括罹难者的军衔和死因："下午 12 点 45 分，厄尔·汤普森，二等兵代号 4252473，未知连，在船上死亡……下午 3 点 35 分，二等兵奥迪尔在船上死亡，死因大叶性肺炎……"[6]但"利维坦号"驶离纽约一周后，死亡人数过于庞大，军官已经不想再增添"在船上死亡"的描述了。很多死亡病例他只是简单写下名字和死亡时间。凌晨 2 点死了两个，2 点 02 分接着死了两个，2 点 15 分又死了两个。[7]

　　几乎不可能确认病人和死者的身份。病人太虚弱了，无法道明自己姓甚名谁，尽管有人给他们发了身份牌挂链让他们戴在脖子上，但牌子上还没来得及刻上佩戴者的名字、军衔和代号。这意味着"利维坦号"上的死者和生还者的名字都无法被准确记录。[8]

　　很快，海上葬礼变得敷衍。从传统来说，海葬是一项历史悠久的仪式，应在庄严肃穆的氛围下进行。但在"利维坦号"上，西班牙流感带来的恐慌让人们迅速把仪式抛在脑后。当时最要紧的是尽快把正在腐烂的病人尸体从船上弄下去。一名水手回忆自己曾在自己服役的"威廉明娜号"（*Wilhelmina*）的甲板上看到不远处"格兰特总统号"（*President Grant*）在进行类似的海葬。在几句低声祈祷后，船上的旗帜被降下，用布包裹的尸体被放在一块木板上伸出船舷，木板倾斜，尸体入海，这种海葬进行了一次又一次。"我的眼泪都要流出来了，喉咙一紧。这是死亡，是最可怕的死法。死者成为一个葬身大海的无名之人。"[9]

188

10 月 7 日，又有 31 名士兵病死，而"利维坦号"终于驶入了布列斯特港。航海日志记载了令人沮丧的死亡人数："抵达布列斯特时，船上共有 96 名士兵、3 名水手病死。"[10] 健康者立即下船，病重者先留在船上，随后 969 名病人被转移到军队医院。随军护士们冒着极大风险拯救了无数条生命，她们上岸后，哭着"向水手们深情告别"[11]。研究"利维坦号"的历史学家下了结论，"天堂肯定给她们留了一席之地"[12]。

"利维坦号"上的死者，58 人葬在了法国，33 人被运回美国，7 人葬身处于交战区的大海之中。3 天后，"利维坦号"驶离布列斯特，翌日清晨日出之时，"船上牧师做了令人印象深刻的祈祷，旗帜半降，鼓声响起，大炮三连发，装有士兵尸体的棺材被轻轻放入大海"。船以 21 节的高速前进，因为船员害怕敌军潜艇突然出现。[13]

在经过"7 天几乎风和日丽、没有潜艇骚扰的航行"[14]后，"利维坦号"回到了纽约。航行日志带着明显的解脱情绪记道："10 月 16 日早晨，我们在纽约靠岸。这是一段让人焦虑的航行，旅程结束时所有人都松了口气。"[15]

关于"利维坦号"第 9 次驶向法国的航行中究竟有多少人病死，

189　并无明确记录。虽然航行日志列出了 70 位死者，战争日志却给出了 76 这个数字。战后船员所著的《美国海军"利维坦号"的历史》（*The History of the USS Leviathan*）一书记载，航行中有 76 名士兵、3 名水手病死；但其他地方也有 96 名士兵、3 名水手病死的说法。这种数据的不确定性可能源自"利维坦号"编年史研究者记录的是其从美国到法国往返航行中的数据，或者仅仅是因为"无法控制的"疫情在船上肆虐导致误记。[16]

　　无论真实数据为何，可以肯定的是"利维坦号"进入布列斯特港后，死神并未离去。10 月 8 日，仍有 280 名患病士兵留在船上，其中 14 人当天就死了。数十个在海上逃过一劫的士兵上岸后没多久也死了。那些尚能行走的病人须步行前往位于庞塔内赞的军营，还是冒着大风大雨。[17]他们抵达军营时，营房却还未准备妥当，而且营地医院已经人满为患。美国海军医疗队的 W. 钱伯斯（W. Chambers）少校已经十分熟悉此种可怕的情形了。在上个月，1 700 例西班牙流感病例抵达布列斯特，从军舰下来的患者，流感和肺炎的死亡率已经比那些待在岸上的患者高出 10%。钱伯斯下令当地军队医院在病房里腾出更多空间，基督教青年会将他们的营房运了过来，这座营房本是用来给美国士兵做俱乐部的，如今变成了包含 75 个床位的医院。[18]从码头到军营的这段路上设置了急救站，里面有执勤的勤务兵；基督教青年会和哥伦布骑士团[①]提供的救护车跟在行军队伍后面，一旦有人掉队，救护车就把他们拾起来。10 月 7 日晚上，救护

190　车共在路上运走了 600 个虚弱到无力行走的士兵。370 人正处于康复之中，150 人仍被流感侵扰，80 人患上肺炎。还有 4 人在行军过

---

　　①　哥伦布骑士团（Knights of Columbus），美国天主教慈善组织，于 1882 年成立，"骑士们"以救助病弱者、残疾人和穷人为荣。

程中倒地不起，一命呜呼。接下来的几天，数百名乘"利维坦号"而来的士兵死去。[19]仅第 57 冲锋步兵团就有 123 人在柯吕翁医院病逝，40 人在第 23 基地医院病逝，多人在第 5 海军医院和朗代尔诺医院里病逝。第 57 冲锋步兵团的大约 200 名士兵被葬在朗比瑟雷克，眺望大海。[20]

"利维坦号"的悲剧表明在某种程度上军舰对协约国军队来说可能是一个负担。运输舰和其他军舰成了漂浮的病毒孵化器，一旦靠岸疫情便迅速暴发。最极端的例子是皇家邮轮"奥林匹克号"（RMS *Olympic*），这艘船经历了 6 天的航行后于 9 月 21 日晚间抵达英国南安普顿。"奥林匹克号"是"泰坦尼克号"的姊妹轮，当时运载了 5 600 名平民乘客，其中 450 人在航行过程中出现流感症状，但仅有 1 人死亡。9 月 29 日下午 4 点起，乘客中出现的流感病例陡增。船上的 1 947 名士兵中有三分之一在船靠岸后被送往医院，140 人死亡。[21]

二等兵华莱士最终从西班牙流感中幸存下来，他搭乘"不列颠人号"进入利物浦，跌跌撞撞地上了岸，加入了自己的组织——第 319 机械师团。[22]一日，士兵们懒散地聚在一起，无所事事，站在华莱士身旁的一位中士因为背包太重而晃荡了一下，旋即跪倒，而后躺在了地上。一群军官赶忙跑了过来，其中一个惊呼："他死了！"[23]

二等兵华莱士和第 319 机械师团乘火车到了利物浦郊区的诺提阿什。他们将从那里行军前往美军营地。一辆军用卡车装着病号们的行李先开往营地，华莱士病了。那天雨下得很大，雨水不断从他的脖子流下去。一路都有士兵支撑不住倒下。最终，第 319 机械师团团长爱德华·B. 波利斯特（Edward B. Pollister）意识到了病号们的存在，并紧急征用了一辆卡车将部下们送往营地。[24]华莱士在营地帐篷里度过了潮湿、多风的一夜，醒来时发现自己耳朵很疼，这是流感病毒引发的继发性耳部感染，他向一名补给兵要新的军帽和绑腿，却遭到态度恶劣的拒绝。[25]华莱士想到自己好不容易从"不列颠人号"上的西班牙流感疫情中幸存，不甘心死在利物浦，便立即擅离职守①了。他去了军营的户外厨房，被富有同情心的意大利裔美国厨师收留，厨师喂他吃食、照顾他，直到他康复。[26]康复回到营地后，华莱士并没得到惩处；在军营混乱的疫情中，甚至没人记起他。擅离职守救了华莱士的命，但"西班牙女郎"给他盖的独特纪念邮戳要花许多时间才会消退：他的头发变成白色，全部脱落。[27]

　　视线转回华盛顿，将领们开始意识到美国远征军穿越大洋前往法国所带来的损失让人无法接受。西班牙流感在法国本已是个大问题，如今协约国军队又从美国引入了新的流感。将领们认为流感肆虐的一个主要因素是人群拥挤，所以一直到 11 月 11 日宣布休战，军舰的载人量减少了 30％。[28]他们还承认于深秋之际让士兵在仅备一块毯子、没有大衣的情况下横渡北大西洋，的确是太疯狂了。于是，军队开始尽可能在起航之前检查士兵们的身体状况，还给其中一些人分配了咽喉喷剂和口罩。尽管口罩的抗病有效性存疑，"奥林匹克号"和"亨德森号"（*Henderson*）上的士兵在前往法国的航程中一直佩戴口罩。[29]将领们还建议仅派遣经历过西班牙流感疫情的部队前往海外作战，因为这些部队的士兵已具有一定免疫力。然而，最终这些措施并未带来多大功效：尽管人们想尽办法钳制"西班牙女郎"，她仍然是一个可怕又不愿和解的敌人。

　　"利维坦号"还不算是军舰上发生的最恶劣的流感疫情例子。

---

　　① 擅离职守（AWOL），美军用语，属于十分严重的军队违纪行为，违纪者可能面临军事法庭审判。

在同一时期，"格兰特总统号"上的 5 000 名士兵中有 97 人病死。马尔奇上将在一次公开演讲中宣称，每一位在前往法国途中不幸过世的士兵，仍为战争贡献了自己的一份力，但这种声明丝毫不能给士兵家属带去慰藉。[30]

# 第十六章 "像个夜贼"

1918 年 10 月 1 日凌晨 3 点 30 分，南非威特沃特斯兰德盆地的东兰德专营矿场升降梯司机 W. E. 希尔（W. E. Hill）正将一笼子的黑人矿工吊升到地面。突然，坐在操作盘前的希尔感觉自己"无力操作"，"好似有无数道光线在眼前迸发"。[1]希尔瘫在座位上不能动弹，升降笼继续上升，直到碰撞顶部并迅速跌落到 100 英尺（约 30.5 米）深的地底。升降笼猛烈撞击竖井底部，导致笼内 20 人死亡，8 人受伤。

这场悲剧的起因并非工作过度劳累或醉酒操作。希尔遭遇的是突如其来、极其严重的西班牙流感病症。幸好官方对此事件的调查不认为希尔是"恶意玩忽职守，鉴于其神经系统猛然失效，也是由于人们对感染西班牙流感的患者可能出现的症状缺乏了解"[2]，希尔至少须离岗休息一个月，直到矿场医务视察员确认他的身体可以再次胜任工作为止。

在希尔的可怕经历之后，矿难预防委员会建议升降梯操作工若出现任何身体不适须立即上报。对在这次事故中死去的 20 位矿工来说，这一建议来得太晚了，但这表明至少在南非这一地区，人们在严肃地对待西班牙流感疫情。

194

南非第一次有人提到西班牙流感是在 1918 年 9 月 9 日，其较温和的一种形式出现在了德班。[3]9 月 18 日左右，它又出现在了兰德的金矿上，但人们认为病情并不严重。然而到了 9 月 27 日，1.4 万名矿工被报染上流感，尽管其中包括 100 名白人，但绝大多数都是黑人矿工。人们已经留意到黑人矿工极易感染肺炎。[4]

起初，南非的医疗专家并没在意西班牙流感。流感被视作常规传染病，除非是幼婴、老人或已罹患其他疾病者，不然极少致命。E. 奥利弗·艾希（E. Oliver Ashe）是金伯利的一位杰出医生，他认为自己处理流感暴发这等事未免大材小用：

> 差不多 30 年前，我在伦敦（白教堂区）、谢菲尔德和梅德斯通处理过传染病，我以为自己清楚流行性感冒是怎么一回事，当谣传说一波流感疫情即将暴发，我认为不过是要辛苦加班几周而已，只有老人、体虚者、酗酒者的死亡率会高一些，大多数病人的病情相对温和。[5]

一开始流感并不严重。死亡人数极少，病人康复得很快。路透社宣称对疫情暴发"无须严阵以待"，它只会"给生活带来短暂不便，不会造成严重损失；鉴于如此多的人被感染，但仅有一人死

195

亡，这一事实让人心安"[6]。

这种疏忽导致的结果是，南非对 1918 年 9 月突然暴发的西班牙流感疫情根本没有防备。由于流感并非必须通报的疾病，医疗专家和公共卫生官员对世界其他地方的疫情仍浑然不知。驶入南非的船只很可能携带疾病，但官方对此没有发出警告，而且战事吃紧，欧洲疫情的消息也未能传入南非。那些明确提到了西班牙流感的媒体报道和医学杂志，只说这种病极易传染但死亡率颇低。大灾难迫在眉睫，然而全国无人知晓。

开普敦已经经历过 1918 年 7 月西班牙流感第一波相对温和的感染潮，市民获得了一定程度的免疫力。但 1918 年 9 月袭击开普敦的这种致命流感是截然不同的疾病。

9 月 13 日，一艘名为"雅罗斯拉夫号"（*Jaroslav*）的军舰从塞拉利昂驶向开普敦，船上载有 1 300 名南非原住民劳工团（SANLC）士兵，这些士兵从欧洲退伍回国，其中包括 53 名流感病人。[7]军舰泊进开普敦时，船上仍有 13 人正患着流感，一人在当晚死亡。人们只能将流感患者送往位于伍德斯托克的第 7 军队医院，剩下的人则留在罗斯班克营进行隔离。[8]被隔离者并未发展出流感症状，于是获准在 9 月 16 日和 17 日离营回家。就在第二天，罗斯班克营、运送军队的运输部队以及医院均暴发了流感疫情。9 月 19 日，第二艘泊港军舰"维罗尼杰号"（*Veronej*）上出现了更多的病例，这艘船同样是从塞拉利昂首都弗里敦驶来的。[9]士兵们照旧被隔离，只有那些未出现流感症状的人能离营回家。然而，尽管有这许多措施，西班牙流感和肺炎死亡人数仍旧飙升，10 月 6 日一天就死了超过 160 人。[10]

当公众得知疫情暴发与"雅罗斯拉夫号""维罗尼杰号"停泊开普敦之间的关联时，报纸最先宣布军舰乃疾病之源，《开普时报》（*Cape Times*）宣称卫生部的官员们"极度缺乏对公众负责的意识"[11]，《汉堡日报》（*De Burger*）则控诉卫生部存在严重过失。[12]

开普敦的条件非常适合致命疫情的传播。该市的人口超过 27 万，包括好几千个服役士兵，白人、黑人和南非混血人种都有（南非混血人种［Cape Coloured］是这个群体的自称，这是一群南非土生土长的混血儿，有非洲人和欧洲人双重血统）。流感在第六区和马来居住区那些脏乱棚户公寓和贫民窟中肆虐。但彼时，西班牙流感仍不是必须通报的疾病，这意味着官方没有报道疫情，但到了 10 月 1 日，《开普守卫者报》（*Cape Argus*）宣称"几乎一半的家庭都被感染了"[13]。即便如此，没有多少人愿意把西班牙流感视作对生命的严重威胁，然而来自第六区的 20 岁混血儿制刷工约翰·史密斯（John Smith）在 9 月 30 日病死。[14]

当时开普敦大学的一位女性回忆道："人们把它当玩笑看。"当她染病后，她的朋友们问道："哦，她得了西班牙流感，有啥好大惊小怪的？"[15]在歌剧院里，观众席的一声咳嗽给台上演员提供了绝好的即兴表演机会，"哈，我猜你是得了西班牙流感"这句话能让观众席笑炸。[16]

但数天之后，这一切都不再好笑。混血人种社区出现了一波死亡潮，那些关于病人睡死过去以及直接在第六区和马来居住区的街道上倒地而死的消息，改变了公众情绪。医生和护士正竭尽全力治疗病人，药剂师则迎来了业务暴增的时期，药店全天候开张，为人们提供奎宁、阿司匹林和各种处方药，如今这些药品都开始在报纸上打广告。10 月 6 日星期天，一位医生的秘书在她的日记中写道："每天除了电话铃声和门铃声，什么都没有。流感疫情火力全开，我自己都觉得糟透了。"[17]一位城市医生观察到："让自己在户外呼吸新鲜空气已经不安全了——我到哪里都被人围着。"[18]

由于缺乏劳动力，商店、银行和商业楼都关门歇业了，开普敦

197

成了一座鬼城；学校关闭，法院也推迟开庭时间；杂货店不再外送商品，新鲜面包不再直接送上门。

"我怀疑蒂沃丽剧院没有哪个周六晚上会像今晚一样空荡荡的，"10 月 5 日，剧院里的一位观众评论道，"这也说明新型流感对开普敦的社会生活产生了多么大的影响。"[19]

另一位幸存者回忆西班牙流感的影响"就像是将人猛然击垮"[20]，一位记者引用《圣经》很好地诠释了当时的公众情绪，他说灾祸已"像个夜贼"一样潜入了开普敦。[21]

10 月 7 日星期一，当报纸的"死者"版块已经占据一栏那么长时，《开普时报》将它的头版头条给了传染病，而不是战争。[22]同一日，《星报》（Star）驻开普敦通讯员报道称"此时的开普敦已是一座备受摧残的城市"[23]，而《开普守卫者报》的一位专栏评论员则留意到一个悲惨的事实——许多西班牙流感的罹难者是健康的年轻人。"死神已经潜入了这些拥挤的房间，占据有利位置，在整洁的环境里抓住了我们中的最年轻和最强健者。"[24]

开普敦的民政机构组建了执行委员会来应对疫情，许多市民则投身到救济工作中，以让自己忘记失去亲友的痛苦。年轻的 A. 凡·奥尔德（A. van Oord）是一名公司职员，他听闻自己的一位亲密好友因病过世，"他是个健壮的小伙子，和我一样大，才 20 岁"[25]。凡·奥尔德极度震惊，他甚至觉得："就算我现在就得流感死掉，也无所谓了。实际上我巴不得自己死掉！"[26]凡·奥尔德花费大量业余时间在伍德斯托克警察局帮忙登记死者名册，希望自己能患流感病死，然而"尽管在那个小房间和整个疫区，我眼前和周围一直咳嗽、极为悲恸、满眼泪花的人流从未断绝，我自己却连喷嚏都没打一下"[27]。

与此同时，病死率逐渐爬升。在 10 月 8 日到 13 日之间，西班牙流感及其并发症的致死人数攀升到了一天 300 人，一周的总死亡人数达到了令人惊恐的 2 404 人。《开普守卫者报》称这是"开普敦历史上最黑暗的一个星期"[28]，并且描述了"一种由让人惊恐的死亡人数引发的末日灾难情绪"[29]。多年以后，一位流感幸存者回忆起当时弗雷斯内依①的情况："当听闻邻居有人过世时，所有人家都会把窗帘放下来，老人们在愁郁的氛围中用温和的语气告诫那些不知所措的孩子。"[30]关于谁人病死的谣言四起，当地议员莫里斯·亚历山大（Morris Alexander）十分震惊地接到了《开普时报》编辑的电话，这名编辑是致电来询问议员自己的葬礼时间的。[31]

对于致命疫情暴发带来的后果，医生开始变得和平民老百姓一样紧张。杰出的 F. C. 威尔莫特（F. C. Willmot）医生的一位密友问他开普敦会不会全城灭绝，威尔莫特回答说："我跟你说的这些话从未对这个国家里的其他任何人说过，我有生之年第一次感到恐慌，相信我们确实可能被灭绝。"[32]

到了 10 月 12 日，阿德利和圣乔治大街"就算大中午也几乎空无一人……开普敦如同一座哀悼之城……除了流感以外，人们不再谈论和思考其他任何事"[33]。这段时间一个穿过市中心的小姑娘回忆道："死寂的大街真是吓死人了。"[34]资深政治家约翰·X. 梅里曼（John X. Merriman）在他 10 月 17 日的日记里写道："开普敦非常空荡荒芜。"[35]人们走在大街上就会猝然倒地死去，开普敦大学一位 21 岁的学生回忆说："当时的开普敦是一座名副其实的死亡之城。"[36]

这场疫症让人联想到 1665 年的伦敦大瘟疫，每天早晨马车穿街走巷，将死者运往墓园。服刑囚犯以减刑为条件接受了收捡尸体的工作，他们垒起一具具尸体，遮盖的油布偶尔滑落，露出下面系上了标签的胳膊和大腿。一个目击者写道："我亲眼看到马车四处游

199

————————————

①　弗雷斯内依（Fresnaye），开普敦的一个区域。

荡，所到之处铃声响起，车夫喊'把死者抬出来'和我们在关于黑死病的文章里读到的一模一样，听到这声音，谁不会颤抖？"[37]

　　尽管开普敦的每一个殡葬人都在超负荷工作，还是有许多家庭不得不亲自把心爱之人的尸体运往墓园。小汽车和出租车全不够用，他们只能诉诸传统棺材架（用来承放棺材的马车或小推车），甚至还有用独轮车把棺材推到墓穴旁的。疫情急重，棺材自然短缺，这意味着许多尸体只能用布一裹，简单埋葬。

　　随着西班牙流感祸及整个开普半岛，非洲原住民不可避免成为受害者。从兰德矿场返家的矿工们步行回家，直接就死在马路或大草原上，或者是灌木丛里。普马兰加省格拉斯科普区（此省的一处金矿营地）的一位农民报告称，当地极为普遍的情况是"路边尽是倒地不起的本地人，就这么等死"[38]。这位农民看到"一帮子本地人从一个躺在马路边的生病男孩身边惊恐地逃走"[39]，也记得"如果一个得病的本地人不能继续往前走，只可能是被本陪伴在他左右的朋友或兄弟抛弃了"[40]。

　　濒临死亡的矿工被抬到了火车上，"黑人乘坐的长途列车上的情况肯定糟透了。有些检票员甚至拒绝进入黑人车厢，'因为那里满是疾病'"[41]。《汉堡日报》驻彼得斯堡通讯员写道，人们在通往墨西拿的轨道旁可以看到黑人的尸体。[42]情况变得相当糟糕，到了 10 月中旬，医院专列已经专门往返兰德运送大量黑人病患。

　　西班牙流感对南非矿业的打击是毁灭性的。"流感严重影响了收益，让人不得不担心未来的发展。"[43]中央矿业主席莱昂内尔·菲利普斯（Lionel Phillips）在写给矿业协会会长的一封私人信件中承认道。"打击金矿的事情真是一桩接着一桩。"[44]经济损失已经达到影响财政的级别，兰德公司 48 座矿场中有 17 座在 1918 年 11 月整个月处于净亏损状态。亏损给矿主带来了极为严重的影响，矿主们对工人的态度也变得极端强硬。

当西班牙流感跟随来自开普敦的火车乘客侵袭金伯利的钻石矿场时，其带来的影响显得更具毁灭性了。金伯利卫生设施极不完善，住房条件恶劣且拥挤，简直是一块吸引疾病的磁铁，西班牙流感在拥挤的监狱、军营、黑人聚居区和戴比尔斯公司矿场蔓延。戴比尔斯的总经理是这么跟后来成立的流感疫情委员会说的："照疫情发生之前的生活条件来看，传染病出现后势如破竹也没什么好惊讶的了，所有条件都利于疾病传播。"[45]

起初，医生和公务员把疫情暴发看作"微不足道"，"一般的预防措施已经实施，没什么好担心的"。[46]然而疾病传遍了整个金伯利，西班牙流感的症状已经变得显而易见。除了"肺部发出破裂声，咳血痰，长厚舌苔，皮肤泛着青紫色的光，鼻部或嘴部流血"[47]以外，还有腹泻和呕吐，病人的体味令人难忘。"非常像发霉的稻草，简直就是1918年大流感不可磨灭的气味，"一位幸存者回忆道，"气味非常刺鼻，就猛然出现在你的鼻孔里。"[48]许多医生下结论说这压根不是流感，而是某种更险恶的疾病。金伯利的一位医生坚定地认为自己在处理的是一种新型肺炎。他"看到有些病人的脚趾和手指都生了坏疽"，便告诉流感疫情委员会，"患流感或普通肺炎的病人是不可能生坏疽的"[49]。其他专家的意见也回应了之前关于这一毁灭性的传染病是鼠疫的理论。彼得马里茨堡格雷医院最顶尖的细菌学家亚历山大·艾丁顿（Alexander Edington）医生宣称这种病的病原体与鼠疫有关，而 W. 珀维斯·比蒂（W. Purvis Beattie）医生则直接在《开普时报》上说这种病实际上是肺鼠疫，他正在通报有关机构明晓此事。

公众相信他们正在经历的就是鼠疫。"看在上帝份上，你们能别说'这是流感'的蠢话了吗？"《星报》一位恼怒的读者如此要求。

202

"流感可不会让病人尸体变黑，但肺鼠疫会。"[50]许多南非白人同意这一论断；基督徒则忍不住将鼠疫与《圣经》启示联系起来，他们认为传染病是上帝对人间伤风败俗行为的天罚。南非总统路易斯·博塔（Louis Botha）将军甚至宣称传染病是对英国人和南非白人不团结的惩罚。"这是上帝施展的神迹之一，为的是用惩罚的手段让我们冷静下来；涤荡误解，万事万物都将通往更伟大的感情、忍耐、合作，由此一个真正团结的国家才屹立于世，不仅是政治上的，更是精神上的。"[51]次年博塔自己也成了流感罹难者，于 1919 年 8 月 27 日病逝。

关于这种病病原的其他理论与在欧洲和美国流传的理论相呼应。《开普时报》坚持认为"西班牙流感可以直接追溯到德军在战争中使用的毒气"[52]，其他媒体则认同那个广泛传播的理论——西班牙流感源自暴露在战场上任凭其腐烂的尸体。这一理论广泛传播，甚至在南罗得西亚①曼伊卡兰的偏远地界，当地巫医（ngangas）也认为"在白人的大战中，许多人死去，死者的血引发了这种可怕疾病"[53]。

南非人给"西班牙女郎"取了个新名字。南非白人管这种疾病叫"久害瘟"（long pest），表明他们认为这一疫症根本不是流感，而是一种瘟疫。黑人给这种疾病取了许多名字，其中包括"击倒病"（mbethalala）和"倒地昏睡症"（driedagsiekte）。[54]在一个地区，原住民是第一批受害者，于是人们戏称这病是"黑人病"（Kaffersiekte）；而在另一地区，白人是第一批受害者，于是黑人又把这病叫作"白人病"。[55]然而无论他们给这种病取什么名字，意思都是清楚的。这不是什么普通流感，它正在整个国家传播恐慌。恐怖的故事到处流传，说病患会陷入与死亡无异的昏迷之中，"尸体"

①　南罗得西亚（Southern Rhodesia），即今津巴布韦。

在被运往墓园的途中突然醒了过来[56]；尸体会变成黑色，而且数小时内就开始腐烂，这种神秘的疾病甚至会杀死禽类、猪和狒狒。[57] 人们说，这种"瘟疫"由一阵黑雨携带而来，所以曝露在空气中的肉会变成黑色。[58]

杜特斯班市的一座钻石矿场 9 月 30 日开始停工，因为大量矿工患病倒下，而金伯利的白人群体中也开始出现大量病例。随着镇上的生活逐渐停顿，戴比尔斯公司暂停了其矿场的营业，因为有谣言称戴比尔斯各个矿山都出现了大量人员死亡。一位在杜特斯班帮忙照顾病人的护士回家后跟家人说："没人知道外面到底发生了什么。"[59]

戴比尔斯有 11 445 名黑人员工，其中接近四分之一在一个月内病死，10 月 5 日到 14 日之间，死亡人数从未低于每日 100 人，8 日到 10 日 3 天的死亡人数更是高达每日 300 人。很快 3 家矿场医院就人满为患了，医院只好把床垫放在走廊上，以收留更多病人。威塞尔顿矿场医院甚至拆除了部分侧墙以改善通风条件，戴比尔斯的圣约翰救伤会护士被紧急征调以填充短缺的医护队伍。[60] 当肺炎并发症开始出现，死亡人数不断攀升，戴比尔斯意识到必须关闭所有矿场。事情发展到了令人惊骇的地步，人走着走着就倒地死亡，医院的地板上全是将死的病人，尸体堆叠在一起等着被运走。一位医生说他曾见过"战争中的可怖景象，但绝对没有矿场里原住民们的死法这么恐怖"[61]。10 月 6 日，总经理阿尔弗斯·威廉斯（Alpheus Williams）撤回了圣约翰救伤会的护士（他的妻子就是其中一员），他不能将护士们留在那里，因为他预见"如此可怕的病死率，会让每一个人都感染上这种疾病"[62]。几天后，戴比尔斯不再将死者埋在当地墓园，而是开始将自家的一处地产充作坟场。

尚未感染流感的工人们意识到，若想活命，最好赶紧离开矿场这个死亡陷阱。从 10 月 8 日开始，一些人陆续申请离开，说他们宁

204

愿死在家里，而且自己还有家人要照顾。[63]整整一周，戴比尔斯的领
导都在劝说矿工，但越来越多的工人请求离开，幸存者们纷纷加入
了离职队伍。戴比尔斯管理层还在讨论解决方案，工人们已经宣布
他们决定离开，如果戴比尔斯不同意，他们会把矿场给砸了，"烧
了也不可惜"[64]。戴比尔斯让步了，返家潮从 10 月 18 日开始。在接
下来的两周半内，超过 5 000 名幸存者踏上回家路途，大多数人乘
坐火车。戴比尔斯给返家者提供了旅途补给品，以防他们在途中生
病倒下，而在这之前，戴比尔斯严格检查返家者的身体状况，哪怕
疑似患病的人也不准离开。

　　面对各个矿场的死亡人数，戴比尔斯管理层深感震惊，特别是
与南非其他矿场相比，自家矿场的情况极其不利，他们意识到必须
改善矿场的环境。要是再来一场像西班牙流感这般严重的流行病，
他们可承受不起。在 1918 年 12 月举行的年度股东大会上，董事长
承诺"将不遗余力地改善矿场环境，如果可能的话，要让原住民感
觉这里比流行病肆虐前更加舒适和健康"[65]，会场掌声雷动。然而对
矿底条件的改善，他只字未提。

# 第十七章　凋零秋日

1918 年秋天，尽管前线捷报频传，但协约国军队士兵的家属们没什么理由庆祝。纵观全球，人们痛失亲眷，要么是因为战争，要么就是因为西班牙流感。正是在这样的背景下，"西班牙女郎"开启了自己的死亡行军，毫无愧疚地开始屠戮。政治家、画家、士兵、诗人、作家或是新娘，对她而言无甚区别。

1918 年 9 月 11 日，英国首相大卫·劳合·乔治到访曼彻斯特，接受此城颁给他的荣誉市民称号，这是曼城所能给予的最高荣誉。尽管劳合·乔治是在威尔士长大，但他出生于曼彻斯特的麦诺克河畔的乔尔顿，曼彻斯特自然也很高兴能有这么一位大名鼎鼎的儿子。劳合·乔治的敞篷马车穿过曼彻斯特，收到了休假士兵和军需品工厂女工们充满崇敬的欢呼，他们排列在皮卡迪利大街和迪恩斯盖特区街道两侧，据《曼彻斯特卫报》称，这些人制造了一股"街头骚动"，马车花了超过一个小时才抵达阿尔伯特广场。[1] 在行进过程中，曼彻斯特一直在下雨，劳合·乔治被淋了个浑身湿透。

第二天，劳合·乔治在接受荣誉市民称号仪式上发表了针对战争的强有力的演讲。尽管他向听众们保证，"除了灰心丧气"[2] 什么都无法阻止英国取得胜利，但人们很快就看出来首相的身体状况堪忧。据一位与首相共用一个讲台的与会者记录，劳合·乔治的确"情绪高涨"，但"身体不在最好的状态"。然而在那个时刻，首相的话语似乎对人们产生了深刻的影响。[3]

仪式结束后，劳合·乔治在米德兰酒店参加了一场市民午餐会，在那里他又发表了一场演讲，不过稍短一些，他表扬了曼彻斯特军团和其他兰开夏郡部队对战争的贡献。夜晚来临时，首相本期望在改革俱乐部的晚宴上再发表一场演讲，但他已经病得相当严重，无法继续。他只好上床休息，取消了所有访问计划。接下来的9 天，劳合·乔治都待在曼彻斯特市政厅自己的卧室里。他的房间位于整座建筑的前部，后来他回忆，自己从房间里望着约翰·布赖特（John Bright）[1] 的雕像，"它一直被雨淋着"[4]。

杰出的耳鼻喉专家威廉·米利甘（William Milligan）爵士被召来看顾劳合·乔治的身体状况，首相的助手们正竭尽全力隐瞒他患病的消息。大英帝国首相感染流感的消息很可能会让公众恐慌，从而让敌军士气大振。助手们已经向媒体发去通稿，但并未透露首相

---

① 约翰·布赖特，19 世纪英国政治家、改革家，曾担任杜伦、曼彻斯特和伯明翰地区议员。

健康正遭受严重威胁。公众得知乔治·劳合只是因为前一天淋了些雨，偶感风寒。无人提及他很可能是感染上了致命的西班牙流感，与夏季出现在曼彻斯特的流感同宗同源，当时 10 万曼彻斯特人患病，322 人死亡。

劳合·乔治的病情逐渐恶化，威廉·米利甘爵士决定冒险宣布总理患的是流感。阿尔伯特广场附近开始实施交通管制，车辆须绕道而行，以免电车声打搅首相休息。媒体对首相患病的严重程度也只是轻描淡写。

208

战时内阁秘书莫里斯·汉基（Maurice Hankey）后来吐露首相已经"病入膏肓"，首相贴身仆从纽纳姆（Newnham）则说"事情会怎样很难预料"[5]。根据某位传记作家所言，劳合·乔治"病得极重，可谓命悬一线，当时的世界正处于日益深重的危机之中，他本需要全力以赴地应对种种出人意料的情形"[6]。

9 月 21 日，劳合·乔治完全康复，在威廉·米利甘爵士的陪同下，他戴着一台呼吸机回到了伦敦。在唐宁街 10 号稍作停留后，首相被送到丹尼公园，这是他位于西萨塞克斯的乡村静养居所，他要在这里一边工作，一边接受护理。尽管劳合·乔治是有着钢铁般意志和驱动力的人，但他也差点儿被西班牙流感摧毁。

"我正努力康复，但力气还没完全恢复，"他写信给妻子玛格丽特，"时局多变，我甚至跟不上处理国务的步伐了，真是不幸，也许也是一种幸运。每天都有人登门拜访。"[7]到了 9 月底，他仍遵照医嘱，取消所有的公开会面，10 月 4 日他出访法国，米利甘坚持陪同。

"我从查令十字火车站乘坐 8 节列车，"他在给玛格丽特的信里写道，"我的体温仍然很低，脉搏又很微弱……昨天我召开了第一次内阁会议，实在是太累了，目前我还不能做更多工作。出访巴黎的计划不能推到下周实在是遗憾……我希望能直接在凡尔赛宫休息……那里比巴黎任何一家酒店都要安静。"[8]

209　据劳合·乔治的传记作家说，首相的康复对时局的影响显而易见。[9,10]在这紧急关头，大不列颠怎么会让西班牙流感带走自己的领袖呢？若他真的倒下，对国家士气的影响将是毁灭性的。

还有一位著名领袖，也差点栽在"西班牙女郎"手上，时间是1918 年 10 月 2 日。在媳妇和小孙子都罹患流感病逝后，49 岁的圣雄甘地也开始显露流感病状。西班牙流感甚至在阿默达巴德的高僧行修所肆虐，这是甘地冥想和祈祷的地方。[11]甘地拒绝任何治疗，最后因为高烧和痢疾被送往孟买的医院等待手术。和绝大多数病人不一样的是，甘地坦然接受了自己可能命不久矣的现实。

"我的心情平静，"甘地写信给他的儿子哈力赖（Harilal），后者正在痛失妻儿的绝境中苦苦挣扎，"故我丝毫不觉得死亡无法接受。"[12]治疗甘地的医生们坚持不懈地为他保命，他的支持者们也是如此。《般若菩萨周刊》（Praja Bandhu）就宣称："甘地先生的性命不属于他自己，而是属于印度。"[13]

甘地最后被哄骗喝下山羊奶，这与他的宗教信仰背道而驰，但最终他康复了，他甚至向其他人推荐了自己的治疗方法："即使我们觉得自己已经康复，但仍须继续卧床充分休息，并且只吃容易消化的液态食物。早在退烧后的第三天，就有病人恢复了工作和日常饮食，结果是病情复发，而且这种复发通常是致命的。"[14]

甘地活了下来，但用印度政府卫生专员的话来说，整个国家遭遇了一次"国难"。[15]这种病呈现典型的西班牙流感症状，在 10 到 40

210　岁人群中极为致命，女性的死亡率远高于男性。1918 年 7 月到 11月间，全球总共有约 1 700 万人死于西班牙流感。孟买的疫情尤为严重。1918 年 9 月 10 日至 11 月 10 日，该市总死亡人数为 20 258人。[16]当年西南季风未能抵达印度半岛，由此带来农作物减产，这让情况更加糟糕。因此，孟买不得不处理大批从"粮食短缺和价高"地区逃来的难民。阿默达巴德有 3 527 人死亡，低种姓人群的死亡人数最多，因为他们"贫穷且处于弱势地位"[17]。

孟买的卫生专员正听天由命，他认为不可能通过公共卫生措施来抑制流感传播，只能建议民众在户外睡觉，离开通风不佳的房间，多用消毒剂。《印度时报》建议读者用高锰酸钾漱口，如果患上肺炎应尽快就医。[18]医院已经没有床位，便开始征用学校。印度民众都认为政府并未拼尽全力，而且绝大多数政府官员去了山里避疫，将人民留在疫区自生自灭。灾荒导致粮食短缺，再加上饮用水污染，加剧了疫情，人们批评殖民政权的冷漠态度，政府就这样"让 600 万人像耗子一样死于流感，不提供一点帮助"[19]。加尔各答的景象也同样让人绝望。美联社报道称胡格利河上"漂满了尸体，印度各个城市的大小街巷都堆满了死人。医院已经停摆，没人把尸体抬出去，为将死之人腾地方。河边火葬处和土埋墓穴的尸体堆得老高"[20]。

在英国，因为威廉·布莱克（William Blake）① 的诗歌《耶路撒冷》（*Jerusalem*）谱曲而家喻户晓的休伯特·帕里（Hubert Parry）爵士，在 1918 年 10 月 17 日死于西班牙流感。为表彰帕里在作曲方面取得的伟大成就，他被葬在伦敦的圣保罗大教堂。白发人送黑发人在这段时间已成常事，因为战争带走了太多年轻人的性命。但夏洛克·福尔摩斯（Sherlock Holmes）的创作者阿瑟·柯南·道尔（Arthur Conan Doyle）爵士经历的却是更为痛苦的丧子之痛。他的儿子金斯利（Kingsley）在 1916 年索姆河战役中负伤，但似乎只要

211

---

①　威廉·布莱克，18 世纪英国著名浪漫主义诗人，英国文学史上的重要人物，主要诗作有诗集《纯真之歌》《经验之歌》等。

伤口痊愈便能活下来。然而残酷的是，金斯利在身体状态不佳时又感染了西班牙流感，最终在 1918 年 10 月 28 日病逝。当时阿瑟爵士已沉迷招魂术不能自拔，他只能在这种新近流行的信仰体系中寻求安慰，暂时忘却如此巨大的打击。

与此同时，"西班牙女郎"继续着她的杀人游戏，无差别屠戮名门贵胄和平头百姓。志愿者援助支队的维拉·布里顿如今人在伦敦，被"凶猛"疫情带来的护理工作弄得焦头烂额。1918 年 10 月23 日，年轻的凯瑟琳·韦德·达尔顿（Katherine Wade Dalton）在诺丁汉莱丝市集广场的圣玛丽教堂举行婚礼。一周后，这位新娘就回到了圣玛丽，不过这次举办的是她的葬礼，她是感染西班牙流感病逝的。凯瑟琳心碎的丈夫和她的家人在教堂安装了一扇彩色琉璃窗以资凭吊。[21]还是在诺丁汉，维多利亚浴场游泳池的水被放干，这里成了一处临时太平间，因为当地政府表示已经没地方存放尸体了。[22]1918 年 11 月 16 日正值周末，诺丁汉的死亡人数达到了英国的最高纪录：6 万。[23]

10 月 26 日，在伦敦，和平主义运动家卡洛琳·普雷尼（Caroline Playne）指出："每个地方的流感都很严重。即将到来的和平没能鼓舞人心。在火车和电车上，你能看到旅客们的脸上显然挂满了哀愁，大家谈论的也都是身边人患流感病死的伤感消息。整个社会弥漫着一种恐慌。"[24]

4 天后，卡洛琳写道："《曼彻斯特卫报》驻伦敦通讯员在 10 月30 日提到市民们普遍害怕流感，他们围堵了医生的手术室和药剂师的商店。"[25]

西班牙流感的肆虐导致警力短缺，法律和社会秩序难以维护，甚至有发生全国性骚乱的可能。1918 年 11 月 1 日，《泰晤士报》报道称："首都警队的 1 445 名警察，以及伦敦消防局的 130 位消防员也患上了流感。从前天早上 7 点到昨天早上 7 点的 24 小时里，伦敦街头有 44 人突遭疾病侵袭，后来被急救车拉到了医院。"[26] "英国最美丽的女人"[27]戴安娜·曼纳斯女爵在自己写给在掷弹兵卫队服役的未婚夫杜夫·库珀的信中写道："这次的肺炎疫情太严重了。亲爱的帕梅拉·歌瑞尔（娘家姓菲茨杰拉德）患病 3 天就病逝了。"[28]在众多因西班牙流感倒下的社交名媛中，帕梅拉·歌瑞尔只是其中一个。杜波斯科·泰勒（Dubosc Taylor）夫人被《尚流》（*Tatler*）杂志描述为"名利场里最美丽的女人之一"[29]，她把自己位于波特兰广场的私家宅邸改造成了医院，最终罹患西班牙流感离世。名利场里的幸存者包括拉文德·斯隆-斯坦利（Lavender Sloane-Stanley）小姐，她曾在志愿者援助支队帮过忙；还有利莫里克伯爵的独女维多利亚·布拉迪（Victoria Brady）女爵。[30]

　　在伦敦中心城区，巴希尔·胡德医生正竭尽全力让他的医院圣马里波恩医护所运转起来。在这个时期，玛丽勒本还是伦敦的一个贫困区，居民大多穷困潦倒，西班牙流感如野火般在玛丽勒本不受控制地传播，胡德未出版的回忆录为我们展现了这一惊骇的景象。

213

　　"我从不拒收任何病人，"胡德倾诉道，"因为我始终记得他们身处的困境，这片区域的贫苦人长期营养不良，又过度劳作。考虑到这些因素，我认为我们医院的治疗情况是不错的。当然，从咱们这片贫民窟送过来的流感或肺炎病人，大多不会有什么很好的诊断结果——这显而易见。"[31]


　　几天陆陆续续收留了从帕丁顿医护所转过来的约 200 个病人，都是些染病的士兵，极为严重且可怕的流感便跟着来到了我们这儿，医护所变得一团糟。医护人员的培训完全被省掉了，一点不剩；医护人员们英勇极了，他们给病人喂食，尽全

力维持最基础的护理工作，将神志不清者控制在床上。每一
天，随着病人增多，护士则像保龄球瓶一样倒下，医护所的困
境也愈加明显。9 位勇敢的姑娘在这场世人不会忘却的疫情中
失去了性命。我眼睁睁地看着她们中的一些人勇敢地照顾自己
的朋友，接着自己病倒并死去。[32]

胡德要求在任何引文中都不要出现他的同事们的真名，以此照
顾到他们亲眷的感受。所以，在我摘取的这些选段中，胡德的同事
们都成了无名英雄。

　　10 月底，医护所出现了第一位死于肺炎的护士，然后在 11
月 7 日，我又上报了另外 4 宗护士死亡病例，最后一位病死的
护士入职不过 4 天……其中一位护士我记得尤其清楚，她负责
照顾旁侧病房的 X 姊妹。我说什么、做什么都不管用……她就
是要拼尽全力救护那个同为护士的病人。最终，她和病人都病
逝了，这个可爱的爱尔兰小姑娘将自己献给了她的工作。我现
在似乎都能看到她，在过道里拦住我问："你觉得那位姊妹好
些了吗？""她现在情况怎样？""我还能为她做些什么？"她无
时无刻不为别人着想。她倒下了对所有人都是个真正的打击，
对我尤甚。毫无疑问，我从没真正从她过世的阴影中走出来。[33]

胡德的回忆录也把西班牙流感病症的可怕赤裸裸地展现在我们
面前：

　　我记得有个护士患上了十分严重的急性流感/肺炎。她不
想躺在床上，坚持背靠墙坐在床上，直到最后她被自己不断大

量涌出的血痰呛到。

我知道她命不久矣，而且大限就在眼前，只好满足她的需求，让她尽可能舒服点。这场疫症毫无疑问是我职业生涯中最糟糕、最压抑的经历。1918 年 12 月的头一个星期，一天的病人数量高达 779 人，而护士总数不超过 100 个。[34]

疫症不可避免地造成了医护人员的损失，胡德总结道：

快 11 月底时，医护人员的患病率才开始下降……最糟糕的是……我垮了。我发现自己要走到医护所的任何地方都越来越难——由于我们没有专用电梯，只能自己爬楼——我们的工作效率还是太低了，我每日工作 15 或 16 个小时，夜晚急救也要随时待命，所有事情必须以最快速度解决。在这四年半战争的最后关头，所有的压力和沮丧都涌上心头，这一切对我来说太沉重了，到 11 月底，我无法继续工作，并得到准许休整 3 个月。我几乎无法站立，永远需要扶墙走路！[35]

胡德在战争中幸存下来，并给后人留下了这些未发表的笔记，如此吸引人的洞见让我们得以窥见西班牙流感大流行期间伦敦一家医院的运行状况。

在奥地利维也纳，一位极具天赋但绯闻缠身的年轻画家正在陪伴他的妻子度过其第一次妊娠期，他就是埃贡·席勒。席勒钟爱未成年少女，他曾引诱一个未达合法年龄的小姑娘，由此受到犯罪指控，事件终于平息后，他全身心投入创作之中。作为艺术家，席勒才华极盛，他具有"优异的图像处理能力，对颜色有独到的感知力……他极为精湛地运用自己的天赋，绘出数量虽少但持续不断的可怕扭曲、令人惊恐的人物形象，或者是鸟瞰视角下的风景，同样充满了怪异感和讽刺意味"[36]。然而，他的身体并不强健，无法与凶猛的西班牙流感抗衡。

10 月 27 日，席勒在写给母亲的信中说道："9 天前，伊迪丝患上了西班牙流感，随后出现肺炎症状。她已经怀孕 6 个月，这种疾病十分凶险，甚至威胁到她的生命——由于她一直处于缺氧状态，我已经做了最坏的打算。"[37]

从席勒的作品可以看出，他对死亡已经有了强烈的感知，而且"喜欢画临终素描"[38]。1918 年 2 月，席勒的导师象征主义画家古斯塔夫·克里姆特（Gustav Klimt）① 在中风后又不幸罹患西班牙流感，在其临终时，席勒为他绘了一幅临终肖像画。10 月 27 日，在伊迪丝弥留之际，席勒也画下了她的临终肖像。在这幅严肃却温柔的画作中，伊迪丝的目光望向画框之外，眼睛里流露出悲伤。她在次日便离世了。

为避免感染，席勒做了他能做的一切。但因为身体本就虚弱，他最终于 1918 年 10 月 31 日死在了希特辛格大街的岳母家。[39] "战争结束了，"他临终前说道，"我得走了。我的画作可以放在世界上任何一家展览馆里展出。"[40]

席勒的讣告充分展现了其死亡的讽刺意味。

分离派展览让席勒名声大噪，眼看着他就要成为维也纳最富有、最有名气的画家，但他在此时过世了。不仅如此，他还死在了行将坍圮的奥地利帝国的余晖中，"这位表现主义画家，

---

① 古斯塔夫·克里姆特，奥地利画家，19 世纪象征主义绘画的代表人物，创建了维也纳分离派，代表作有《金鱼》《女人的三个阶段》《花草农园》。

曾是我们年轻艺术界最大的希望之一"。他不过才 28 岁。[41]

在 1918 年 11 月的最初几天，瑞士裔小说家布莱斯·桑德拉尔（Blaise Cendrars）[①] 在巴黎市郊亲眼看到"由于巴黎的棺材已经耗尽，等待焚烧的疫症死者的尸体堆放在田野里，并被淋上汽油"。[42] 桑德拉尔抵达巴黎时，遇到了著名的现代主义诗人纪尧姆·阿波利奈尔（Guillaume Apollinaire）[②]。阿波利奈尔在"一次战役中头部受枪伤，军队医院对他进行了头部环钻手术"[43]，他幸存下来，并正从头部枪伤中康复。俩人在蒙巴纳斯[③]聚餐，聊了聊"当时时兴的话题——死于西班牙流感的人要比死于战争炮火的人多多了"[44]。5 天后，桑德拉尔经过阿波利奈尔家那栋公寓楼门口时，门卫告诉他，他的朋友患上了西班牙流感。桑德拉尔急忙赶了进去，他看到了阿波利奈尔的妻子杰奎琳（Jacqueline）。杰奎琳病得很重，但她的丈夫病得更重，阿波利奈尔的肤色开始变黑。桑德拉尔连忙去请医生，医生说已经回天乏术。第二天晚上，也就是 11 月 9 日星期六，阿波利奈尔病死了。

　　桑德拉尔出色地叙述了阿波利奈尔的葬礼，读起来像是在举行国葬，只是混杂了些许黑色幽默。葬礼以保守的风格开始，宛如一场传统的天主教殡葬仪式：

----

　　① 布莱斯·桑德拉尔，瑞士裔法国诗人、小说家，是欧洲现代主义最重要的先驱之一。

　　② 纪尧姆·阿波利奈尔，法国诗人，1899 年到巴黎定居，1913 年发表未来主义宣言《未来主义的反传统》，参与"一战"并负伤，1918 年结婚后不久即死于西班牙流感。

　　③ 蒙巴纳斯（Montparnasse），法国一个街区，"二战"前众多法国文化名流聚集于此。

217

　　牧师已经做了最后的告解，阿波利奈尔的棺材停在圣托马斯·阿奎那教堂，上覆旗帜，他的三色中尉头盔再置于其上，周围则放满鲜花和花圈。仪仗队和士兵列队笔直挺立，护卫着棺材缓缓前进，棺材后面跟着家属，他的母亲和妻子面覆黑纱，可怜的杰奎琳身子仍然虚弱，她逃过了一劫，她的丈夫却掉进深渊。[45]

　　在家属之后，还跟着阿波利奈尔最亲密的朋友，包括马克斯·雅各布（Max Jacob）①和巴勃罗·毕加索（Pablo Picasso），以及几乎整个巴黎文学界和媒体界。但当葬礼队伍行至圣日耳曼街角时，遇上了一支庆祝休战日的吵闹队伍，男男女女挥舞手臂，唱歌跳舞，亲吻拥抱。[46]

218

　　这对桑德拉尔来说太沉重了，他愤怒地同爱人雷蒙（Raymone）、艺术家费尔南德·莱热（Fernand Leger）②一起离开了葬礼队伍。"这太奇幻了，"桑德拉尔说道，"巴黎在庆祝。阿波利奈尔却死了。我整个人处于郁闷之中。真是荒诞。"[47]

　　为了避免染上西班牙流感，三人去喝了杯热酒，随后叫了辆出租车前往拉雪兹神父公墓，才发现他们错过了下葬仪式。三人试图在巨大的墓园中找到阿波利奈尔的墓地，却不小心两次掉入新掘的墓坑中，惹恼了掘墓人。但最终，掘墓人也说帮不了他们："你们要明白，前有战争，后有流感，他们来不及告诉我们被埋葬的死者的姓名。死的人太多了。"[48]桑德拉尔则解释说他们要找的墓地属于一个重要的人，是纪尧姆·阿波利奈尔中尉，人们在他墓地上放空

---

　　①　马克斯·雅各布，法国诗人，被认为是象征主义和超现实主义之间的重要联结者。

　　②　费尔南德·莱热，法国画家，最早的立体主义运动领袖之一，代表画作有《城市》《三名妇女》等。

炮纪念，但掘墓人还是帮不了他们。"亲爱的先生，"掘墓人说，
"今天放了两次空炮，死了两个中尉，我不知道哪个是你们要找的。
你们还是自己去找找看吧。"[49]

然而三人看到了附近的一块墓地，上面覆盖了一抔结冰的泥
土，形成的形状有些像阿波利奈尔的头型，周边的小草则是他的头
发，甚至连他那道枪伤伤疤都在。桑德拉尔和朋友们被这一巧合的
错觉吓到了，仓皇离开墓园，墓园随后便被浓雾笼罩。

"那就是他，"桑德拉尔坚持认为，"我们看到他了。阿波利奈
尔没有死。他很快就会重新出现。别忘了我说的这番话。"[50]

桑德拉尔在余生中，永远没能相信阿波利奈尔真的过世了。对　219
他来说，"阿波利奈尔去往的并非死亡国度，而是幽冥国度"，他那
场怪异的葬礼就像是上帝开的玩笑。葬礼队伍与庆祝队伍相遇那事
儿发生在亚兰·卡甸（Allan Kardec）墓旁，卡甸是法国招魂学说
的创立者，这更加深了桑德拉尔的信念，认为是地下传来的某种神
秘讯息。卡甸的墓碑上刻着这样一句墓志铭："出生，死亡，再出
生，循环往复不可断绝。这便是世间的运则。"[51]

驻扎在加莱海峡省阿尔奎斯的皇家陆军军医队第18伤员临时收
容站的J. 库克（J. Cook）上尉，意识到自己正在处理的是西班牙流
感疫情，便在圣奥梅尔附近的一座基督教兄弟会学校里额外重开了
一处收容站。[52]一天涌入600个流感病人，收容站只能搭起帐篷，以
提供额外的床位。站里一共只有30到40个护士、40个医生来处理
如此庞杂的医护工作。到了这个节骨眼上，库克上尉满含嘲讽地指
出，他在报纸上读到官方声明说"到目前为止，流感疫情尚未影响
身在法国的英国军队"[53]。

在位于阿尔奎斯的第4综合医院里，志愿者援助支队的凯蒂·

凯尼恩（Kitty Kenyon）在日记里写道，"这种新流感会在任何时候任何地方感染任何人，人就像保龄球瓶一样倒下"[54]。一个名叫富兰克林的护工的死尤其让凯蒂痛苦。"他当我们的护工好长一段时间了，我知道在他死后人们会怎么处理他，每一个细节我都知道，这让我感到绝望。他会躺在一张担架上，身上覆盖英国国旗，步上他自己照顾过的那些病人的老路。他是我们最好的士官之一。"[55]

220　　　对见习护士玛格丽特·埃利斯（Margaret Ellis）来说，没有比在位于卡米耶的第 26 综合医院里照顾流感病人更令人沮丧的事了。"病人们全部失禁，你必须持续不断地给他们换床单、洗衣服。我记得有个男孩，我帮他从头到脚换上干净衣服，结果 10 分钟后我又不得不重新全换一次。"[56]

佩姬·莫顿（Peggy Morton）是位于维姆勒的第 55 综合医院的一名志愿者救护支队成员，西班牙流感的可怕症状对她而言是一段充满恐惧的回忆。"我记得有这么个男人。我碰巧看了屏风里一眼，一个护工正准备给他擦拭身体。这个男人的脸是深蓝色的。"佩姬让护工先停下来，她把此事报给了护士姊妹。这个男人前半夜就死了，第二天早晨尸体就已经开始腐烂。"人们管这病叫流感，但在我们看来，这是某种可怕的瘟疫。"[57]

随美军乘坐军舰来到欧洲的护士玛丽·多布森（Mary Dobson）也感受到了这份恐惧。玛丽和另外 20 名护士在航行中就染了病，与她们同船的好几百个士兵也染病了，自然没人来照顾她们。"身体的每个部位都很疼，特别是背部和头，感觉头马上就要掉下来了似的。船上医务室里臭气熏天——我从来没闻过这么臭的气味。太可怕了，这种病菌是有毒的。"[58]在这艘船驶向欧洲的航程中，80 名士兵病死，但船员并未将他们海葬。他们的尸体被保存下来，埋在了布列斯特的军队墓地里。天气炎热异常，人们只好将船上冷冻室的食物清空，把尸体存放在里面。

　　恐惧在法国四处弥漫，人们普遍认为西班牙流感根本不是什么流感，而是某种更恶毒的疾病。这种说法的根据在于"病人出现肺部相关并发症后，随即有窒息和发绀症状，弥留的病人面部会呈现黑色，这与霍乱的病症有相似之处"[59]。语言学家阿尔贝·多查（Albert Dauzat）从法国中部奥弗涅的伊苏瓦尔地区找到了一个佐例。当地一个化名为"B"的屠夫，得知自己的儿子在阿尔萨斯前线死于肺炎。

　　"牧师用惯常轻描淡写的口气，向这对夫妻宣告了他们儿子的死，特别指出这个年轻人染上的是肺流感。"尽管牧师所言非虚，但当地还是传出了谣言，说 B 的儿子死于霍乱。

> 和我一样看过这些信件的几个人说："流感不致命，一定是霍乱。军官给士兵和牧师写的东西，当然想怎么写就怎么写。"而且牧师自己也不全然相信这种说法。"我真的认为，"牧师私下跟我说，"这种所谓的西班牙流感其实是霍乱。一个最近从前线休假返家的护工告诉我，被抬走的病人尸体上布满了黑斑。这还不够明显吗？"[60]

　　在安娜·拉斯穆森（Anna Rasmussen）① 看来，"霍乱传说"是"群氓意识"的一个例证，尽管存在这么多科学事实，人们还是宁愿相信西班牙流感是一种霍乱。关于西班牙流感的可怕及其传播的暴发性，我们还可以从科西嘉岛库托利村的一位医生那儿找到证据。

――――――――――

　　① 安娜·拉斯穆森，历史学家，参与《剑桥第一次世界大战史》"西班牙流感"部分的编写。本书注释 60 和 61 的内容即引自她所编写的部分。

222

库托利村的一个名叫 M. D. 的村民，在一个周六与媳妇一起去阿雅克肖看牙。他回家 3 天后，也就是周一，村里一个孩子死了。没多久，M. D. 也死了。由于家人的关系，M. D. 的尸体未能及时下葬。

一名近亲有事不能早到，他抵达时，亲属们打开棺材，争相给死者最后一个拥抱，9 名家庭成员染上了流感病逝。还有一个特别的细节，在 M. D. 葬礼举行那日，教堂举行了一场坚信礼，死者的尸体在那里放置了大约一个半小时。信徒们从大主教面前走过，然后一起回教堂继续参加了两场宗教仪式。几天后，250 人被支气管肺炎侵袭，只能卧床休息，然后 1 100 名村民中有 450 人都患了病，最终有 600 人患病，54 人死亡。[61]

在战地医院，死亡可能已经司空见惯，但它从未失去威慑力。在位于卡米耶的第 26 综合医院做实习护士的玛格丽特·埃利斯开始厌恶看到英国国旗，"因为那些人把尸体抬出去的时候，总会在尸体上覆一面国旗"[62]。

最悲惨的一次记录来自第 4 综合医院的玛丽·麦卡尔（Mary McCall）护士，她记得："有一个非常年轻的新娘，被人带去看望她受伤的丈夫。她很可能在离开前就患上了流感，因为她到病房后不久就倒下了。"这个年轻女人一两天后便病死了，"对那个可怜的男人来说，这真是个可怕的悲剧，不久后他也染了病，撒手人寰"[63]。

对于身处法国的护士们来说，就算是休战的消息也根本抚慰不了她们的心。玛格丽特·埃利斯痛苦地回忆道："宣布休战的那天，病房里没有一个士兵知道这个消息。他们全都神志不清，病得太重，没有谁足够清醒到接收这个消息。没人明白，一个都没有。"[64]

223

从剑桥大学休学、以文员身份入伍的 J. S. 韦恩记录下了西班牙流感在法国肆虐的一手信息。虽然韦恩在 11 月 4 日就已留意到自己出了些"内部问题",但 11 月 11 日那天,他已经完全康复,并参加了休战日庆祝活动,然而之后就生了"好长一场病"。"早上醒来时我觉得胸口僵硬,随后开始头痛。整个下午我都十分机械地工作……之后我爬下楼,给用人付了钱,然后躺到床上去了。"不久后,一位路过的皇家陆军军医队护工帮他量了体温,他发烧到 102 华氏度(40.9 摄氏度),而且

在这个月夜,我躺在担架上,被抬上救护车,然后被送到第 19 伤员临时收容站,成了一个流感病人,睡到了帐篷里的一张单人病床上。接下来几天的情形我记不大清了。我吃得很少,流感开始消退,两天后年迈的军队护工告诉我,"你的病差不多好了"。13 号,我的体温是 101.2 华氏度(38.4 摄氏度)和 102.6 华氏度(39.2 摄氏度);14 号,则降到了 100.2 华氏度(37.9 摄氏度)和 100 华氏度(37.8 摄氏度)。克拉克少校是我当时的主治医生,他一头卷发,看上去漫不经心。[65]

11 月 14 日是韦恩 25 岁的生日,他收到了家乡寄来的几封信以及母亲寄给他的一块手表。

15 号(晚上),我的体温是 103.2 华氏度(39.6 摄氏度),而且一直维持在 103 华氏度(39.4 摄氏度)以上。17 号,主治医生换成了古尔林医生,护工们开始每隔 4 小时就给我测一次体温。到了 18 号,古尔林医生第一次记录下了肺炎(左肺):这天晚上,我的体温升到 105.2 华氏度(40.7 摄氏度),护士只好去寻求护士长的帮助。我的记忆模糊不清,一位护工——他

224

之前是杜伦的矿工——曾用海绵擦拭我的身体，我记得他颇为同情我烧得滚烫的手。有天傍晚，我呼叫护士，但有人告诉我她没一个小时过不来。我病得太重，忘了自己需要什么了，但独自一人时我发现自己的理智稍微回归了一点，因为我开始带着困惑思考华人劳工团的问题。19 到 21 号：体温在 100—104华氏度（37.8—40 摄氏度）徘徊，偶尔可以入眠。我能感觉到自己的肺出了问题，便开始限定自己的呼吸。22 号：右肺也被感染，但我的病情并未变糟。护士们给我服用阿司匹林、雾化血氨、铵片（氨基甲酸铵，针对心脏问题的传统治疗方法）和颠茄。现在，我又被带到另一个帐篷。一位名叫史密斯的军官在里面休息，他大喊大叫了两个晚上，我只好吃安眠药入睡。他在第三天晚上大约 9 点死了，我一直不知道，是后来回到原来那个帐篷，夜班护士丘利告诉我的。在发了 11 个晚上的烧后，23 号我终于退烧了，体温回到 99.2 华氏度（37.3 摄氏度），除了正常范围内零点一二度的回升，再也没大幅上升了。丘利护士是"曼城市郊人，热情又善良"。古尔林每天都来给我听诊，有一次他对护士说，"躺我们面前的，是地球上最不爱抱怨的男人了"。[66]

最后，当韦恩康复到可以出门时，他被抬上了 10 号救护列车。车上有食物，但没有洗浴设施。韦恩被送往鲁昂，抵达之后再乘坐救护车，经过一段"漫长又幽暗的旅程"，到了第 8 综合医院。他在医院待了两晚，接着又被撤往特鲁维尔，"因为从那里撤回英国比较方便"。韦恩很庆幸自己的主治医生是一个"不反对饮酒的医生"[67]。随后，他又被送往第 74 综合医院，并住进第 1 军官病房，"一间日式小屋，在接下来的 12 天里成了我的家"[68]。

二等兵理查德·弗特（Richard Foot）也记录下了自己的经历。[69]
在休战后的几天，弗特所在的第 62 师接到命令同占领军一起行进到
德国。这算是个相当重要的荣誉了，只有两个陆军师获此殊荣，另一
个是第 51 高地师，两个师曾在 1917 年阿弗兰库尔战役和 1918 年马恩
河战役两场胜仗里合作杀敌。然而，在战争结束前的几个星期里，
行进到德国这一荣誉所带来的死伤人数竟然不亚于任何一场战役。

> 在一次从莫伯日前往科隆莱茵河桥头堡的 300 多千米行军
> 中，我们于平安夜抵达科隆西部的艾费尔，本师死于流感及其
> 并发症的士兵甚至要比之前 22 个月死在前线战场上的还要多。
> 天寒地冻，时常下雪，天气湿冷，要把患肺炎的同僚送到医院
> 是件难事。虽然沿路设有临时医院，里面的确有能"创造奇
> 迹"的医生，但这些临时医院毕竟不比真正的医院组织得当，铁
> 轨也未能及时修缮，救护列车尚不能接送行军中的患病士兵。[70]

> 我们中幸免于流感的，是那些在相对暖和的法国、比利时
> 或德国家庭中掉队的士兵，他们能在房子里御寒，直到退烧。
> 我就是这些幸运儿中的一个。[71]

弗特行进到山图的一个村庄时病倒了。他记得自己牵着战马一
路行走，在下午的时候发觉自己病得很重。更糟的是，"当大部队
经过之处有三节拍国歌演奏声时，他必须站立敬礼半个小时"，患
病和精疲力竭让他站得摇摇晃晃。[72]弗特在民宅里休息，这个房间在
一家乡村面包房的二楼，他在房间里找到了一瓶须一次服用 5 粒的
硫酸奎宁药片和一支体温计。弗特测了自己的体温有 105 华氏度
（40.6 摄氏度），便服了 30 粒奎宁，之后就不省人事了。弗特所在
排的战友没有等他，继续前进；而他留在了村里，待在暖和的床

226

上，按时服用奎宁，3 天后烧就退了。幸运的是，他搭上一辆顺风卡车，在 80 千米开外的大道旁赶上了战友们。[73]

有的人就没这么幸运了，来自汉普郡博特利的菲特·奥森（Fitter Othen）中士就是其中一个。奥森中士"温和、优秀，算是这个排的元老了，而且由于技能要求，他一般都是带枪行动"[74]。弗特曾看到奥森中士染上流感后由救护马车送走，"他离开时按了按我的手，表示感谢，但他死在了去医院的路上"[75]。

弗特对他人生中这一黑暗时期的叙述，以一个稍显轻松的注脚结尾。他诙谐地聊起了一头被偷走的猪，军中的蹄铁工悄悄地把它宰了，圣诞节那天，排里的军官们将猪肉烤熟，分给弟兄们吃。德国战俘看到这种场景表示怀疑，因为他们从未看到德军军官会这般款待下面的人。

在更远的萨洛尼卡①，护士多萝西·萨顿（Dorothy Sutton）成了病人，在与西班牙流感抗争。她在写信给白金汉郡海威科姆家里的母亲时说道：

227

　　　　写上封信时我就患了"流感"，后来卧床整整三天。今年夏天，流感对军队的影响非常大，几乎没人能逃脱它的魔掌，单单肺炎的死亡人数就在这次远征中达到最高。我现在感觉好多了，过去三天再次开始照顾病人。（休战协议）签署时，我正在床上，但我听到了礼炮声……所以我知道，战争又一次暂停了。[76]

终于，人们迎来了战争的终结，数百万人从中解脱；然而，"西班牙女郎"并没想要停止她的战斗。

---

①　萨洛尼卡（Salonica），希腊北部最大的港口城市。

# 第十八章　休战日

1918 年 11 月 11 日早晨，卡洛琳·普雷尼从位于汉普斯特德的家出发，前往伦敦的赞善里。起初，这次旅行看上去平淡无奇。

那天早上，我从汉普斯特德出发，乘公交前往赞善里，一路上留意到街边还是一派"备战"景象，车快开到莫宁顿地铁站时，一切都变了。人们突然开始放礼炮，头顶噼里啪啦的声响吓了我们一跳。一次空袭警报，又一次空袭警报！一个妇女从屋子里跑出来，紧张地盯着天空看。但在我还没意识到可能休战了的时候，人们已经从周边建筑里涌了出来，奔到大街上。战争结束了。人们立马放下手中的东西，街上的人群每分钟都在壮大。[1]

大多数庆祝活动都没引起恐慌，只是空军部大楼楼顶施放庆祝照明弹，让一位高级军官误以为是空袭，他向人群吼道："空袭来了！赶紧掩护！"[2]教堂敲响了钟声，到处都唱起爱国歌曲，拖轮沿着泰晤士河鸣笛，刚过11点就有一群人围在官邸外，"直到伦敦中心被人潮淹没"[3]。《每日快报》（*Daily Express*）称："人们由衷地欢呼，之后唱起了非凡的、神圣的、无比荣耀的颂歌——《赞美上帝，所有祝福都来自他》。"[4]报纸还提醒读者，11月11日是"圣马丁节，是这位伟大的法国圣人兼勇士的纪念日"[5]。

议会札记作家迈克尔·麦克多纳（Michael MacDonagh）被这样的景象吓了一跳："炮仗响声震天，警察局和消防局都在放，近处震耳的声响与远处的噼啪声交相呼应……我冲出门，想要一探究竟。他们大声宣布：'休战啦！''战争结束了！'"[6]麦克多纳虽然受到"这一欢欣事件"的鼓舞，但也承认自己的情绪很矛盾："我不觉得有多高兴。战争结束固然让我宽慰，因为它现在结束总比到协约国军队被打败的时候结束要好。"[7]

麦克多纳的消极看法在休战日这天并非孤例。与德国的这场大战虽然结束，但"西班牙女郎"并不情愿放弃对伦敦的控制；在过去的两周里，伦敦有超过2 000个家庭因流感失去了心爱之人。其他家庭则因收到海军部或陆军部的电报，告知她们的丈夫、儿子或兄弟永远不能再回到家的消息，陷入深深的悲恸中。在他们看来，这场战争本就是场悲剧，在休战日这天，他们心烦意乱，只想自己一个人待着。罗切斯特的坐堂牧师在得知儿子死于海上的消息几个小时后，要强忍着悲痛在他的大教堂里做一场休战感恩祈祷仪式。[8]

在度过了4年战争后，对某些人来说，休战并没多鼓舞人心。

弗吉尼亚·伍尔夫正在写她的小说《夜与日》（*Night and Day*）的 230
最后一章，她向窗外轻瞥一眼，瞧见街对面一个房屋油漆工正在粉
刷。随着礼炮声响起，伍尔夫"看到画家望了一眼天空，又接着忙
他的活了"[9]。伍尔夫也跟着返回小说创作中。诗人罗伯特·格雷夫
斯闻知朋友的死讯，包括威尔弗雷德·欧文，他在服役的威尔士营
地附近散步，"想起死去的人，咒骂着，抽泣着"[10]。

　　尽管不少人仍在经历可怕的苦难和损失，但还是有许多人用饱
满的热情、狂放的庆祝活动来纪念战争的结束。休战日成了伦敦市
民举办大型派对的借口，其庆祝活动比"马弗京狂欢夜"（1900 年
1 月 1 日，第二次布尔战争期间，伦敦市民为了庆祝马弗京①解围，
举办了大量庆祝活动）还要热闹得多。"今日的狂欢程度表明人们
已经完全失去了自控力，"麦克多纳写道，"在市中心和西区的街道
上，到处可见这种狂欢，每个郊区都和市中心一样，充满了喧
嚣。"[11]这样的氛围让人联想到很久以前的英格兰。"这非常像古代英
格兰。像是人们在汉普特斯西斯公园度过银行假日②，只是规模非
常之大。"[12]即便像卡洛琳·普雷尼这样寡言少语的人也沉浸在了激
动之中：

　　　　生机勃勃，周边满是呼叫、哭喊、吹口哨、鸣笛的声音……
赞善里更是热闹活跃……在那里的街角，一位正在执勤的身材

---

　　①　第二次布尔战争（1899—1902），英国与布尔人建立的德兰士瓦共和国之间
的战争，最终英国在巨大的国际舆论压力中收兵，双方签订合约，这场战争促进了
南非联邦的形成。马弗京战役，为第二次布尔战争中的一次战役，英军被布尔人军
队围困在此许久，后骑兵部队赶到才得以解围。
　　②　银行假日（Bank Holidays），相对于欧洲其他国家，英国的公共假日较少，
银行通常在假日关门休息、暂停所有业务，故其公共假日又称银行假日。

壮硕的警察被女孩们围住，她们吵着要和他跳舞。这位伦敦警察很好地处理了这种局面——他一句话不说，就在狭促的街边跟一个接一个的女孩跳起舞来，同时脸上不露出任何可能被看破的神情。习俗和惯例都不复存在，人们似乎迎来了一个崭新的世界。军官和士兵们混杂在一起，共同狂欢。士兵操练军官，女工们向军官和士兵们下命令。军国主义的精神摇身一变，成了一场喜剧。[13]

据迈克尔·麦克多纳说，伦敦"已经失了心智"[14]。

我从威斯敏斯特逃了出来，觉得议会大厦和白金汉宫今天会成为有趣聚会的中心，比以往更甚。电车里拥挤极了，所有乘客明显都深受触动，无论他们在聊天、大笑，还是独自一人、沉默。学校今天也放假，学生们都跑了出来。我们经过肯宁顿路靠近"犄角巷"附近的一所小学时，孩子们从学校里涌出，像小疯子一样喊叫蹦跳。很多迹象表明，商务活动也暂停了。商铺休业，就好像星期天一样。当然，有谁会在今天这个日子还上班呢？童子军男孩骑着自行车从我们身边飞驰而过，嚷着"警报解除"，之前他们在空袭结束后会这么做。[15]

麦克多纳甚至在威斯敏斯特大桥地铁站里看到了一张晚报广告牌，由于纸张短缺，他已经好几年没见到这样的广告牌了。"这是个让人激动的标志，表明伦敦开始恢复正常的城市生活。看看广告牌上写了啥！'所有前线的战事均已止息！'万岁！"[16]

在威斯敏斯特的议会大厦，大本钟在停息了 4 年后预备再次敲响。

我抬头看了看钟。离中午 12 点只差不到 5 分钟了。从科克斯普尔街宝顺洋行过来的修理工和大本钟的守卫，一起将钟修理好，让它能够整点敲响，但仍未精细到每过一刻钟报时。当指针指向 XII 时，大本钟终于敲响，传出沉重又庄严的钟声，如此遥远，却又这般亲近。这是最激动人心的时刻。本在议会广场上闹腾的人群突然安静，肃然站立，直到最后一声钟声结束，人群再次爆发欢乐的叫喊。[17]

尽管天空灰蒙蒙、阴沉沉的，似乎大雨在即，但没人在意天气。议会街和白厅挤满了人，街上人群欢腾、热闹非凡。伦敦已被一股冲动占领，"别管那些事了，上街吧，喊叫吧，歌唱吧，跳舞吧，哭出来吧——最重要的是，让自己表现得像个超级大傻瓜"[18]。

在议会大厦外面厚厚的人墙中，公共汽车、出租车和私家车寸步难行，在大街上七拐八拐，车里面塞满了士兵和平民，不仅是车厢内，甚至车顶和驾驶座也有，"人们大喊大叫，唱着歌曲片段，和路边的行人一样，疯狂地打着手势——不仅如此。每个人都似乎要嘶喊着为这种喧嚣献一份力，而且每种可以通过敲、吹、摇发出声响的器物，都被用来制造噪声"[19]。

在这股喧嚣中，麦克多纳能听到：

汽车鸣笛声，手摇铃声，茶壶砸碎的声音，警笛鸣声，可恶的管弦乐队里玩具喇叭的尖鸣。大街上怪事频现，其中有这么个穿军装的上校，蹲在一辆汽车车顶，发出像晚宴时的敲锣声那般的叫喊；还有一个牧师，在他的丝帽上插着一面英国国旗，领着教区民众唱歌前进。[20]

232

233

如果有人还怀疑战争是不是真的结束了，"白厅政府办公室里女秘书们的愚蠢行径能消除你的所有顾虑。这些女孩子从办公室窗户里露出头来欢呼，就在我们头顶上，而那些办公室都是处理战争事务的。你想想"[21]！

白金汉宫外面聚集了大量人群，他们挥舞着小旗子，持续呼叫"我们要乔治国王！"，维多利亚女王纪念雕像都快被爬到上面的人盖住了。[22]国王和王后现身宫殿阳台，接受万民山呼，民众高唱《希望与荣耀之地》和《蒂珀雷里》，却唤起了伤感的回忆。麦克多纳想道："战争早期唱着这些歌的小伙子们，如今能有几人还？"[23]

在特拉法尔加广场，从军需厂出来的女工们还穿着工装、戴着工帽，她们在与士兵们嬉戏。[24]一群年轻的中尉吹着警哨，围着一个穿国旗装的巨型泰迪熊玩偶跳舞。还有一群美国士兵，明目张胆地"突袭"莱昂斯咖啡馆或 A.B.C. 茶室，夺过女服务生手中的盘子，当作铃鼓敲击起来，一边敲一边唱起了《扬基曲》。出租车从旁缓缓驶过，每辆车顶上都站着一个英联邦士兵和一个姑娘。[25]

戴着丝帽、穿着大衣的股票交易所员工从泰晤士河堤向诺森伯兰大道走去，他们组成了一支"乐队"，乐器是装有石子的锡罐，发出的声响如同"地狱传来的嘎嘎声"[26]。

看到此情此景的麦克多纳感觉，整个伦敦仿佛什么都没做，只是在举行一场巨型家庭聚会，像是"一场让人惊叹的乔迁派对"[27]，庆祝伦敦迎来新生，在经历多年的烦扰和担忧后，一个和平又安全的新时代终于来临了。参与聚会的每一个人都彻底融入这样一个无与伦比的场合，情绪高涨，却肆意挥霍，无须负责，"全然忘记了所谓的自我修养、外在腔调，都想要为这场'潘神的嬉戏'贡献一份力量"[28]。

警察和军队都同意解除目前对堆燃篝火、燃放烟花的禁令。这意味着，肯特郡海斯的市民们能在日落以后公开焚烧德皇画像了，尽管在现实中，就在那个晚上，"这个英国人最憎恨的人"正在荷兰的本廷克伯爵府上做客、享用晚宴。[29] 对家庭照明的限令也取消了，因齐柏林飞艇空袭而导致的"暗光时代"终于结束，英国的大城市多年来首次灯火通明。晚些时候，政府不仅终止了《领土防务法案》，还来了一场精彩的探照灯秀。[30]

特拉法尔加广场上挤满了伦敦市民和正在休假的军人，他们通常手拉着手，唱歌摇摆。作家奥斯伯特·西特韦尔（Osbert Sitwell）①在近卫掷弹兵团担任上尉，他写道，"他们就像是……老勃鲁盖尔②画里那些在露天集市里游荡的人"[31]。西特韦尔上尉和芭蕾经理人谢尔盖·迪亚吉列夫（Sergei Diaghilev），以及正在伦敦演出的俄国芭蕾舞团成员、舞者兼编舞家莱奥尼德·马赛因（Leonide Massine）一起在阿德尔菲参加一个聚会，此地位于特拉法尔加广场和泰晤士河之间。[32] 宾客还包括 D. H. 劳伦斯（D. H. Lawrence）和他的德国妻子弗丽达（Frieda），弗丽达是顶级飞行员冯·里希特霍芬男爵（Baron von Richthofen）的表亲，后者 7 个月前刚战死沙场。不远处，在能清楚看到特拉法尔加广场的联合俱乐部里，T. E. "阿拉伯的劳伦斯"③ 参加了一场稍显安静的聚会，他与两位考古学家共餐，三人战前是朋友，如今另外两位已戎装在身。[33]

① 奥斯伯特·西特韦尔，英国作家，代表作有小说《西奈奇迹》（*Miracle on Sinai*）等。其长姐是著名诗人、批评家伊迪丝·西特韦尔（Edith Sitwell），幼弟则是艺术批评家萨谢弗雷尔·西特韦尔（Sacheverell Sitwell）。

② 彼得·勃鲁盖尔（Pieter Bruegel），16 世纪尼德兰画家，其画作以农村生活为主要题材，代表作有《通天塔》《雪中猎人》《农民的婚礼》等。

③ 托马斯·爱德华·劳伦斯（Thomas Edward Lawrence），因在 1916—1918 年的阿拉伯大起义中作为英国联络官的角色而出名，电影《阿拉伯的劳伦斯》主角原型。

　　近卫掷弹兵团的杜夫·库珀中尉没有心情庆祝，但强迫自己出来走走。他与未婚妻戴安娜·曼纳斯女爵在利兹大饭店用餐。"店里人太多了，上餐的时间太长，等东西上来时都凉了，味道也不好，"杜夫·库珀在他的日记里写道，"我实在是觉得憋屈，便立马和戴安娜逃回了圣詹姆斯大街。街道上也满是狂热的人群，但我俩满心忧愁——然后她彻底崩溃，痛哭起来。"[34]

　　第二天一早，杜夫起床时发现自己发烧了，他卧在床上，想着"自己虽逃过了战争，却要因流感死在自己伦敦的公寓里，真是残酷的讽刺"[35]。一个月后，杜夫的妹妹斯戴菲（Steffie）在患上流感后出现了肺炎症状："我在多佛街遇到了尼尔·阿诺特（Neil Arnott）医生，他告诉我斯戴菲几分钟前刚刚过世。她的体温昨晚还下降了，看起来似乎好了很多，但他们现在才知道原来她的肺早被毒物侵蚀，一早就没救了。"[36]

　　在美国科罗拉多，凯瑟琳·安·波特在作品《灰色马，灰色的骑手》中留存下自己对休战日的反应。书中，凯瑟琳自传性质的角色米兰达躺在床上，她被医院外面街道上的骚动吵醒："钟声响彻天际，声响在空中来回碰撞，号角声与口哨声也相互纠缠，混杂进人们的哀痛哭号之中；硫黄色的亮光从黑色的窗户中迸发而出，堕入黑暗之中。"[37]

　　米兰达询问护士谭娜小姐发生了什么，谭娜回答说："听到了吗？他们在庆祝。今天是休战日。亲爱的，战争结束了。"[38]

　　但是米兰达的爱人亚当死于西班牙流感，此时她无心庆祝。一群衣衫褴褛的老妪在蹩脚地演唱美国国歌，她们的声音几乎被钟声吞没，米兰达将脸转向一旁。"请把窗户打开，求你了，"她恳求道，"我在这儿闻到了死亡的气息。"[39]

　　面对休战日的到来，米兰达只剩麻木："战争走了，瘟疫也走了，在沉重的枪炮声过后，只剩下茫然的沉默；死寂的屋子里只有阴影勾勒的线条，街道也空荡荡的，明日只剩下死亡阴冷的微光。如今，一切要重新开始。"[40]

在康涅狄格州的纽黑文，在疫情中失去玩伴的约翰·德拉诺也听到了休战日的庆祝声：

> 消防站鸣起笛声，工厂也吹起了汽笛，人们涌上街道，用锅碗瓢盆捣鼓出声响。参军的男孩们要回家了！纽黑文的格兰特大街上举行了一场盛大的游行，所有军人穿着军装、戴着锡帽和绑腿，从大街上列队通过。每个人都挥舞着旗子，大喊大叫，相拥亲吻。[41]

北卡罗来纳州戈尔兹伯勒的丹·通科尔天还没亮就被吵醒了，他父亲矿上的工友想要借一面大一点的美国国旗，好挂在自家商店门口。没几个小时后，这面旗子就被架在一根杆子上，举在一场穿越整个城镇的胜利大游行的最前头。对丹来说，这是一个"让人高兴"的时刻："人们纷纷涌到街上，忘记恐惧，亲吻拥抱。这真是高兴、快乐的时光。游行人群穿过了整个戈尔兹伯勒。"[42]

游行过后，戈尔兹伯勒的生活迅速恢复平静。"就好像你扳动了一个开关。商务活动和剧院都开始运行。我们也开始上学了。农民们用马车载着粮食来镇上卖，其他小摊小贩也在一两周内出现。"[43]

在费城，科伦巴·沃尔兹已和父母从西班牙流感病情中康复，她不再被葬礼敲钟发出的"砰、砰、砰"声困扰，相反，"教堂的钟声再次发出悦耳的声响。我觉得那天费城的每一个教堂都敲响了钟。这真是最美妙的事情。听到钟声，所有人都走出房子，再次聚集在一起，欢庆战争结束，忘却了流感。我感觉到一切欢欣再次涌

237

入我的生命"[44]。

安娜·米拉尼所在的生机勃勃的意大利社区也恢复了正常的街区生活："孩子们都重新回到街上玩耍。鱼贩驾着马车过来卖鱼。推车小贩也在售卖蔬菜。我母亲出门去了，所有人家的母亲都出门了，去买鱼和蔬菜。"[45]

在迈克尔·麦克多纳对休战日庆祝活动的描写最后，他总结道："我们在死亡和毁灭的阴影中待了太久。如今我们向前方望去——望向光明坦荡的生活。至少对我们这些为未能从战场返家的士兵流下痛苦泪水的人来说，光明的日子终于来了。"[46]

238　　不幸的是，这种"光明坦荡的生活"并不能照耀到每一个人。据维克多·沃恩医生观察，"11 月虽然签署了停战协议，但医疗与疾病之间是不会有任何停战可言的"[47]。

战争虽然结束，"西班牙女郎"却不会就此消失。在曼彻斯特，她悄悄潜入阿尔伯特广场庆祝休战日的聚集人群中。卫生部首席医务官詹姆斯·尼温医生早就对如此大规模的人群聚集发出过警告。《曼彻斯特晚报》（*Manchester Evening News*）也担心"随着人们一同走出屋子的，还有数百万微生物，它们会开始在人群里传播"[48]。城市里成千上万人涌上街头欢庆，尼温的建议自然被忽略了。1918 年 11 月的最后一个星期，仅这一周内尼温就统计出 383 例流感死亡病例，是 6 月最后一周流感死亡人数的两倍。"一场真正的大灾祸已驾临这座城市。"[49]

在加拿大，"西班牙女郎"跟着返家的士兵一起到来；而在新西兰，她则开启了一次致命的疫情暴发，被人们称作"休战流感"。

# 第十九章　黑色 11 月

休战协议签署的消息是在 1918 年 11 月 12 日早上 9 点抵达新西兰的。消息迅速扩散，每一座城市和小镇的街道都挤满了人，呈现一派狂热的庆祝氛围。[1]电车停止运行，商店和写字楼全空了，法庭暂停审理案件，影院经理也"放弃了取悦公众的企图"。日常生活完全停顿，但这次不是因为"西班牙女郎"，而是出于人们兴高采烈的情绪。"街上每个人似乎都拿着一面旗子，总共有好几千人。"[2]

在克赖斯特彻奇，16 岁的木匠学徒斯坦·西摩尔（Stan Seymour）回忆道：

> 我记得自己在大教堂广场参加休战日庆祝活动。我从没见过那么多人，好些人穿着军装，

刚从海外回来。人们都喝醉了，情绪高涨。有些人开始拥抱和亲吻他们完全不认识的人。人挤人，挤死人，有人的肘部磕到了我的肋骨，还有人的靴子踩到了我的大脚趾……[3]

艾利克斯·迪奇（Alex Dickie）是从戈尔小镇过来的小伙子，据他说，休战日次日成了公共假日，人们在展览场地举办运动嘉年华以示庆祝。

240

我们戈尔小学的学生朝着展览场地前进，火车头里传出的"嗨，嗨，好耶"的叫声一直没间断。在行进过程中，我们的校长"雪人"尼尔森插到每一个班级的队伍里，告诉大家明天不用去学校，何时返校另行通知。一个长长的暑假就是从这一刻开始的。[4]

然而这一看似诱人的前景完全没有让人感到愉悦。一场疫症突如其来，令学校关闭；当某些人在大街上跳舞庆祝休战时，另一些人已经沉浸在悲痛之中了。奥尼洪加（当时还归属奥克兰，是其一个较远的郊区）的家庭主妇劳拉·哈迪（Laura Hardy）回忆起休战日那天："整整一天，葬礼队伍不断地从我家门口经过。棺材数以百计，而且仅用粗木板制成……在这样充满哀愁与悲痛的社区，休战的消息传来了。很少有家庭因为休战而感到开心。"[5]

休战的消息传来时，凯特·肖（Kate Shaw）的弟弟安格斯·卡纳陈（Angus Carnachan）中士还是费瑟斯顿军营里的一个年轻军官。当时安格斯还未从一次流感侵袭中完全康复，便急不可耐地前往市中心参加庆祝活动，而后旧病复发，一命呜呼。凯特则记得自己次日乘坐火车去接弟媳的那趟"噩梦般的旅程"。"铁路沿线的人家几乎都在举办葬礼，死者皆死于传染病。"[6]

　　在克赖斯特彻奇，当西班牙流感侵袭一处被称为芬德尔顿的富裕社区时，年轻的斯坦·西摩尔是第一批参与救援的人中的一员。斯坦陪伴他的母亲一起慰问病患，带去食品杂货，帮忙打扫房间。几天后，即便是最富有的人家也开始散发出食物腐烂和夜壶满溢的臭味。"我还记得母亲撸起衣袖，面无表情地开始工作，要把那一团污秽清理干净……"[7]斯坦回忆道。

　　有一种气味，比其他气味加起来还要难闻。"在那些有人过世但尸体还等着被运走的房子里，有一种全然不同的气味，它跟腐烂的食物和未清空的夜壶的气味很不一样，但你一闻就知道。"[8]

　　由于战争结束，新西兰医生和护士们的军衔已被取消，如今他们奋力应对疫情。玛格丽特·克鲁克申科（Margaret Cruikshank）医生便是其中的佼佼者，她1897年毕业于奥塔哥医学院，是毕业于该校医学专业的第二位女性，也是第一个注册成为医生并进入全科医学领域的女人。她还在爱丁堡和都柏林的医学院进修过。[9]当克鲁克申科医生的同事巴克雷（Barclay）医生自愿加入医疗队后，克鲁克申科开始独自掌管两人的事务，甚至接管了巴克雷医生的私家车。克鲁克申科医生在疫情暴发后无休止地工作，当司机也因流感倒下后，她开始自己骑自行车去城里登门看诊，远一些的地方就骑马去。[10]

　　惠灵顿的戴维·劳埃德·克雷（David Lloyd Clay）医生早些时候熬过了一次流感疫情，在面对1918年袭击惠灵顿的这场新疫情时，他起初是面无惧色的。1889至1890年俄国大流感期间，英格兰和威尔士合计病死8 800人，彼时克雷医生是曼彻斯特医务所的一名医学生，他相信自己了解敌人。谈起以前的英国病人，他是这样说的："病人大多是年长者，并发症也很少见。"但当克雷医生意识到这种新型流感呈现出多么可怕的症状时，他的忧虑越来越重。

242

　　　　1918 年这场流感在临床上似乎很不一样……在发病早期，病人就出现了痛苦的病状。24 到 36 小时之内便发展出紧急的致命病症。头痛欲裂。病人神志时而清醒，时而混乱，有时几乎癫狂。病人的胸口十分疼痛。病人一般都会说："医生，它们把我的内脏都掏空了！"人们因为疼痛而哭出声，特别是在比较严重的病例中。病人的体温能够达到 104 华氏度（40 摄氏度），而且随着咳嗽逐渐加重，鼻腔、肺部甚至直肠都开始出血。[11]

在疫情期间，克雷医生精疲力竭。西班牙流感在惠灵顿出现的第四天，他无休无止地工作了 22 个小时，上门为 152 个家庭看诊，行程长达 240 余千米。他的工作十分艰巨，每个家庭平均有两个病人需要他看诊。[12]

年轻的亚瑟·科马克（Arthur Cormack）见证了他的家乡戈尔在休战日玩乐后仅仅几天内的转变：

　　　　大道上的景象宛如一座鬼镇。超过一半的商铺关门歇业，那些还营业的店似乎也维持不了多久，因为除了童子军会在下午聚集起来例行巡视，街道上已经没人出现了。童子军男孩们将食物送到染病的人家里，他们做得很棒。这些食物是由位于戈尔高中后面的烹饪技术区的麦克哈钦森小姐和皮容夫人准备的。她们和其他帮忙的人所提供的服务，已无法用言语来褒奖。[13]

243

人们确实急需送餐服务，一位女士回忆起这样一段故事：

　　这件事在我脑海里留存这么多年了。一个感觉有些肚饿的小男孩跑到屠夫面前，想问他要些肉吃，然后他又问屠夫该怎么把肉煮熟。屠夫反问他为什么不让妈妈做菜。小男孩回答说他的父母已经在床上睡了两天了。屠夫把小男孩送回了家，发现他的双亲永远地睡着了。[14]

在克赖斯特彻奇，正和母亲一起照料流感病人的斯坦·西摩尔发现他自己也患上了西班牙流感：

　　我发高烧，浑身冒汗。我的睡衣和被子都被汗水浸透了。妈妈说她都可以把我的睡衣拧出水了。我记得她用海绵蘸水擦拭我的身体帮我退烧。另一个显著的症状是神志不清……我从未像当时那样做了那么多梦，之后也没再有过：那些梦可怕、混乱、不受控制，充满了令人厌恶的幻想。

　　我的腋下浮肿得厉害，甚至无法将双手并拢放在身体两侧，而且大腿上出现了巨大的紫黑色斑点。任何一个受过教育的人都能看出，这和中世纪的黑死病没什么两样。当时一些人管这病叫流感，但它其实更像是瘟疫。

关于这种神秘致命疾病的起源，斯坦有他自己的一套理论，跟欧洲、南非和美国病人们的想法不谋而合："我还是认为它跟第一次世界大战脱不了干系，无人区有那么多尸体就放在外面腐烂……"[15]

　　南岛奥马鲁市的希德·缪尔黑德（Syd Muirhead）记得他的父亲有天下班特别早，脸色泛红，体温很高：

　　妈妈立即照顾他在起居室的床上躺下，这里本是预留给客人或特殊场合的，有单独的毛巾、脸盆和盛放福尔马林的容器，福尔马林本是作为消毒剂使用。爸爸表示他不想吃喝任何东西——他已经不能发声了——但妈妈坚持要他喝一盘粥。他用铅笔、纸和手势告诉我们，他专为这种情况在橱柜里预备了一瓶威士忌，如果妈妈能在粥里加一些他就吃得下了。妈妈啥都不清楚，在粥里灌了半瓶纯威士忌。爸爸很快就把粥吃光了，然后浑身冒汗。他汗出得很多，床单都换了好几次。他看上去神志不清，声音恢复后有时说的话完全不知所云。但他恢复得很快，而且一直认为是服用大量威士忌以及患病带来的精神冲击才让自己好得这么迅速。[16]

帝国酒店的女招待员劳拉·麦克奎尔琴（Laura McQuilkin）"患了很重的流感"。

245

我是在某天晚上洗澡后突然染上的。我睡到床上，但是忘了关窗户。酒店里形形色色的人都冲我吼，"劳拉，快过来，这儿需要你"，但我没有理睬，躲在毯子下面，新鲜的冷风整晚从我身上吹过。

第二天早晨，药剂师肯先生和一位医生来到酒店，向每个人身上喷洒福尔马林。我告诉他们我看到天花板上有纸牌在飘。我的舌头肿得很大。肯先生便给我开了一些奎宁药片。他们本想把我转移到冬季展会那栋楼里，但我坚持要留在酒店里。

他们说没多久我的皮肤就开始变黑，以为我已经没救了。酒店里有几个人已经病死了，包括老板娘、一个女仆、一个酒吧男招待和一个女招待，他们全被放在担架上抬了出去。但我活了下来。我请了一个星期的假回老家怀拉拉帕看望妈妈，那里的情况与城里一样糟糕。[17]

对劳累过度的医生和护士来说，治疗和护理过程有时会被带有些许黑色幽默的场景打断。在克赖斯特彻奇医院，温弗雷德·穆弗（Winifred Muff）护士照料了一对正在度蜜月的夫妻，两人在艾丁顿赛马会上突然昏倒。

> 有人要送妻子回酒店，但无人知道酒店在哪儿。丈夫则被送到我的病房，他已经神志不清，前一秒还在唱圣歌，下一秒就在咒骂了。他趁无人看管时逃了出去，穿着睡衣，跑到了里卡顿酒店。护工们用手推车去接他回来，因为已经没有其他交通工具了。就在那天晚些时候，他死了。[18]

另一个神志不清的病人是一位富有的农民，他告诉穆弗护士："别拦我！我必须去好几十公里外取个便盆。我的手下正牵着马等我呢。"[19]

这些事情放在当时可能并不有趣，但事后当护士们休息讨论、交换故事时，"我们才看到这些事情有趣的一面"。一个拿着听诊器的医生走了进来，他刚刚在给一个老夫人做检查，用听诊器听她的胸腔声，但他准备起身时，听诊器很快就卡住了。"粘住了！"老夫人说道，"对感冒来说这算个好消息！"[20]

惠灵顿的多萝西·霍本（Dorothy Hoben）是一所急诊医院的志愿护士，这所医院搭在原来的索恩顿师范学校里，她回忆说："一天晚上，救护车司机载来了一个肥胖的老妇，她看起来起码有16英石（约100千克）重，而且身上很脏。我们以为她穿了黑色长袜，后来才发现那其实是脏泥……她病得相当重。但至少这位可怜

246

的老人家死的时候很干净。"[21]

在一些情况下，新西兰的西班牙流感疫情以一种出人意料的方式将人心中善的一面激发了出来。蒂阿瓦木图的佩姬·克拉克（Peggy Clark）记得：

> 在疫情最严重的时候，一个自称是医生的男人出现在医院，十分精干而无私地忙活起来，照料病患。许多年以后，父亲收到一封来自北帕默斯顿法院的信，对方希望他能提供这位"医生"的有关信息，因为"医生"当时将我父亲列为推荐人。最后我们了解到，他其实是 1918 年从韦科里亚监狱逃出来的逃犯，而且完全没有医生从业资格。显然他再次陷入了麻烦。但我父亲很乐意回信表扬他在疫情期间的杰出奉献。[22]

在另一些情况下，对于无处不在的恐怖景象，似乎发疯才是最正常的反应。奥克兰的简·佛瑞斯特（Jean Forrester，娘家姓阔伊[Quoi]）是圣约翰救伤会的成员，她在赛登纪念技术学院搭建的急诊医院里工作。简有个被称作"印度男人"的病人，"已经神志不清，一直问她现在是不是 4 点钟，似乎他 4 点钟就要死了，但这个男人没有死，他完全不能接受自己还没死的事实，一直胡言乱语，变得疯疯癫癫，最后只能被转移到精神病院"[23]。

奥克兰圣约翰救伤会的莫里斯·欧凯勒根（Maurice O'Callaghan）在格雷林恩区一户人家上门看诊时看到了一幅可怕的景象："我们发现一个死了三天的男人。他的尸体在床上，而他的妻子就躺在旁边，还活着，但已经被一旁离世的丈夫弄得精神崩溃，甚至起不来床……"[24]

来自南奥塔哥奥瓦卡的志愿护士艾薇·兰德雷斯（Ivy Landreth）

记得一个可怕的夜晚，那晚她值夜班，一个男人割断了自己的喉咙死了。"很多人试图控制住他，其中就包括我的哥哥。我记得哥哥说他在战争中从没经历过这么可怕的事情，他可是在帕斯尚尔战役里失去了自己的左臂啊。"[25]

在世界各个角落，流感疫情造成了极为惨痛的家庭悲剧，新西兰也不例外。在南岛卡特林斯地区的寇伊帕帕，警察命令护士梅·纽曼（May Newman）去一家急诊医院工作。他们顾不上考虑纽曼家的房子刚被一场大火焚毁，而梅还得照顾失去了母亲的弟弟妹妹。一天下午，有人发现梅的弟弟道格拉斯·纽曼（Douglas Newman）倒在路旁，他的马就站在一边。道格拉斯被送到了奥瓦卡的医院。在医院里，梅也染上了流感成为病人。一天夜里值班时，梅也看到一个病人割断了自己的喉咙，而当医生们忙着缝合伤口时，他的头已经垂下去了。道格拉斯活了下来，但他得知梅没能熬过来。道格拉斯一直认为，是被迫接下的护士工作让梅最终走向死亡。"这个男人直接冲着我姐姐的脸呼吸，"他说道，"我认为她就是这样染上瘟疫的。"[26]

南岛温顿附近莱姆希尔斯的奶农霍金斯一家也遭遇了西班牙流感的侵袭，家里几乎每个人都病了。伊迪丝·霍金斯（Edith Hawkins）当时还是个孩子，她记得患病的母亲不愿卧床休息，而是抱着尚未感染流感的4个月大的儿子吉姆就那么坐着。她偶尔会在烧得滚烫的煤上洒些硫黄，给房子做熏蒸，而伊迪丝很喜欢"看硫黄燃烧时闪现出的漂亮色彩"[27]。

全家人很快都康复了，除了伊迪丝的父亲，他死于11月24日，年仅33岁。

我们很幸运，很快就弄到了一口棺材，尽管是女款的，上面覆盖着一层灰蓝色天鹅绒。霍兰德爷爷和安德森姥爷驾着我家的马"老闪迪"，把弹簧车套在它身上，爸爸曾用这辆车运送牛奶到工厂。朋友们帮着把棺材放到车上。有两个人坐在棺材的前面两个角上。[28]

伊迪丝坐在门口的台阶上，她的母亲则站在门廊里，"左右手抱着一对双胞胎，我们看着马车驶上街道，转到拐角处，然后在视线中消失了"[29]。

249　与北美和南非的情况一致，新西兰的原住民群体比白人殖民者承受了更高的病死率。在 1918 至 1919 年的疫情中，共有 8 573 名新西兰人病死。其中包括 2 160 名毛利人，而当时毛利人的总人口不过 5.1 万。[30]据《黑色 11 月：1918 年新西兰的流感传染病》（*Black November: The 1918 Influenza Pandemic in New Zealand*）作者杰弗里·W. 莱斯（Geoffrey W. Rice）所言，当时新西兰"欧洲人群与毛利人群之间的死亡率差别巨大"，而且"毛利人患流感的病死率几乎是欧洲人的 7 倍"。[31]1918 年 11 月 22 日，《普基科希与怀乌库时报》（*Pukekohe and Waiuku Times*）针对这种情况发出绝望的吁请：

> 蒂阿瓦木图值得所有人同情。这里已不存在任何商业活动，死亡人数也令人震惊。最可怕的是几乎没有人来解决这个问题。一户户人家被传染病击倒，躺倒在地，直到药石无灵，才被人发现……真是令人感到恐惧。
>
> 帕拉威尔的毛利人被传染病侵袭得厉害，对他们而言已经没有什么希望，因为当地连照顾白人的人都很少了。当地人讨论要开放市政厅，像蒂阿瓦木图那样把市政厅改造成临时医院，但没人能帮上忙。

不要让这场瘟疫在普基科希占据上风。快采取紧急措施吧。[32]

朱丽叶斯·霍格本（Julius Hogben）在泰晤士经营一家急诊医院，他负责管理一间收容毛利病人的病房。许多毛利人不到最后是不会来医院的。"他们说如果你去了医院就肯定会死，而且他们被送来时已经处于传染病晚期，其中一些人确实死在了医院。除了流感，有些人还有营养不良症状。"[33]

一个被送来的14岁男孩"瘦得只剩皮包骨，而且浑身疮疹"，不到一天就死了。后来人们才知道，在这个冬天，他能吃到的食物只有鲨鱼干。[34]北岛塔诺亚的弗洛伦斯·哈桑特（Florence Harsant）记得当时毛利人中普遍存在的宿命论倾向："你们可以从这个例子看到这种病来得多么迅速。我们一个叫安德鲁的毛利人邻居有天骑马经过我们的房子，我妈妈正好在走廊上。'再见了，夫人，再见，'他大声喊道，'我生病了，明天就不在了。'果然第二天一早他便死了。"[35]

在新西兰更偏远的地区护理病人，在组织管理上是一种挑战。赫基昂加拉威尼的艾薇·德瑞菲尔（Ivy Driffell），1918年时是赫基昂加医院的一位年轻护士：

> 我当时只是个年轻的护士，但是个好骑手，便被派到一个很封闭的毛利人聚居地，要到那里首先须从欧普诺尼下水穿过赫基昂加河，然后穿过沙丘和海滩……那里没有医生、药剂师或抗生素，只有一瓶白兰地和许多阿司匹林片，加上我们自身的诊断。在我们抵达前后，均有大量毛利人病死。
>
> 我每天骑行六七十公里，小路太多了。我去过一个三口之家，爸爸、妈妈和小男孩都病倒了，男孩明显快不行了，我做

了能做的一切之后，离开了这户人家。第二天早晨，小男孩死
了，他的父母则被用木梯做的担架抬到玉米垛上。我过去查看
两人的状况，那个父亲情况还行，母亲则病入膏肓。我尽可能
给她喂药，然后跟一旁的男人说话，给了他一杯白兰地和一片
阿司匹林。他很生气地说："这不公平，凭什么你给她那么多
药，给我这么少！"那个母亲当晚就死了。[36]

弗洛伦斯·哈桑特是基督教妇女禁酒运动的"毛利人组织
251　者"，由于其父在一所毛利人学校教书，她从小就会说毛利语。她
记得有个医生告诉她，这次流感疫情"是古往今来最接近黑死病
的东西了"[37]。

弗洛伦斯的一项职责就是剪掉毛利妇女的头发，因为医生坚持
认为"头发的重量及其所集聚的热量对她们的高烧弊大于利"[38]。

一个在某月成为新娘的小姑娘，长了一头可爱的棕色长
发，这头长发是她丈夫的骄傲和欢欣所在。无论我们怎么治
疗，她的体温就是下不来。最终医生告诉我必须把她的头发剪
掉。我把这个消息告诉她的丈夫，泪水瞬间就从他脸颊上流了
下来（而且我必须承认，我自己也哭了起来），就这样我把那
一头可爱的长发剪掉了。我拾掇起姑娘的头发，交给了她丈
夫。对毛利人来说，头发是很神圣的。他一边哭，一边把头发
埋在土里。在用海绵擦拭完姑娘的身体后，我接着去照顾其他
病人了，忙完后回来发现她的体温已经下降。她幸存了下来。[39]

同往常一样，这次疫情暴发也损害了医疗行业。查尔斯·利特
尔（Charles Little）医生在怀卡里和怀奥两个区之间工作，他娶了

克赖斯特彻奇医院的护士海芙齐芭（Hephzibah）。在疫情早期，两人都没日没夜地工作，而且都被流感感染了。海芙齐芭死于 11 月 22 日，就在她受训成为护士的那家医院，利特尔医生则在 4 天后死于肺炎。一群被二人深深感动的街区民众以他们的名义修建了一家医院，门前立了一座利特尔医生的雕像，他望向这片让他献出生命的街道；很明显，那里没有海芙齐芭的雕像。[40] 然而，在同一地区担任专职全科医生的玛格丽特·克鲁克申科医生倒是受人敬重，1923 年，她的纪念雕像在怀马蒂的塞登公园立了起来。克鲁克申科在 11 月 28 日因肺炎病逝，她的葬礼是怀马蒂民众所见过的最盛大的葬礼之一。[41]

在北边的澳大利亚，公共卫生官员们极其自信，认为他们已经阻止了西班牙流感登陆。从欧洲、非洲、南美和北美等远方传来的疫情消息，给了澳大利亚人武装自己的机会，让他们能够启动严格的检疫措施。起初，这些措施是很成功的。但 1919 年 1 月，《悉尼先驱晨报》（*Sydney Morning Herald*）报道了致命流感感染的第一批病患，几周之内，这座澳大利亚人口最多的城市就被"西班牙女郎"攻陷。《悉尼先驱晨报》意识到整座城市正处于可怕的危险中，便发表了如下这篇指示：

### 致新南威尔士州民众

　　比战争更可怕的危害降临新南威尔士州，威胁到所有人的性命。每天媒体都会报道这场战役的进程。大家务必谨慎。切记遵循指导，我们终将打赢这场战役。[42]

报纸一直强调"不能因为少数人而将多数人置于危险之中"，恳请读者出门佩戴口罩。"那些出门不戴口罩的人丝毫没有独立性可言——因为他们对别人的性命十分冷漠——他们不关心那些难以自助的女人和小孩子的性命。"[43]

悉尼采用的严格隔离检疫措施无疑拯救了许多人的性命。和美国一样，悉尼关闭了所有的公共娱乐场所，包括酒吧甚至公共电话亭；教堂礼拜和赛马会也被明令禁止。在公共场合佩戴口罩成了强制命令。

253

但即便如此，悉尼也无法打败"西班牙女郎"。病死率攀升，到了1918年年底，3 500名悉尼市民病死，而整个澳大利亚则有1.2万人丧命，这也说明在西班牙大流感中，无论采取多么严厉的检疫措施，没有任何一块大陆能因隔绝于世而幸免。

# 第二十章　余波

休战没能让"西班牙女郎"消亡。相反，她在1918年年底几个月与人类恶战一场。之后可怜地四处徘徊，如同一个无人爱护的病人，只能期待来年再战。人们正处于四年以来第一个和平时期的圣诞节，伦敦《泰晤士报》悲恸地评论道："自黑死病以降，从未有如此可怕的瘟疫席卷全世界；或许，也没有哪种瘟疫像它一样让人类咬着牙承受了下来。"[1]

两周后，英国最年轻的战争英雄之一威廉·里弗·罗宾森（William Leefe Robinson）成了西班牙流感病患。罗宾森是第一个在英国上空击落德国飞艇的英国飞行员，他在1918年12月31日死于西班牙流感，年仅23岁。里弗·罗宾森1895年7月14日出生于他父亲位于印度库格的咖啡种植园，人称

"比利"。[2] 比利被送到英格兰的公学念书，相对于学术，他更喜爱运动，于是后来进入桑德赫斯特陆军军官学校进修，直到 1914 年 11 月被征入伍斯特郡兵团。第二年 3 月，比利在法国加入皇家飞行队，并于当年 9 月成功获得飞行员资格。比利对飞行的热情是毋庸置疑的。"你无法想象，云上世界是多么美妙……我对飞行的热爱与日俱增，每天的工作也变得越来越有趣。"他在一封家书中这般写道。[3]

255

比利被调往第 39 国土防卫中队，这是一个基地设在埃塞克斯郡霍恩彻奇的夜航中队。1916 年 4 月，他第一次有机会击落一架齐柏林飞艇，却因没将战机调整到恰当的发射位置而错失。不过在 9 月 23 日晚上，他又获得了一个机会。当时比利正在 3 000 多米的高空执行"搜寻"任务，飞机位于机场和乔伊斯绿地之间，他在 1 点 10 分方向监测到一架齐柏林飞艇，正被伦敦西南方伍尔维奇发出的两束探照灯光束照亮。他即刻跟了过去，但因为云层太厚跟丢了。[4] 此时，伦敦北部芬斯伯里公园发出的探照灯捕捉到了另一架飞艇，原来当晚英国上空一共有 16 艘飞艇正准备发起大规模空袭，陆上防空炮开火了。比利驾驶的战机没剩多少油了，但他仍选择跟踪，另有两架战机也跟过去了。防空炮的火光点亮了天空，飞艇开始投下致命炸弹，爆炸产生的火光比防空炮的还高。比利朝飞艇射击，两管弹药筒都空了，飞艇却丝毫无损，似乎坚不可摧。他改变策略对准艇尾，向飞艇的双舵打空了最后一管弹药筒。

"那个巨大的玩意儿变成了一团火球，当然壮观极了，"比利在之后给父母的信里写道，"太棒了！它真的把整个天空都照亮了，当然也把我照亮了——我在火光中看清了自己的战机——就这么静静地坐着，欣赏眼前的美景，完全没有意识到发生了什么！"[5]

"我有什么感受？"比利接着写道，"我该怎么形容自己的感受呢？看着那团巨物逐渐消失，我几乎说不清内心的感觉，而且在我看来，那就只是一团发光发亮的巨物，逐渐下沉。后来我才慢慢意识到自己做了什么，旋即陷入疯狂的兴奋中。"[6]

飞艇成了一团火焰，跌落地面，数千伦敦市民见证了这一时刻，欢呼雀跃。最后它在赫特福德郡卡夫利的一块空地上坠毁。实际上，被击中的这艘飞艇严格来说不是齐柏林飞艇，而是木质结构的施乌特-兰兹飞行器（Schütte-Lanz machine），但对于民众和政客来说，这种区别根本不重要。比利回到苏特恩斯农场，写完报告就睡下了，与此同时，一股"齐柏林星期天"的热情席卷整个伦敦，等比利醒过来时发现自己已经成了英雄。48小时之内他就被授予维多利亚十字勋章，成为因护卫英国而获此殊荣的第一人，也是"一战"中仅有的获此荣誉的19个飞行员之一。比利在温莎堡接受乔治国王的授勋，之后谦虚地跟媒体说："我只是做了我该做的。"[7]

出名后的比利无论是穿军装还是便服，到哪儿都能被认出来。人们都转过脸来瞧他，警察向他敬礼，行李员和招待员朝他后退鞠躬，人们用他的名字为新生儿、花朵甚至帽子命名。比利自己也评价道："天啊，这也太过了！"[8]名气也让他成了吸引年轻姑娘的磁石，他倒从没抱怨过这点。在被授予维多利亚十字勋章后，他即刻被派往法国，成了一名飞行指挥官，他驾驶的战机于1917年被"红男爵"冯·里希特霍芬击落。[9]

比利被德国人所俘，曾在数个月内4次试图越狱，后受到军事审判，被单独监禁。比利被发配到下萨克森的霍尔茨明登集中营，此地以暴虐残忍闻名，他的身体每况愈下。当他在1918年11月14日被释放时，身体已经极度虚弱。雪上加霜的是，他还患上了流感，病中的胡言乱语让人们知道了他在狱中的可怕遭遇。"一战"最伟大的英雄就这样死在了1918年的最后一个夜晚。[10]许多来自交战双方的不知名战俘也死于西班牙流感，其中就包括1918年8月到

1919 年 8 月间病死的 3 万名奥地利士兵。[11]

用《伦敦新闻画报》的话来说，比利成了"这场可怕的'流感'疫情暴发"的又一名罹难者。"从极北之地到热带地区，死于这种病的人难以计数，而疫情尚无停息的征兆。"[12]

1919 年死在"西班牙女郎"手上的受害者还包括约翰·伯吉斯·威尔森（John Burgess Wilson）小宝宝的妈妈和姐姐，当他的爸爸从军队回到曼彻斯特的家中时，发现：

> 我（约翰）妈妈和姐姐都死了……西班牙流感疫症猛袭哈珀黑。上帝毫无疑问是存在的；只有至高造物主才能在四年空前的苦难和毁灭后再极其聪明地来上这么一场余兴演出。当时的我在婴儿床里咯咯地笑，而就在同一个房间，我的妈妈和姐姐都死在了床上。[13]

约翰的爸爸回家后发现小宝宝在"咯咯笑"而不是发出"挨饿的哭号"，这得感谢詹姆斯·尼温医生的努力；这位曼彻斯特首席医务官在全城范围内调动了大量粮食补给，特别是婴儿食品，以应对致命的第二波感染潮。一位好心邻居在自己病倒之前给伯吉斯·威尔森小宝宝喂了一瓶葛兰素婴儿食品。宝宝活了下来，长大成了小说家安东尼·伯吉斯（Anthony Burgess），《发条橙》（A Clockwork Orange）的作者。[14]

1919 年 3 月，克莱门汀·丘吉尔（Clementine Churchill）的奶奶伊莎贝尔感染了西班牙流感。在她神志不清之时，把克莱门汀和温斯顿的女儿小玛丽戈特·丘吉尔（Marigold Churchill）抱到了自己的床上。克莱门汀把女儿抱回房间，整晚都在楼上楼下两人之间来回忙碌。最终，玛丽戈特幸存下来，伊莎贝尔病逝了。[15]

西班牙流感还引发了一波自杀和谋杀潮，很明显是由流感的普遍症状抑郁引起的。大西洋两岸的报纸报道了各种各样弑亲的男男女女。在伦敦东区，受感染的医生詹姆斯·肖（James Shaw）用小刀杀害了自己的一个孩子，然后自杀。年长一些的女儿逃跑幸免。[16]

1919 年 2 月 16 日，马克·赛克斯爵士在巴黎和会期间病死，前面已经提到过他死后对流感研究做出的贡献。但是，年初全球范围出现的温和天气，为流感传播提供了理想条件，让经历过流感暴发的城市再度陷入新一波流感。同是在巴黎和会期间，美国总统伍德罗·威尔逊也病倒了，但他当时究竟所患何病仍是未解之谜。威尔逊是 1918 年 4 月 3 日在会议上因表现出肠胃型流感症状而入院就医的。[17]在病床上待了 5 天后，他于 4 月 8 日再次返回会议桌。但这段经历似乎彻底改变了总统。威尔逊的贴身特勤埃德蒙·斯塔林（Edmund Starling）留意到威尔逊似乎失去了他那"老道的猛狠"[18]，赫伯特·胡佛则观察到与威尔逊的交流谈判就像是在强迫"一颗不情愿的头脑"[19]。其他人还会对威尔逊下垂的左眼和面部抽搐指指点点。尽管如此，威尔逊的医生加里·格雷森（Cary Grayson）对英国首相劳合·乔治及其他与会领袖交代说总统患上的是流感。[20]这一诊断挺具说服力的：在抵达流感肆虐的巴黎之前，威尔逊是乘"乔治·华盛顿号"（*George Washington*）军舰抵达欧洲的，而在几周前的一次航行中，这艘舰上有 80 名水手死于流感。威尔逊乘车经过巴黎的大街小巷，当时在道旁的欢呼人群中就有二等兵普莱斯利，那个在前往法国的航行中幸免于西班牙流感又在伦敦亲历疫情的年轻小伙儿。[21]但伍德罗·威尔逊所谓的"患上流感"很可能只是一种掩护。当时他已被诊断出高血压，一直接受治疗，而且数次中风，但这些情况不能告知公众：一旦曝光，便会动摇人民对领袖的信心，这个男人可是计划要终结所有战争的。格雷森医生完全清楚病人病情之严重，他留意到威尔逊的一个有趣的举动，后者要重新布置巴黎公寓内的家具摆设，说自己不喜欢家具色彩彼此冲撞的感觉。"那些绿色的家具和这些红色的家具都混在一起了，毫无和谐可言。这里这把巨大的紫色高背靠椅，就像一头迷了路的紫色奶牛，灯光照射下来，太亮太耀眼了。"[22] 威尔逊不出几日便痊愈，但已不再是旧日的那个威尔逊了。同年 9 月，他又遭遇了一次极其严重的中风，不得不从公职上告老归隐。

整个 1918 年，医药研究者们都奋力战斗，试图找到治愈这种他们压根就不了解的疾病的方法，在某些情况下，研究者们自己成了流感病患。比如皇家军医队的 H. 格雷姆·吉布森少校，1919 年 2 月与他的两位同事一起在位于阿布维尔的第二常驻医院里病逝。

在吉布森少校的讣告中，他被誉为"为科学献身的烈士"。吉布森少校与加拿大陆军医疗队的伯曼少校（Major Bowman）和澳大利亚陆军医疗队的科诺上尉（Captain Connor）一起工作：

> 发现了很可能是引发这次流感传染病的病原细菌。医生们已经在 1918 年 12 月 14 日的《英国医学杂志》上发表了关于这种细菌的初步研究成果，格雷姆·吉布森少校的成果因而在之后的杂志上获得了优先发表权。然而在当时，关于这一发现的证据并不完整。现在就我们所知，研究已经完成，而吉布森少校之死为研究提供了一部分证据。他的殷切与热情让他忘我地工作，最终为他亲身研究的这种致命病毒感染。他罹患流感，随后引发肺炎。[23]

吉布森及其同事之死令精力充沛的医学研究理事会秘书沃尔特·默雷·弗莱彻爵士震惊无比，因为他们"都被这头凶猛的野兽撞倒了"[24]。吉布森的团队并非医学界唯一的受害者，弗莱彻之后的通信记录表明许多研究者都被流感"撞倒"，在"妨碍疫苗研发进程"的名单上，不断有病例增添进来。[25]

针对"西班牙女郎"起源的研究，也有其诡异的时刻。有一次，一只被用作实验对象的猴子从实验室里逃跑了。据弗莱彻说：

> 第二天，人们在新苏格兰场见到了它，想必是去向警察自首的。一名警察追了过去，它绕过白厅，被一辆大客车撞倒在地。当人们想过去收捡尸体时，它突然醒了过来，攀上了内政部大楼的外墙，引发人群一阵哄笑。那天晚上，它的尸体在内政部大楼楼顶被发现，它虽死犹荣。[26]

沃尔特·弗莱彻活过了西班牙流感疫期，不过他的健康在1916年就已因双侧肺炎和胸膜炎病情而大打折扣。"医生肯定是个坏病人"，弗莱彻很好地证明了这句谚语。近乎残忍的职业道德让他的健康每况愈下，他再未从肺部排脓手术中完全康复；伤口感染最终要了他的性命，他死时63岁。

在整个西班牙流感疫期，弗莱彻对抗疾病的决心天地可鉴。"那年的夏末与秋天，黑色流感疫症无情肆虐，"弗莱彻的妻子梅茜写道，"沃尔特逃过一劫，却对此症满怀忧心，从那时起他便向这种病宣战。"[27]这是弗莱彻一生的事业，所谓对流感"宣战"，"包括治愈狗瘟的研究工作，以及在米尔希尔开始建立现场实验室，而医学研究理事会在此地建立大体量的实验室已经是30年后的事情了"[28]。

尽管西班牙流感已经结束，但对一些人而言，它所留下的痛苦遗产实难接受。当1918年6月第一波流感感染潮袭击曼彻斯特时，此市卫生局首席医务官詹姆斯·尼温医生竭尽全力抑制疫情扩散。

262    他采取的实际措施以及对市政机关提出的建议拯救了许多人的性命。然而，曼彻斯特的政府元老们拒绝了尼温禁止举办休战日庆祝活动的建议，导致 11 月 11 日的大规模群众聚集后死亡率猛升。1919 年，尽管尼温的专业名声极佳、成就斐然，他仍感到万分沮丧。1925 年 9 月 28 日，尼温前往马恩岛，入住一家旅店。两天后，人们在昂肯港发现了他的尸体。原来尼温在给自己注射过量药剂后，游向大海。

对另一些人来说，流感疫情结束是个好消息。先后在法国和英国伦敦担任志愿者援助支队队员的维拉·布里顿在战后重回牛津大学，并写下了自己的亲身经历，集结成最生动的"一战"回忆录《青春誓言》。那个身处法国、在日记里写下自己的西班牙流感经历的军队文员 J. S. 韦恩也返校完成了学位。韦恩于 1918 年秋天返回英国，有个年轻姑娘一直在等他，两人终于重逢，虽然我们不清楚韦恩是否也把这姑娘当心肝宝贝。1919 年 1 月 31 日星期五，韦恩记录下自己终于从剑桥大学毕业的感受："下午两点，学位授予仪式在行政大楼举行，我身着军装出席。和另外两位朋友一起登上仪式台，握了握乔伊的手。"（"乔伊"指当时剑桥大学校长阿瑟·埃弗雷特·希普利［Arthur Everett Shipley］爵士，握手则源自剑桥的古老传统，轻握校长的手以示正式授予学位。）[29]

美军那艘载着流感小兵驶往法国的"利维坦号"怎么样了呢？休战后，它便终止军事服役。这艘军舰的名气还有另外一个来源，

263    一位未来的电影明星曾于 1918 年 11 月 27 日到 1919 年 2 月间担任这艘船的舵手。他就是亨弗莱·鲍嘉（Humphrey Bogart）①。[30]在重

---

①    亨弗莱·鲍嘉，好莱坞著名男影星，活跃于 20 世纪 30 至 50 年代的美国银幕上，代表作有《马耳他之鹰》《卡萨布兰卡》等。

新休整一番后，"利维坦号"回归民用身份，成为一艘美国邮轮，它在战前已是风光无限，而在战争中的表现则让它比往昔更受欢迎。在美国禁酒时期①，它曾繁盛一时，专门泊在美国领海之外，向所有上船的人提供"医疗用酒"。德国潜艇没击沉它，最终是大萧条击垮了它。要运营这么大一艘船，的确费神费钱，1938年2月14日，美军"列维坦号"完成了它最后一次航行，驶往苏格兰罗赛斯的报废船坞，在那儿它被拆成了一个个小部件。这艘船再无零件留存于世，但在船上工作过的人的记忆被保存了下来，还有这首颂词：

> 吾等窥汝身之硕，
> 视之，敬矣叹矣，
> 汝之雄伟强大，
> 若非亲临，怎能预之。[31]

再说费城，科伦巴·沃尔兹和她的朋友凯瑟琳的生活迅速恢复平静。很快她们便玩起了以前熟悉的游戏，还在公园里溜起了旱冰。"一切都棒极了。我得知叔叔们即将从军营回家，而且没有染病。家里所有人都从流感中康复过来了，就我所知，再没人患上流感。我们都非常非常开心。战争结束，流感也走得差不多了。和平与健康一起回到这座城市。"[32]

但是安娜·米拉尼永远不会忘记弟弟哈利的离去："我忍不住想。我的兄弟姊妹们如今仅剩8人，我们谈论流感，谈论都病了的

264

---

① 美国禁酒时期，即1920至1932年，凡是制造、售卖乃至于运输酒精含量超过0.5%以上的饮料皆属违法。

那会儿，谈论怎么熬过来的。我们还谈论哈利。"[33]

对玛丽·麦卡锡来说，父母的病逝、舒适的中产家庭生活的结束则显得难理解多了。玛丽回忆起自己跟着哥哥们去拜祭父母的场景：

> 这已经是星期天的固定活动，要坐很久的电车、走很远的路，还要排队等待，而这已经成为美国地方性娱乐活动的特性——身心交瘁，风尘仆仆，所有人都参与。我父母的那两座坟堆让我们联想到内战时期的炮弹，以及为死去的士兵们立起的纪念碑；我们呆呆地看着他们，等待着显灵时刻，但那两块草铺以及前面立着的两座做工精致的石碑，并未显现出会发生任何事的迹象。[34]

前面提到过，玛丽表示西班牙流感改变了自己未来的道路。如果她的父母尚在人世，她的人生轨迹会变得保守得多：嫁给一个爱尔兰裔律师，打打高尔夫，加入一个天主教读书俱乐部。[35]事实却是，这位写出了《她们》(*The Group*)的极具争议性的作家成了一个煽动人心的知识分子，以及《党派评论》和《纽约书评》的中流砥柱。玛丽受流感影响培植出了务实精神，她在《纽约客》的编辑威廉·马克斯韦尔则很不一样。威廉的母亲以及刚出生没多久的手足，死于这场疫症，痛失至亲对他的打击相当大："自那以后，总有一股以前从未存在过的忧愁萦绕在我身边，这种悲伤再也没离开过。我们都不安全。没有谁是安全的。任何人在任何时候都可能遭逢可怕的变故。"[36]

# 第二十一章  "病毒考古学"

1917 年 2 月在第 24 医院病死的英国二等兵哈
利·昂德当,如今已长眠在埃塔普尔军事墓园中属
于他的纯白墓碑之下,幸亏他不知道自己可能就是
潜在的"零号病人"。[1]

哈利的尸体无人惊扰,而其他罹难者的尸体则
隐藏了关于这种致命病毒的秘密,为西班牙流感的
起源与病因提供了更多信息,也能帮助我们逃过将
来可能出现的传染疫症。在过去的 70 年间,这种形
式的研究一直都在进行,起先是由瑞典医学生乔
安·V. 胡尔廷(Johan V. Hultin)发起,后来则由
华盛顿特区美军病理研究所的杰弗里·陶本博格和
皇家伦敦医学院的约翰·奥克斯福德教授主导。这
些研究者及其团队从大流感罹难者保存良好的尸体

上寻求答案，但直到 1997 年这种病毒演化出一种出人意料的新形态，并在中国香港夺走了一个 3 岁孩童的性命，大流感研究才真的显得迫在眉睫。

1950 年，乔安·V. 胡尔廷（生于 1925 年）在乌普萨拉大学医学院就读，他当时参与了"瑞典各个医学院开展的一项特殊项目，允许学生半途休学去追寻其他兴趣，返校后学籍不受影响"[2]。胡尔廷已经决定研究身体免疫系统对流感的反应。他移民至美国，入读艾奥瓦大学微生物学系。就是在这儿，胡尔廷认识了威廉·黑尔（William Hale）教授，后者是布鲁克海文国家实验室的一名杰出微生物学家，这个实验室当时位于长岛的厄普顿营。吃过午饭后，黑尔教授随口提了一句 1918 年的传染病，却由此永远改变了胡尔廷的人生轨迹。

"为了找到那次疫症产生的原因，我们用尽一切方法，"黑尔说道，"但我们仍旧不清楚它为什么发生。唯一还能做的，就是派人去北方极寒之地，去永冻层里寻找保存良好而且恰巧留存了流感病毒的尸体。"[3]

这句话让胡尔廷灵光一闪。他推测，西班牙流感的基因密码线索很可能就隐藏在罹难者的尸体里。胡尔廷了解 1918 年阿拉斯加遭遇西班牙流感时的惨烈情形，罹难者的尸体正是被葬在"永冻层"中，也就是永远处于冰点（即 0 摄氏度）或以下温度的土地，包括岩石和土壤。

由此，胡尔廷找到了自己的博士论文课题，便起身前往阿拉斯加北海岸挖掘尸体，试图将病毒离析出来。胡尔廷结合当地记录和气象图，准确定位了埋葬地点，但他还必须考虑到永冻层本身的多变性。永冻层这一自然发生的进程会带来一些问题——冻融的不断变化很容易影响其中人类遗骸的状态。胡尔廷冒了极大的风险：他无法保证这个项目一定能成功，也无法保证他能找到保存良好的尸体，更别提适宜的组织样本。

胡尔廷向美国国家卫生研究所提出资助申请，但从没收到回复。然而胡尔廷说，美国政府听闻了他的计划，以官方名义组织了一支自己的研究探险队。[4]1951 年，美军花费 30 万美元开启了一项代号为"乔治项目"的任务，即从阿拉斯加永冻层里挖掘西班牙流感罹难者尸体。[5]如果读者觉得这难以置信，请记住这些事情发生在"冷战"的大背景下。1918 年，45 万苏联人死于西班牙流感。假若苏联培植新型病毒用作袭击美国的生化武器，后果无法想象。

乔治项目虽然表面上属于最高机密，但艾奥瓦大学的领导们已经知晓，不出一天，胡尔廷就带着 10 万美元资助，急忙同助手阿尔伯特·麦基（Albert McKee）医生和杰克·雷顿（Jack Layton）医生一起踏上前往阿拉斯加州诺姆市的行程。[6]团队抵达诺姆，但当他们准备挖掘时很快发现，永冻层断裂了，出现一道小裂缝，这改变了一切。这种情形导致永冻层里留存的所有尸体都已腐烂，不再适合取样。

病毒学家杰弗里·陶本博格后来观察发现，"永冻层"这一概念本身就是不恰当的。永冻层在一系列连续的循环内运转，"在循环内，温度在零度上下徘徊。对于生物组织来说，不断的冻结和融化是你能想到的最恶劣的情况，因为细胞膜上会形成冰晶，而冰晶会戳破膜壁，造成各种各样的损伤。故此，一般而言，没有生物组织能逃过冻融过程"[7]。

胡尔廷及其团队并没被出师不利击倒，他们雇用了一位飞行员，飞往苏厄德半岛寻找更偏远的埋葬地；参与乔治项目的军人们配备全套挖掘设备抵达诺姆，但除了骨头什么都没挖到。胡尔廷团

268

269

队去了布雷维格米申①（之前叫作特勒米申），1918 年 11 月的一个星期内，此地 85% 的居民死于西班牙流感。[8]团队挖出了尸体，并从其肺、肾、脾和脑部提取出组织样本，包好寄到了艾奥瓦。然而，最终的检验结果令人失望。尽管对样本进行了全面分析，但未能发现活着的病毒。[9]

　　差不多半个世纪后，美军病理研究所分子生物学组组长杰弗里·陶本博格医生开启了一项新的研究项目。美军病理研究所坐落于华盛顿沃尔特·里德陆军医学中心的园区内，最早由一位内战时期的将军于 1862 年建立，彼时是作为军队病理博物馆，用于对抗"那些战场上的疾病"。这个研究所拥有大量组织样本，以及有能力分析这些样本以诊断疾病的专业人士，这让它成为研究者和临床专家的资源宝库，被视作"国际生物医学界的坚定盟友"[10]。美军病理研究所每年都会收到至少 5 万次针对疑难杂症的专业意见的请求，这些请求既来自外面的病理学家，也有自家员工的，包括人类和动物病理学诸多领域内的专业人士，研究所"对他们处理的差不多一半病例做出了重大或微小的贡献"[11]。

　　研究所主管仍须向美军总医官而非沃尔特·里德陆军医学中心指挥官汇报工作，尽管如此，研究所还是扩展了自身的研究范围。1991 年，蒂姆·欧利瑞（Tim O'Leary）被任命为细胞病理学分部主任，他着手创立一种"从分子层面进行诊断的病理学部件，他认为分子生物工具在解剖外科病理学中可作为一种有效的附加手段"[12]。

　　故此，杰弗里·陶本博格及其团队参与了各种研究项目，比如

――――――――――

　　①　布雷维格米申，同第十章提到的格伦菲尔米申一样，是由传教士建立的促进当地建设项目发展而来的城镇，以挪威路德教会牧师托勒夫·L. 布雷维格（Tollef L. Brevig）之名命名。

研究乳腺癌病毒基因结构，以及修复死海豚腐肉中的 RNA 病毒①，以判断海豚是死于麻疹野毒株还是一种被称作"红潮"、威胁海洋生物性命的赤藻毒素。陶本博格的团队包括艾米·克拉夫特（Amy Krafft）医生、托马斯·范宁（Thomas Fanning）医生以及微生物学家安·雷德（Ann Reid），他们须利用一种叫作聚合酶链式反应的技术，从数个腐烂的组织样本中修复病毒。

1995 年，病理研究所面临资金削减威胁，陶本博格和他的同事们只好开始在研究所已有的巨大组织样本库中寻找合适样本，施用聚合酶链式反应技术。

"这差不多算是个靠爱好支撑的项目了，"陶本博格承认道，"我和蒂姆·欧利瑞来了一次头脑风暴，我们想到可以研究 1918 年的流感……1918 年大流感极有用处，并且有潜在的现实意义。"[13]

陶本博格曾在医学院里简单了解过 1918 年的西班牙流感疫症，但所知甚少。在读过阿尔弗雷德·克罗斯比的《美国遗忘之疫》（*America's Forgotten Pandemic*）后，他对这种传染病的巨大传染规模及其从"文化记忆"中极快的消退速度着了迷。[14]身为军队研究实验室里的一份子，当时美国军队中的高死亡率尤其让陶本博格感到震惊。

与欧洲参战诸国相比，美国很晚才卷入"一战"，所以美军的战争伤亡人数少了许多——差不多整个"一战"共 10 万人伤亡。但这 10 万人中，有 4 万人死于西班牙流感。所以，有 40% 年轻、健康、营养充足的 18—25 岁健硕美国士兵在 1918 年大

① RNA 病毒为病毒的一种，其遗传物质为核糖核酸，与 DNA 病毒相比，RNA 病毒对宿主更加致命、更容易突变、种类更多、更难以治愈。

流感中死去。你试着想想，这个数据简直让人难以置信！[15]

陶本博格下定决心要找到残留的西班牙流感病毒，他从 27 名在疫情中死亡的士兵尸体上提取了组织样本。陶本博格团队竭力寻找那些死于初始病毒感染而非继发性细菌感染肺炎的罹难者样本。其中 7 个样本似乎很有希望。

当这些样本放到陶本博格的办公桌上时，真是个激动人心的时刻。"终于拿到了！"他说道，"80 年来没人碰过！"[16]

这些样本主要是小块剩余的肺部组织，置于福尔马林中，并由石蜡封存。陶本博格团队开始尝试"寻找从这些组织中提取病毒基因组片段的方法"[17]。

在经历了 70 次失败尝试后，研究者们几乎快要放弃这个项目了，但这个项目如此迷人，他们不情愿就此作罢。"我们对这种病毒知道得越多，对它的暴发及其带来的毁灭性影响知道得越多，就越想要完成这个项目。"[18]

对陶本博格而言，到了这个阶段，关于西班牙流感起源的研究已经几乎使他走火入魔。"这一切都太过了，"他承认，"首先是乳腺癌，然后是海豚病毒，还有 T-细胞培植。如今流感占据了我整个生活！"[19]

272　关于"西班牙女郎"身世之谜的研究漫长又耗时。"这种'病毒考古学'太痛苦了！而且进程缓慢，"陶本博格评论道，"这不像你直接去冰箱里把病毒拿出来那么简单。我们必须找到尸检病例。"[20]

一年以后，也就是 1996 年 7 月，研究才迎来突破。艾米·克拉夫特医生开始检测二等兵罗斯柯伊·沃恩（Roscoe Vaughn）尸体中保存良好的肺部组织。沃恩是 1918 年 9 月 19 日在南卡罗来纳州杰克逊营病倒的，当时仅 21 岁。一周后，即 9 月 26 日早上 6 点半，沃恩因肺炎病逝。当天下午 2 点，军医对沃恩的尸体进行解剖，并从其肺部取走了一块病例样本。[21]如今，在沃恩故去 80 年后，他为揭开"西班牙女郎"的神秘面纱做出了贡献。

沃恩对医学的贡献在于其尸体对西班牙流感不同寻常的反应方式。陶本博格在显微镜下观测他的样本，深感震惊。

> 临床确诊的情况是，他的左肺出现了肺炎症状（右肺似乎并未发病）。当然，肺炎可以仅感染单侧，不一定是双侧均感染。当时经解剖确认，他的左肺出现大规模致命的细菌性肺炎，而右肺却几乎完好无损。[22]

有一点在解剖时被忽视了，"如果你认真观测未感染的右肺部分，就能在终末细支气管周围发现极小范围的急性炎症，这是流感病毒复制初始期的症状"[23]。

二等兵沃恩实乃特殊，还因为在患病过程中，他的身体呈现出一种"异步性"。

> 他患上流感，之后左肺发展出细菌性肺炎，最终肺炎比病毒感染抢先一步要了他的命，但不知为何，其右肺的病毒感染推迟了好几天才出现。所以当他病逝时，留下了病毒感染肺部最早期阶段的概貌。这是一种极难察觉的病变，我花了好些时间观测不同的尸检病例才发现了这一点。大流感并未留下足够明显的病变能让你在显微镜下观测，然后自信地说"这绝对是流感病毒"。你只能猜个大概，无法确认。但冥冥之中，我总感觉这个病例有些什么吸引了我，让我觉得它是个极佳的样本，所以我鉴定了它，我们从样本中提取了 RNA，做了检测，

273

砰！我们找到了大流感病毒 RNA![24]

用陶本博格自己的话来说，他们修复的基因材料的质量"糟糕透了"。团队试图"对病毒进行大规模测序，弄明白它究竟是什么"[25]，而这一任务异常艰巨。

陶本博格担心没有足够的材料用于检测，便先将沃恩的样本放在一边，开始寻找其他的可用病例。他们找到了另一个样本，这一病患与沃恩死于同一日，只不过身处另一处军营。这个样本也是可用的，团队由此获得了两个病例。[26]

陶本博格和他的同事将最早的研究成果发表在了 1997 年的《科学》（Science）杂志上，"刊载的只是研究所病理物料里病毒基因序列的一些小小片段"[27]。直到这时，已 73 岁的乔安·胡尔廷读到了这篇文章并写信给陶本博格，才讲出了自己曾经的研究。陶本博格请求检测胡尔廷从阿拉斯加带回的旧样本，但胡尔廷的答复令他惊讶，样本就在几年前被毁了。

胡尔廷建议他们回到阿拉斯加，挖掘更多的尸体以获取更好的冰封样本，并带回陶本博格在病理研究所的实验室里进行分子分析，这一技术在 1951 年时是不可想象的。要知道，DNA 结构都是到 1953 年才被人类确认的。但没什么能阻止胡尔廷，尽管已经 73 岁高龄，他仍拿起照相机、睡袋和两大包工具，就起身前往布雷维格米申。胡尔廷自己出资展开了整场探险，但这确实是一件低技术含量的活儿，他晚上就睡在当地学校的地板上。陶本博格没有陪他前往，考虑到这项工作的敏感性，这样做或许有些冒险。医学界的许多人都记得胡尔廷，大家都愿意让他前去挖掘。"这些人曾是孩童，如今在医学界也算是长者了，"陶本博格说道，"大家在 45 年后又记起了他。他获准前去挖掘，并将采集的样本寄给我们。"[28]

　　1918 年，布雷维格米申的 72 名流感罹难者遗体被葬在一个巨型墓坑里，由两个木质十字架标记出来。胡尔廷在 4 个年轻人的帮助下开始挖掘，直到他们挖出一条 8 米多长、近 2 米宽和 2 米多高的壕沟。起初，胡尔廷似乎又要失望了。他在壕沟里发现了骸骼，却没发现留存了软组织的遗体。直到他们发现了一具肥胖女性的尸体，她的脂肪有效保护了其身体组织免于冻土层的侵害。 275

　　"我坐在一个桶上，看着这个女人。她保存得相当完整，肺部状态良好。我清楚得很，这就是病毒所在之处。"[29]

　　胡尔廷给这个女人取了个名字，叫"露西"，用的是 1974 年人类在埃塞俄比亚发现的著名史前骸骨的名字。胡尔廷取出了露西身体组织的样本，放到防腐剂中。为了防止样本遗失，胡尔廷在 4 天时间内分别寄出 4 组可鉴别样本，而且是通过 UPS、联邦快递和美国邮政 3 家不同的快递公司。他把墓坑封住，还在上面重新立了两个新十字架，这是他自己在当地学校的木工屋里制作的。

　　胡尔廷的发现具有重大意义。虽然 4 组样本里的 3 组都无法复原病毒，但安·雷德从"露西"的样本里成功鉴别出了流感病毒的遗迹。它们与二等兵罗斯柯伊·沃恩样本里的 RNA 病毒一模一样。不久后，研究人员在二等兵詹姆斯·道恩斯（James Downs）的样本里成功鉴别出了第三组病毒，道恩斯是 1918 年 9 月 26 日在纽约厄普顿营患上流感病逝的，时年 30 岁。然而，这一切都要归功于"露西"，是她补上了这条缺失的链条。[30]

　　"通过这份冰封样本，我们成功测出了这种病毒的完整基因序列。"陶本博格说道。

　　　我们最终从这三份样本中成功测出红血球凝聚素基因的完整序列，这差不多是这种病毒的主要基因。我们惊奇地发现，

276

三份样本的病毒几乎是一模一样的，在这一基因的 1 700 个碱基对中，三份样本里的病毒仅有一处核苷酸有差异。所以我们清楚了，这就是大流感病毒，毫无疑问就是这种病毒。通过冰封样本，我们才得以将病毒的整个基因组测序成功。[31]

胡尔廷的早期研究得到了证实：他和陶本博格的团队都发现了西班牙流感病毒。

"从 1997 年一直到 2005 年初，我们耗费了巨大的努力，才完成病毒基因组的完整测序，"陶本博格说道，"从研究中我们能得出一个结论，这种病毒其实是某种禽流感病毒，通过某种变异传播到了人类身上。"[32]

至于传染病病毒如何从动物跃迁到人类身上，就是另一个至今仍在热烈讨论的问题了。陶本博格以及其他病毒学家正奋斗在一线，利用先进技术克隆基因以创造大流感病毒，试图找到这个黑暗之谜的答案。许多科学家急切地启用被称作"反向遗传操作"的技术，陶本博格解释说："牛津大学的乔治·布朗李（George Brownlee）博士、西奈山大学的彼得·帕雷斯（Peter Palese）博士和威斯康星大学的河冈义裕（Yoshihiro Kawaoka）博士，都在独立做这方面的研究。"[33]

在"利用现代分子生物学的杰出成就"[34]完成病毒基因测序后，科学家们便开始在位于美国亚特兰大的疾病控制中心"高密闭"实验室以及加拿大温尼伯的一个实验室里开展动物实验，他们将 1918 年的病毒注射到短尾猴身上。

为什么西班牙流感疫情会如此致命？为什么这种病毒能杀死如此多身体健康的年轻人？陶本博格赞同这样一种解释，即病毒引发了一种叫作"细胞因子风暴"的自发性免疫反应。让人感到讽刺的

是，病人越健康，就越容易病死。1918 年的 H5N1 病毒让人体产生 277
了一种明显的炎症反应，由此对病人的肺部产生继发性伤害。陶本
博格解释道："不是病毒要你的命，而是你自己身体的免疫系统要
杀死你。"[35]

　　庆幸的是，整个 20 世纪再也没出现像 1918 年西班牙流感那般
规模的传染病。1957 年有过一次亚洲流感（H2N2 病毒）暴发，
1968 年则有香港流感（H3N2 病毒）。还有 1947 年的"假流感"，
死亡率很低；1977 年的传染病主要在儿童群体中传播；1976 年的
猪流感则引发恐慌，大有蔓延之势。[36]然而，1918 年的传染病似乎是
独一无二的事件，各种环境因素综合作用导致极其严重的情况，我
们希望此种情形不再出现。到了 1997 年，人们认为对西班牙流感起
源的研究已经是没什么必要的项目了，是一场与当代生活脱节的纯
学术探索。研究资金不断缩减，美军病理研究所的预算一再被财务
主管叫停。正在这时，1997 年 3 月陶本博格团队发表他们首次研究
成果之际，中国香港一名 3 岁儿童因感染 H5N1 禽流感病死。

# 第二十二章　香港联系

　　1997 年 5 月 9 日，中国香港一个小男孩突感不适。3 岁的林凯嘉（音）平时蹦蹦跳跳、富有活力，现在却突然发起高烧、喉咙肿痛。林家父母很紧张，他们找来医生，却被告知凯嘉只是在经历一般的"儿童病"，一两日即可康复。凯嘉的症状应该是上呼吸道感染，这的确在世界各地的儿童身上都很常见，忙碌的医生可能一天之内要看几十个类似病例。

　　然而 5 天后，凯嘉仍未见好转，父母只好将他带到当地的社区医院。[1]那儿的医生虽无法确诊他的病因，但十分关注其病情，便将他转到了九龙的伊丽莎白女王医院，但就连这里的医生也无法确诊。事情明显不太对劲：凯嘉的病情迅速恶化。小男孩已经无法离开呼吸机了，医生们能得出的结论是他患上了病毒性肺炎。就好像这还不够糟糕似的，凯嘉还发展出了瑞氏综合征，这是一种专门感染儿童和青少年的罕见疾病，可能致命。瑞氏综合征往往是随流感或水痘等病毒感染而来，这些病毒性疾病导致体液渗入大脑，压迫控制呼吸和心率的神经。一旦事情到了这步田地，病人便会死亡。[2]医生们给凯嘉注射抗生素以治疗肺炎，但随后他便出现"弥漫性血管内凝血"症状，血液凝块如同凝固的牛奶。他正常的凝血功能被破坏，导致多个部位严重出血。[3]凯嘉出现大面积器官衰竭，最终在入院一周后死亡。他悲痛欲绝的父母和深感震惊的医生怎么也想不明白，在 20 世纪的最后 10 年里，怎么还会有健康小男孩生病后如此快就故去的事情发生。

1997 年 5 月 20 日，就在林凯嘉病死前一日，医生从他的气管上取了一份咽洗液样本进行分析。这份样本被送到香港卫生署做例行检测。实验室研究人员仔细研究了这份样本，3 天后宣布结论：林凯嘉死于流行性感冒。然而，尽管集中做了大量测试，首席病毒学家林薇玲（Wilina Lim）医生还是无法确认夺走小男孩性命的这种病毒究竟是何类型。检测已排除了 H3N2，这是引发香港 1968 年大流感疫情的罪魁祸首；也排除了引发 1977 年疫情的 H1N1 病毒。[4]林医生十分镇定，她将样本寄给了世界卫生组织专门研究致命疾病的几个合作中心，这些中心分别位于伦敦、东京、墨尔本，以及美国佐治亚州亚特兰大的疾控中心。和国际恐怖主义一样，传染病是一直存在的高级别威胁，而这些合作中心则是疫情来袭的最早警报站，它们密切关注新近演化的致命病毒种属，包括流感、非典型性肺炎和埃博拉。每年都有好几千份样本寄到这些合作中心接受检测。林医生还给位于乌特勒支附近的荷兰国家公共卫生研究所的杰出病毒学家简·德容（Jan de Jong）寄了一份样本。

8 月 8 日星期五，德容打电话给林医生，告诉她自己正准备飞

279

280

往香港，但未告知原因。当林医生在机场接到德容时，他才透露自己冒昧到访的真正原因。

"你知道你寄给我的病毒究竟是什么吗？"德容问林医生。

林医生说她以为是 H3 型病毒，但病毒已经过太多演化，她无法通过实验室检测做出有效识别。

"不，"德容说，"它是 H5 型。"[5]

两人作为病毒学领域的专家，都清楚这意味着什么。H5 型是禽流感病毒，但禽类流感竟然在不久之前杀死了人类。难道香港正处于一次新型传染病的暴发边缘？

与此同时，在亚特兰大的疾控中心，流感分部主任南希·考克斯（Nancy Cox）刚休假回来，正继续着手分析从世界各地寄来的数千份样本。当时在考克斯看来，香港寄来的样本不过是数千个中的一个，排队等着检测。考克斯的团队直到一个月后才对它进行了检测。但当她看到检测结果时，惊恐万分。和德容一样，考克斯也确认林凯嘉死于禽流感。科学家们一直认为亚洲是流感多发中心。

考克斯的首要职责是保护好自己的员工。研究操作转移到生物安全级别的三层壁垒设施里，而且研究者们现有的防护装备也增加了，只能戴着厚重的头罩和面罩工作，宛如现代版的鸟嘴大夫①。[6]相似之处不仅于此，考克斯还担心世界再次站在了致命瘟疫的边缘。

为了确认林凯嘉真的死于禽流感、其样本没被污染，研究者们再次将所有的检测重做了一遍。香港的实验室仍然保存了一些林凯嘉的咽洗液样本，这些样本被用来检测。结果没有改变：的确是禽流感。

---

①　鸟嘴瘟疫大夫（Jacobean plague doctors），黑死病时期的医生为了防止被感染，会头顶黑帽，戴上可过滤空气、状如鸟嘴般的面具，人称"鸟嘴大夫"。

现在，两支不同的团队——乌特勒支的德容和亚特兰大的考克斯——都确定林凯嘉是因禽流感而死，关键就在于弄清楚他究竟是怎么感染的。考克斯的同事福田敬二（Keiji Fukuda）博士依据自己的研究坚持认为，以前从未有人类感染过禽类流感。[7]这个结论完全无视陶本博格在美国所做的研究。福田敬二说，就算这是禽流感，需要考虑它是独一的案例，"还是酝酿着一场新的传染疫情"[8]？想到流感疫情，我们不可能不提及西班牙流感大恐慌。

为了弄明白林凯嘉是如何感染禽流感，或者说他的样本是怎么在香港被禽流感病毒污染的，世界卫生组织的一支科学家队伍抵达香港，其中就包括福田和出类拔萃的禽流感专家罗伯特·韦伯斯特（Robert Webster）。

福田和同事们在九龙的伊丽莎白女王医院里做了事无巨细的检查——检查曾照顾林凯嘉的医护人员的健康状况，检验用来治疗林凯嘉的医疗设备，查看其他住院病人的健康状况。然后，他们调查了林薇玲的政府实验室，但福田和他的同事还是没发现任何不对劲的地方，他们得出结论，"政府实验室相当洁净，并且组织有效"[9]。为了将感染可能性降到最低，林医生和她的团队明显做了能做的一切。福田找林凯嘉的主治医生沟通，后者确定凯嘉就是个普通的健康小男孩，病史中无任何记录表明会发生这般惨剧。调查团队的下一步是找出凯嘉是在何时以何种方式被曝露在 H5 病毒中的。他是去过某个农场？还是他的幼儿园同学里有谁的家人是家禽饲养工？调查再次走入死胡同，直到研究者们发现在凯嘉病死前几天，他所在的幼儿园举办过一次"鸡仔进校园"活动。小鸡们被放在教室墙角的一片围栏里，由一盏灯照着，老师鼓励孩子们抱着小鸡，甚至给它们取名字。然而在接下来的几个小时内，鸡仔相继死去。这些鸡仔会是凯嘉感染 H5 病毒死亡的原因吗？[10]虽然集中进行的大量检

282

测并未发现 H5N1 病毒，但这些受诅咒的鸡仔似乎暗示了凯嘉致命感染的来源。[11]

林凯嘉缘何死于 H5 病毒，这仍是一个医学未解之谜。但在这个谜团之中尚存一丝安慰，尽管研究人员害怕出现疫情，但这次感染并未传播开来，没有其他禽流感死亡病例出现。到 9 月时，佐治亚州亚特兰大疾控中心的南希·考克斯宣布，林凯嘉之死只是一个偶然的孤例。然而就在感恩节前，考克斯接到了一通拨自香港的电话，告知她又有多宗禽流感病例确诊。[12]这些病患中最早确诊的是一个 2 岁小男孩，来自香港岛西北部的坚尼地城，他于 11 月 8 日被确诊患上禽流感。男孩是 11 月 7 日由于心跳微弱被送到玛丽医院的，但他似乎很快就康复了，旋即出院。然而医生从男孩鼻部和喉部取走的样本却表明其体内有 H5 病毒。[13]11 月 24 日，九龙一名 37 岁男子被送入伊丽莎白女王医院，诊断出患有新型流感。11 月 26 日，新界马鞍山一个 13 岁小女孩因头痛、咳嗽和发烧被送入威尔士亲王医院。[14]12 月 21 日，小女孩死在了医院里。在九龙，一名 54 岁的男子于 11 月 21 日病倒，12 月 6 日他在伊丽莎白女王医院因肺炎病逝。[15]

第 6 个病例是新界荃湾一名 24 岁女子。她在感觉头晕和发烧后入院接受治疗，结果病情加剧，接下来的几个月她都只能戴着呼吸面罩躺在床上，一直到来年 4 月才出院。[16]12 月 4 日，又出现了另外两个病例，一个是来自香港岛南面鸭脷洲的 5 岁小女孩，另一个则是来自九龙的 6 岁小女孩。[17]两个小姑娘都在医院里躺着度过了整个 12 月。再加上来自荃湾的一个 10 岁男孩，他是 12 月 10 日出现流感症状的，以及一个来自鸭脷洲的 2 岁小男孩。[18]12 月 15 日，荃湾一个 19 岁女孩患病并且开始咳痰，她在医院里待了将近 6 个月。[19]

12 月 16 日，又出现 3 个流感病例：九龙一个男婴和新界一个女

婴患了病，但都活了下来；一位 60 岁的老妪却没这么幸运了，她在
圣诞节前两日病死。[20] 12 月 17 日，元朗一个 27 岁的姑娘患病，并因
急性呼吸窘迫和肺炎在 1 月病逝；同一天在九龙，一名 34 岁女子遭
遇肾衰竭，其肺部被脓液填满，她同样在 1 月病逝。[21]

　　第 17 个病例是一个 14 岁的女孩，12 月 23 日她在九龙的家中
出现流感以及组织细胞增生症状，后者是一种骨髓干细胞疾病。[22] 5
天后，一个 3 岁小男孩出现了相同症状。[23] 截至 12 月 28 日，包括首
位罹难者林凯嘉在内，已有 18 人感染了这种神秘的新型流感，而且
6 人死亡或濒死。三分之一的死亡率令人对疫情的发展感到恐慌。[24]
林薇玲医生和她的同事深感惶恐，因为很明显，一场禽流感疫情即
将来袭。"那整个月都让人担惊受怕，"林医生说道，"我们不清楚
病毒从何而来，但人们正被它感染，每天都有新病例被送过来，我
们的压力非常大。"[25] 在惊慌之中，即便是症状最轻微的病人也让医
生如临大敌，林医生的实验室里堆满了样本。然后，不可思议的事
情发生了。林医生 16 岁的女儿嗓子痛。起初，林医生以为女儿只是
为了不去上钢琴课装病。一般情况下，林医生会坚持让女儿起床去
上课，但这次她同意女儿卧床休息。"因为我确实担心。我很害怕。
当时许多人都很害怕。"[26] 幸运的是，林医生的女儿熬过了这次疑似
禽流感感染。

　　美国过敏与感染性疾病研究所的墨西哥裔副所长约翰·拉蒙塔
涅（John LaMontagne）医生，在一次对印度的正式访问中得知了
此次疫情。"我当时记得 5 月有过一个病例，但都已经间隔 6 个月
了。这种病毒时隔半年卷土重来的势头让我担心。"[27] 难道这次疫情
会复刻 1918 年西班牙流感令人战栗的第一波和第二波感染潮？若果
真如此，医学家们已经没有时间了，他们必须赶紧研发出疫苗。

　　拉蒙塔涅的第一反应就是以防万一，尝试研发足量的疫苗以保

284

285　护整个世界，还要动用大规模的物流操作。与此同时，香港的病例正在增加。11 到 12 月底，共有 18 人因禽流感入院，其中 8 人戴上了呼吸面罩，6 人已经死亡。[28]同 1918 年的情况一样，罹难者主要是青壮年，此情此景很难不让人联想到西班牙流感。拉蒙塔涅正与制药公司谈判，准备疫苗研发工作，但制药公司害怕他们的实验室被 H5N1 病毒感染，都不情愿揽下这活儿；此时，澳大利亚病毒学家肯尼迪·肖特里奇（Kennedy Shortridge）正在香港的活禽菜市场里瞎逛。

　　每天，从内地农村地区运来的一箱箱鸡抵达香港，在市中心的各个活禽菜市场里贩售，并且直接在买菜人面前宰杀，因为香港人喜欢新鲜活禽。卖家仅用冷水冲洗宰杀后的鸡，做简单处理。由于病毒一般滋生在鸡肠中，这种简单处理很容易引发感染。[29]虽然生鸡肉是沙门氏菌、弯曲杆菌和大肠杆菌等臭名昭著的食物"毒药"之来源，但"人类可能死于禽流感"却完全是另外一个概念。

　　一天早上，后来成功离析出亚洲 H5N1 病毒的肖特里奇正在活禽菜市场里瞎逛，他看到了一个让他浑身发凉的场景。"我们看到一只鸡正在啄食，然后它的身体慢慢倾斜，倒在了一边，看上去像是死了。血从它的泄殖腔里流出来。这是一幅极不真实、异常古怪的情景，我从未见过这样的事情。"[30]肖特里奇看到陆陆续续有鸡倒下，他得出结论："我们正在见证的是禽类埃博拉……当看到活禽286　成批倒下，我终于明白了 1918 年大流感会发生的情状。我的天啊！要是这种病毒闯出这个集市，传播到其他地方可怎么办啊？"[31]

　　人们后来发现香港的禽类数量因为禽流感连月下降，"零号病鸡"死于元朗村镇附近一个农场里。感染很快传播到了附近几个农场，大家都损失惨重。一个农民记得看到自家的鸡不断抽搐，口流浓涎。有些品种鸡的红色肉垂变成了绿色或黑色，让它们看上去像是长了羽毛的僵尸。一些母鸡下的蛋连壳都没有了，有些鸡因为气管中有血块阻隔立马窒息而死。林凯嘉病逝时，已有约 7 000 只鸡病死。[32]用福田的话说，这一切不是发生在实验室里，而是在现实世界中。[33]

　　若不想让禽流感肆虐的梦魇成真，只有一种方法。在采取了各种措施后，新界元朗一家农场里的鸡还是染上了禽流感，而九龙长沙湾家禽批发市场也有大量鸡倒下，很可能是因为被病毒感染。时任香港公共卫生署署长的陈冯富珍只好采取这"唯一的方法"，关闭此区域的活禽菜市场并开始大规模扑杀。[34]

　　香港农业护理署暂停每日从内地进口 7.5 万只鸡；1997 年 12 月 29 日，经济局局长叶澍堃宣布，"我们已经开始扑杀香港岛、九龙岛和新界的所有鸡"[35]。

　　据《纽约时报》的伊丽莎白·罗森萨尔（Elisabeth Rosenthal）报道，这是一次可怕的行动，极端却有必要。一支由政府雇员构成的"军队"在香港区域内 160 个养鸡场以及 1 000 家活禽批发店和零售摊捕捉活鸡。这些鸡或由店主自行宰杀，或由当局运走实行毒气安乐死。鸡的尸体在消毒后被装到塑料袋中，拿到填埋点填埋。与鸡有密切接触的鹅和鸭也悉数被宰杀。[36]

　　这幅屠宰无辜家禽的图景仿若末日：

　　　　今天早上 8 点，在接到身穿蓝色制服的家禽检查员的简短指示后，店外 4 名分别姓费、齐、林、张的工人便开始一大早的可怕工作。他们徒手操作，但技艺娴熟，从叠层的金属笼里搬出几十只鸡、鸭、鸽子和鹌鹑，徒手掰断了它们的喉咙，熟练地将一把小刀插入它们的动脉。工人们轻轻摇晃家禽，以便让血流得快些——其中一些家禽还在扑棱翅膀——然后把尸体扔进几个大型塑料垃圾桶里。检查员说他稍后会带消毒剂和塑料袋过来。

不愿透露自己全名的店主谭先生被眼前发生的这可怕一幕吓坏了。

"我们知道这种事迟早会发生的，而且好坏参半，"谭先生一边切开家禽的喉咙一边说道，"希望这样能让大家不再害怕，生意也能照旧吧。但重新补货估计至少要用三个月时间了，这三个月的店租可怎么办？"

谭先生说自己店铺的生意上个月猛跌 90%，政府允诺每只鸡补偿他 3.87 港币，但如果正常贩售，价格是这个的两倍。[37]

288　　　　香港用严厉的措施应对禽流感威胁，事实证明这确实有效，至少在当时如此。后来，自 2003 年以来，世界卫生组织共记录 598 例禽流感病例，其中 352 人死亡。大多数死亡病例来自埃及、印度尼西亚、越南和中国。到目前为止，禽流感病毒尚未演变成极易于人际传播的形态。[38]然而，2003 年在泰国和越南重现的人类感染病例，以及之后 2005 年席卷亚洲、中东和东欧各个养殖场的禽流感大暴发，令 H5N1 病毒成了家喻户晓的概念，甚至赋予了一部轰动大片以灵感，那就是史蒂文·索德伯格（Steven Soderbergh）的"生物学惊悚片"《传染病》（Contagion）。[39]

虽然 1997 年中国香港禽流感大暴发情状悲惨，但它也唤醒了流行病学家和公共卫生机构，让传染病民事应急响应计划得以就位。以英国为例，在 1997 年疫情期间，任何从香港抵达希思罗机场、患有呼吸道感染的乘客都会被立刻隔离。香港大暴发同样让人们开始关心这场疫症演变成 1918 年传染病那般规模的可能性。

"这是人类首次发现禽类病毒可以感染人类并引发疾病的证

据，"杰弗里·陶本博格评论道，"这两个故事——1918年流感和H5N1禽流感——似乎交织在了一起，人们对流感的兴趣陡增。大家担心H5N1病毒会和1918年大流感病毒一样，在年轻人中间引起极高的病死率。"[40]

与此同时，西班牙流感专家、病毒学家约翰·奥克斯福德博士将香港大暴发视作"真正疫情的彩排"[41]。当香港H5N1病毒登上各个国家报纸的头版头条，而陶本博格的团队试图为1918年大流感病毒做基因测序时，奥克斯福德教授则参与了另一项研究。他的任务是在挪威的斯匹次卑尔根岛找出"西班牙女郎"的身世起源。

# 第二十三章　坟茔秘辛

　　　1998 年 8 月，当香港还身处禽流感暴发的余震之中，杰弗里·陶本博格的团队试图从 1918 年罹难者身上找到大流感起源答案之时，另有一群"病毒考古学家"启程前往挪威斯瓦尔巴群岛的斯匹次卑尔根岛。他们的任务是挖出埋葬在挪威北极圈内永冻层里保存良好的矿工尸体，从他们身上提取并修复组织样本。皇家伦敦医学院的病毒学家约翰·奥克斯福德教授希望能通过找到西班牙流感传染病起源之谜的答案，防止未来同样的疫症再度暴发。换种表述，即回答这种禽类病毒究竟是怎样跃迁物种界限，变异为 1918 年病毒的。1997 年香港 H5N1 病毒传染暴发让回答这个问题变得更加急迫。

　　奥克斯福德教授是在与柯斯蒂·邓肯（Kirsty

Duncan）医生相识后才加入这个项目的。邓肯是一名加拿大地质学家，自从 1993 年 26 岁时读过阿尔弗雷德·克罗斯比关于西班牙流感的著作后，她就对这种传染病产生了浓厚的兴趣。"我对家人说，我一定要找到引起那次疫症的原因。"[1]经过 5 年辛苦的研究后，邓肯锁定了朗伊尔城的一个墓园，这是斯匹次卑尔根岛上的一个煤矿小镇。1918 年时，7 名矿工的尸体就是埋在了这里的北极圈永冻层下，邓肯认为这些尸体能为"西班牙女郎"的身世提供线索。然而正当斯匹次卑尔根探险队即将出发之时，陶本博格和胡尔廷的研究出现了重大突破，于是陶本博格决定退出邓肯的项目，这让邓肯很失望。[2]

291

斯匹次卑尔根探险队成员包括奥克斯福德教授、禽流感专家罗伯特·韦伯斯特医生以及来自米尔希尔英国国家医学研究所的罗德·丹尼尔斯（Rod Daniels）医生，丹尼尔斯是流感专家，在 P4 类实验室①处理过高传染性病毒。[3]奥克斯福德教授的妻子吉莲（Gillian）和女儿艾斯特（Esther）也加入了队伍，而且艾斯特·奥克斯福德向《独立报》披露了这个项目后续事件的生动细节。

丹尼尔斯和奥克斯福德一直从皇家伦敦医院里取用 1918 年大流感罹难者的组织样本并合作分析。不幸的是，据艾斯特·奥克斯福德说，"样本都被浸泡在福尔马林里，两人根本不可能追踪到 1918 年大流感病毒基因结构的'脚印'。斯瓦尔巴群岛计划的目的就是找到未经化学处理的新鲜组织样本"[4]。

"如果我们弄明白病毒的'致命动机'，便能找到相关基因，从而研发出新的抗病毒药。"奥克斯福德教授说道。[5]这意味着将来任何

---

① 病原微生物实验室主要涉及 1—4 类病毒（属），根据其危害等级分为 P1—P4 类实验室，危害越大，实验室洁净度越高。P4 实验室为危害最大的实验室。

类似的致命病毒暴发都能得到有效遏制：

292

> 一旦我们找到病毒引发病变的关键部分，若有新的流感病毒毫无征兆地暴发，比如香港的这次，你要做的第一件事就是仔细观测新病毒的基本结构，问自己"这些基因与 1918 年病毒的基因相比有何不同"。如果两者一模一样，你就麻烦了。必须倾尽全力防止传染病的发生。如果你发现两者的基因结构无关，那还能稍稍歇口气。[6]

伦敦墓地公司揽下了挖掘矿工尸体的工作，这是一个成立于 1852 年的专业挖掘团队[7]，如今他们的主要业务是在规划新建公路、房屋或商业用地的地方挖掘人类遗骸并另寻他处重新安葬。[8]

柯斯蒂·邓肯医生启程前往挪威，但要在永冻层里找到西班牙流感罹难者的遗体并非易事。1918 年尚不存在医疗记录这种东西，当时的医院也不复存在。既没有教区记录（当地任命第一个牧师是 1920 年的事了），也没有政府记录，因为斯瓦尔巴直到 1925 年才成为挪威领土。但是通过调查，邓肯发现了一些私人日记，它们的主人是一家煤矿公司的总工程师。这些日记由当地一位学校老师收藏保管，他答应邓肯把这些日记翻译成英文。通过日记提供的线索，再用探地雷达进行侦测，7 名矿工的坟墓被确定了。他们的遗体被埋在"冰天雪地、寒风刺骨的朗伊尔城山谷"[9]中，在群山脚下。

这次探险以及后续的挖掘工作远非一帆风顺。科学家们十分担心，他们害怕随着永冻层的融化，样本已经被破坏殆尽。而且，国际媒体们纷纷抵达朗伊尔城这个原本安静的小城，希望获得这个项目的一手消息。干扰因素还不只这些，探险队内部成员之间也出现了分歧。许多资料——甚至包括艾斯特·奥克斯福德和邓肯本人——

293

都表明探险队成员之间发生龃龉，影响了整个项目。事情似乎是由出色的科学家们批评邓肯业余的身份、浮夸的打扮和"煽情"的墓旁媒体招待会而起；在招待会上，邓肯一边闪着泪光一边求媒体给这些矿工的尸体应有的尊严。尸体毫无疑问得到了应有的尊重，因为整个挖掘工作就是在尊重流感罹难者的氛围中进行的。至于邓肯，她越来越觉得自己不受重视、被比下去，认为同侪们拒绝承认她对这个项目所付出的时间和精力。在后来的采访中，邓肯将这次探险形容成"我这辈子最不愉快的一段经历"[10]。

在矿工墓地现场挖掘的第 8 天，丹尼尔斯医生的铁锹撞到了一个盒盖。现在就挖到棺材似乎有点早了；这意味着这个大型墓地只有半米深，处于永冻层比较凌乱、活跃的部分。让奥克斯福德教授失望的是，这个盒子真的就是一副棺材。"我第一眼看到那副棺材时，压根就不认为它是我们要找的那个，"他说道，"我不愿相信那就是我们找到的第一副棺材。感觉自己眼睁睁看着这个项目毁于一旦。"[11]

经过讨论后，团队认为这副棺材并不属于矿工，挖掘工作可以继续进行。然而第二天他们又在同一深度挖到了第二副棺材，接着是第三副、第四副。团队接着挖掘，将 7 副棺材全部挖出。"即便我们已经挖出了 7 副棺材，也不能完全证实它们就是我们要找的那 7 副，"罗德·丹尼尔斯说道，"直到我们从棺材里找到一些日期为 1917 年的报纸时，才意识到这些棺材很可能就是我们要找的。在这之前，我们还一直期待在更深的地方藏着另外 7 副棺材。"[12]

更糟的是，其中一副棺材破裂了，人们发现里面满是泥沙，由此对组织样本的合适性表示怀疑。研究者打开这些棺材，找到了 6 具骸骨，另有一家人拒绝开棺验尸的请求。

用艾斯特·奥克斯福德的话来说，当时的情形令人深感"同情”。[13]病逝的 7 个矿工都是年轻人，裸身下葬，仅用报纸随便一盖。棺内没有私人物品，连衣物都没有；遗体几乎没有得到任何保护。仅有一具遗体的双手交叉放在胯部，其余遗体的双手都放在身体两侧。所有遗体都泡在了水里，身上覆盖着一层细细的黏土状物质。7 副棺材彼此紧靠着挤在墓穴里。[14]“我本以为它们会分得更开些，”奥克斯福德教授说道，“但实际上每副棺材之间相隔一英尺都不到。”[15]

尸检是在满怀敬意的氛围中由巴里·布伦金索普（Barry Blenkinsop）和他的同事查尔斯·史密斯（Charles Smith）进行的，两人是加拿大安大略省首席验尸官办公室的助理病理学医生。

> 布伦金索普带着父亲般的温柔，将 6 具遗体逐一放在一块厚木板台子上，然后他用 3 种工具（一把解剖刀、一把小刀和两把镊子）取出了遗体的器官，小心地移走上面的淤泥，然后恭敬地将它们放到样本罐中。他还取了一些骨髓样本、毛发（因为色素丧失而呈现“金色”）和小块人工制品，比如报纸或绳索的断块。[16]

295　　尽管棺材中留有淤泥、遗体保存状况不佳，团队仍然保持着良好的心态。大家决定继续挖掘工作，因为雷达显示地底干扰还在两米深的地方，这表明可能还有埋葬更深的遗体存在。

然而这种良好心态没能持续很久。当天晚上，因为永冻层的不稳定性质，一件大家可能都预见到的事情发生了。墓坑进水，墓壁随即倒塌。第二天，研究者们不得不放弃这个挖掘点，艾斯特·奥克斯福德看着从墓园调来的掘墓人将土坑重新填埋。“我爸爸的梦想倒塌了。”[17]艾斯特写道。

奥克斯福德教授自己的反应却务实得多。他很快就接受了斯匹次卑尔根项目失败的事实，回到英国，将注意力转到了耗费更少资金和时间的"病毒考古学"项目上，比如对埋葬在圣巴塞洛缪医院附近的两具 200 年前的遗体进行分析，其中一个男孩死于天花。在2016 年的一次采访中，奥克斯福德教授告诉我，以他的目的来看，最好的临床数据来自"'路边实验室'，来自从圣巴特医院和皇家伦敦医院里收集来的人体组织"[18]。这也是避开伦理问题、避开比如要获得家属同意才能挖掘等问题的有效手段。奥克斯福德承认杰弗里·陶本博格从"对'肺块'（一块从肺上取下的方糖大小的样本）的分析中得到了好结果，但随之而来的问题是你只能获取病变肺的一部分。最好的情况当然是获得整块肺乃至整具尸体来检查感染的病理特征"[19]。为此目的，奥克斯福德教授和他的同事开展了更多的研究项目，比如调查死于 1919 年巴黎和会期间的外交官马克·赛克斯爵士的遗体。在这之前，奥克斯福德教授和他的同事还进行了另一个项目，从伦敦南部和牛津埋葬在铅衬棺材里的 9 名 1918 年大流感罹难者尸体身上取样。奥克斯福德教授请一家丧葬公司调出 1918年秋天的年轻死者记录，并仔细检查他们的死亡证明，其中 10 人的尸身可能保存良好，因为他们被葬在铅衬棺材里，奥克斯福德由此确定了需要挖掘的坟地的位置。特别是其中一位罹难者，1918 年葬于特维克纳姆墓园的菲莉斯·伯恩（Phyllis Burn），极有可能提供有价值的样本。"她的家境很好，"奥克斯福德教授说道，"他们有一辆汽车，这在当时还很罕见，为了与她的身份地位相匹配，家人将她葬在了一副铅衬棺材里，墓壁也砌了砖块。"[20] 自然，研究者们希望菲莉斯·伯恩的遗体有效保存下来，可以提取出内部组织样本"以提供关于西班牙流感病毒的关键信息——这很可能会拯救数百万人的性命"[21]。

菲莉斯·"希莉"·伯恩短暂的一生为本书注下一个辛酸的尾

声。从许多方面来看，希莉都算得上是个典型的西班牙流感罹难者，她年轻、健康，而且作为一名志愿者援助支队队员，为战争贡献了自己的力量。菲利斯的父亲是军官詹姆斯·蒙塔古·伯恩（James Montague Burn）少校，她从小受到的家教便是责任与服务。

菲莉斯·伯恩生于 1898 年，在伦敦西南部特维克纳姆地区草莓山的一间大屋子里同两个姐妹内莉（Nellie）和杰西（Jessie）一块长大。她们拥有一个快乐、无忧无虑的童年，直到她们的父亲在 1912 年 3 月 17 日因癌症病逝，年仅 45 岁。[22]

297　　两年后战争爆发，菲莉斯和妹妹内莉加入了志愿者援助支队，两人一起照顾从法国前线归来的受伤英国士兵，为他们提供医药救助。菲莉斯当时年轻又健康，但在 10 月 28 日她突感头疼、打冷颤，这是西班牙流感的典型症状。菲莉斯意识到自己病了，便立刻搬出了屋子，以免传染给母亲和姐妹们。她跑去同在特维克纳姆地区的南菲尔德花园，住在邻居珍妮特·牛顿（Janet Newton）家里。两天后，菲莉斯在珍妮特家病逝。当时她不过 20 岁。[23]

菲莉斯被葬在特维克纳姆墓园里，她的墓碑上写着"这里躺着菲莉斯·'希莉'，范尼·伊莎贝拉·伯恩的长女，我们对她永怀甜蜜又充满爱的思念"[24]。

2004 年，菲莉斯的侄子罗德里克（Roderick）的遗孀希拉里·伯恩-卡兰德（Hilary Burn-Callander）夫人依旧记得菲莉斯之死对其家庭带来的打击。"他们家在失去了父亲后，又失去了一个女儿，真是可怕的悲剧，"[25]她说道，"菲莉斯的姐妹们真的很爱她。她死后，姐妹们都过着极其宁静的生活，始终未能从她的死中走出来。"[26]

当奥克斯福德教授第一次联系伯恩-卡兰德夫人，试图获得她的准许以挖掘菲莉斯的遗体时，伯恩-卡兰德承认自己感到"很难抉择"。[27]不过奥克斯福德教授"解释说菲莉斯的胸腔很可能保存良好，而病毒还存于其中，这对阻止另一波传染病十分重要。如果科学家们为了防止未来可能出现的致命暴发而不得不这么做，那就只能这么做。我真心希望，这么多年了，菲莉斯能再次制止这种疫症的发生"[28]。

遗憾的是，菲莉斯还是未能在死后为此献一份力。她的遗体被挖出来后，人们才发现她的棺材并非铅制。她其实是葬在木制棺材里的，不可能留存任何有用的组织样本。尽管出现这般令人失望的情形，奥克斯福德教授和他的团队仍未放弃研究，他们始终认为解答大流感疫情之谜正变得越来越重要。

西班牙流感在 1918 到 1919 年间带走了 1 亿多条人命。奥克斯福德教授告诉我，我们永远无法得知精确的数据了，因为有太多死亡数据并未被记录下来。但认清敌人、知晓"西班牙女郎"及其后继者的真实身份，对我们预防又一轮毁灭性传染病极为关键。

新一波流感疫情大暴发是一种十分真实的威胁。"我们就好比是火山学者，"[29]奥克斯福德教授早在 2000 年接受采访时就说道，"我们坐在火山之上，丝毫不知它何时会暴发。"[30]

流感疫情的威胁与恐怖分子袭击的威胁一样严重。据奥克斯福德教授说，在英国，一次大流感的冲击等同于炸掉一座核电站带来的影响。[31]故此，警察、医护人员、军队和地方政府会定期举行应急演习，为此类事件真正发生做好准备。

人们在不断测试检疫隔离计划，大量储备抗生素、止痛药和抗病毒疫苗，令人不寒而栗的是，休闲中心和体育场也被设定为紧急临时太平间。计划是幸存的关键。即便做了许多也可能依旧不够：流感病毒，也就是陶本博格口中"那些聪明的小家伙们"，会不断变异，这意味着一位全新版本、变化多端的"西班牙女郎"可能在一天之内回归。回到 2013 年，美国 AIR 环球研究与建模公司"利

299　用 AIR 流感传染病模型，依据 1918 年大流感的严重程度模拟了一次发生在当今世界的类似疫情"[32]。在这个模型中，人们发现一场当代西班牙流感仅在美国境内就可导致 18.8 万至 33.7 万人死亡。[33]

尽管西班牙流感的悲剧曾为世人遗忘，它给人类带来的创伤太大，显然已被从集体记忆中清除，但如今，新一代医学研究者、作家和历史学家再次被这种传染病吸引。"西班牙女郎"的座下冤魂开始获得他们应得的追思。在一个清冷的 11 月下午，我参观了白教堂区皇家伦敦医院教堂，只为看一眼乔纳斯·施雷特（Johannes Schreiter）纪念彩窗，这是为西班牙流感罹难者建造的纪念彩窗。这座教堂如今成了医学院图书馆，新一代的医学生们正襟危坐，勤奋地看书或使用笔记本电脑。在我对奥克斯福德教授的采访中，他提到了这扇彩色玻璃窗，上面绘有抽象的彩色三折画，由卡洛琳·斯沃什（Caroline Swash）①设计，用以纪念 1918 年失去生命的医护工作者和病人。彩窗的设计以西班牙流感的 "W" 形传染潮示意图为理念，当我走过它时，其五彩闪烁，随阳光变幻。在奥克斯福德教授看来，这扇彩窗是向那些抗击致命流感者的勇气和适应力致敬。

"我们是何许人？"他问我，"除非奋起反抗，否则我们永远不会知道。"[34]

奥克斯福德教授说，抗击流感之役是由"无数男男女女日常中的英勇行为构成的，在 1918 年，相比于西线，大本营里涌现出了更多的英勇事迹"[35]。

---

①　卡洛琳·斯沃什，英国著名玻璃艺术家，其作品遍布英国多个知名教堂、学校和展览馆。

# 注释与引用文献

**导论 疫风阵阵**

1. http：//news.bbc.co.uk/1/hi/england/humber/7617968.stm.
2. http：//www.independent.co.uk/life-style/health-and-families/health-news/a-cure-for-flu-from-beyond-the-grave-933046.html.
3. 同上。
4. 同上。
5. 同上。
6. Michael B. A. M. Oldstone，*Viruses，Plagues，and History: Past，Present and Future*，revised edition，Oxford：Oxford University Press，2009，pp.177 – 178.
7. 同上。
8. Joan Eileen Knight，"The Social Impact of the Influenza Pandemic of 1918 – 19：With Special Reference to the East Midlands"，PhD thesis，University of Nottingham，(2015)，p.1.
9. 同上，第 2 页。
10. 同上，第 4 页。
11. 同上，第 4 页。
12. 同上，第 4 页。

13. 同上，第 5 页。

14. 同上，第 6 页。

15. 同上。

16. Interview, Jeffery Taubenberger, Senior Investigator in the Laboratory of Infectious Diseases at the National Institute for Allergy and Infectious Diseases; Interview location: The National Institutes of Health campus in Bethesda, Maryland, United States, 27 November 2007; https://www. pathsoc. org/conversations/index. php? view = article&catid = 65％3Ajeffery-taubenberger&id=92％3Ajeffery-taubenberger-fulltranscript&option=com _ content.

17. 同上。

18. 同上。

19. 同上。

20. 同上。

21. 同上。

22. 同上。

23. Lynette Iezzoni, *Influenza 1918: The Worst Epidemic in American History*, New York: TV Books, 1999 (1619 Broadway New York NY 10019).

24. Mark Honigsbaum, *Living With Enza: The Forgotten Story of Britain and the Great Flu Pandemic of 1918*, London: Macmillan, 2009, pp.122 – 123.

25. *Manchester Evening News*, 13 November 1918.

26. Oldstone, *op. cit.* p.178.

27. Dr Basil Hood, "Notes on Marylebone Infirmary (later St. Charles Hospital) 1910 – 1941", Contemporary Medical Archives Centre, Wellcome Library GC/ 21, p.91.

28. https:// www. history. navy. mil/research/library/online-readingroom/title-list-alphabetically/i/influenza/a-winding-sheet-and-awooden-box.html.

29. Alfred W. Crosby, *America's Forgotten Pandemic: The Influenza of 1918*, Cambridge: Cambridge University Press, 2003, p.133.

30. Howard Phillips, "Black October: The Impact of the Spanish Influenza Epidemic of 1918 on South Africa", PhD dissertation, University of Cape Town, 1984.

31. Crosby, *op. cit.*, p.83.

32. http:// ec2 – 184 – 73 – 198 – 63. compute-1. amazonaws. com/wgbh/

americanexperience/features/biography/influenza-victorvaughan/? flavour = full.

33. Iezzoni, *op. cit.*, p.51.

34. Roosevelt, Eleanor, *The Autobiography of Eleanor Roosevelt*, London: Hutchinson, 1962, p.86.

35. John Grigg, *Lloyd George: War Leader*, *1916 - 1918*, London: Penguin Books, 2003, p.593.

36. Jay Parini, *John Steinbeck: A Biography*, London: Heinemann, 1994, p.33.

37. Katherine Anne Porter, *Pale Horse*, *Pale Rider: Three Short Novels*, New York: The Modern Library, Random House, 1936.

38. Thomas Wolfe, *Look Homeward*, *Angel*, http: //gutenberg. net. au/ ebooks03/0300721.txt.

39. Mohammad Hossein Azizi MD, Ghanbar Ali Raees Jalali MD and Farzaneh Azizi, "A History of the 1918 Spanish Influenza Pandemic and its Impact on Iran", *History of Contemporary Medicine in Iran*, http: //www.ams.ac.ir/ AIM/010133/0018.pdf.

40. Iezzoni, *op. cit.*, p.128.

41. J. S. Oxford, R. Lambkin, A. Sefton, R. Daniels, A. Elliot, R. Brown and D. Gill, "A Hypothesis: The Conjunction of Soldiers, Gas, Pigs, Ducks, Geese and Horses in Northern France during the Great War Provided the Conditions for the Emergence of the 'Spanish' Influenza Pandemic of 1918 - 1919", *Vaccine* 23 (2005), 940 - 5, online version, Elsevier, 11 September 2004.

42. Crosby, *op. cit.*, p.9.

43. Iezzoni, *op. cit.*, p.156.

44. Phillips, *op. cit.*, p.263.

45. Geoffrey W. Rice, *Black November: The 1918 Influenza Pandemic in New Zealand*, Christchurch: Canterbury University Press, 1988, p.118.

46. Lucinda Gosling, *Great War Britain: The First World War at Home*, London: The History Press, 2014, p.91.

47. Isobel Charman, *The Great War: The People's Story*, London: Random House, 2014, p.417.

48. Vera Brittain, *Testament of Youth*, London: Virago Press Limited, 1978, p.402.

## 第一章　赴难的与生还的

1. 参见 J. A. B. Hammond，William Rolland and T. H. G. Shore，"Purulent Bronchitis: A Study of Cases Occurring Amongst the British Troops at a Base in France"，*The Lancet* 190（14 July 1917），pp.41 - 46.

2. http: //ww1centenary. oucs. ox. ac. uk/body-and-mind/theinfluenza-pandemic-of-1918/.

3. 同上。

4. 同上。

5. 同上。

6. 同上。

7. 同上。

8. 参见 Hammond，Rolland and Shore，*op. cit.*

9. 同上。

10. 同上。

11. 参见 A. Abrahams，N. Hollows and H. French，"Purulent Bronchitis: Its Influenza and Pneumococcal Bacteriology"，*The Lancet* ii（1917），pp.377 - 380.

12. 参见 Hammond，Rolland and Shore，*op. cit.*

13. 参见 Mark Honigsbaum，*Living with Enza: The Forgotten Story of Britain and the Great Flu Pandemic of 1918*，London：Macmillan，2009，p.26.

14. 同上。

15. 同上。

16. 参见 Hammond，Rolland and Shore，*op. cit.*

17. 参见 Abrahams，Hollows and French，*op. cit.*

18. 参见 Douglas Gill and Gloden Dallas，"Mutiny at Étaples Base in 1917"，*Past & Present* 69（November 1975），pp. 88 - 112，published by Oxford University Press on behalf of The Past and Present Society Stable；http: // www.jstor.org/stable/650297. Accessed：22 August 2016 12：04 UTC.

19. 参见 Honigsbaum，*op. cit.*，p.21.

20. Michael Woods，"How to Brew Flu: Put Ducks, People and Pigs Together"，PG Notes，29 April 2001，http: //old. post-gazette. com/healthscience/ 20010429chinafluhealth3.asp.

21. 参见 Oxford，Lambkin，Sefton，Daniels，Elliot，Brown and Gill，*op. cit.*

22. 参见 Woods，*op. cit.*

23. 同上。

24. 参见 Gill and Dallas，*op. cit.*

25. 同上。

26. Lady Baden-Powell，*Window on My Heart*，London：Hodder ＆ Stoughton，1987.

27. 参见 Gill and Dallas，*op. cit.*

28. 同上。

29. 同上。

30. 同上。

31. 同上。

32. 同上。

33. 参见 Vera Brittain，*Testament of Youth*，London：Virago Press Limited，1984，p.386.

34. Wilfred Owen，*Collected Letters*，ed. H. Owen and J. Bell，London：Oxford University Press，1967，p.521.

35. 参见 Brittain，*op. cit.*，p.362.

36. 同上，第 381 页。

37. 参见 Honigsbaum，*op. cit.*，p.18.

38. 参见 Brittain，*op. cit.*，p.372.

39. 同上，第 380 页。

40. 参见 Honigsbaum，*op. cit.*，p.19.

41. 参见 Brittain，*op. cit.*，p.402.

42. 同上。

## 第二章 "打倒我" 热症

1. John M. Barry，*The Great Influenza: The Epic Story of the Deadliest Plague in History*，London：Penguin Books Ltd，2005，p.93.

2. 同上。

3. https：// acanadiannaturalist. net/2012/12/06/influenza-part-ii-arural-doctor-and-the-roots-of-the-spanish-flu/.

4. *Santa Fe Monitor*，14 February 1918.

5. 同上。

6. 同上。

7. 同上。

8. *Public Health Reports* 33，Part 1，5 April 1918，p.502.

9. *Santa Fe Monitor*，21 February 1918.

10. 同上。

11. 参见 Victor C. Vaughan，*A Doctor's Memories*，Indianapolis：The Bobbs-Merrill Company Publishers，1926，p.424.

12. 同上，第 428 页

13. 同上，第 423 页。

14. https：//www.kshs.org/kansapedia/camp-funston/.

15. 同上。

16. James H. Dickson，356th Infantry Regiment，89th Division，letter home.

17. First Lieutenant Elizabeth Harding，http：//www.kancoll.org/khq/1958/58_1_omer.htm.

18. George E. Omer，Jr，"An Army Hospital：From Horses to Helicopters"，http：//www.kancoll.org/khq/1958/58_1_omer.htmEquus magazine.

19. James E. Higgins，*Keystone of an Epidemic*，https：//www.readings.com.au/products/15569909/keystone-of-an-epidemicpennsylvanias-urban-experience-during-the-1918 – 1920 – influenza-epidemic，p.32.

20. George E. Omer，Jr，"An Army Hospital：From Horses to Helicopters"，http：//www.kancoll.org/khq/1958/58_1_omer.htm.

21. First Lieutenant Harding，*op. cit.*

22. Mark Honigsbaum，*Living with Enza: The Forgotten Story of Britain and the Great Flu Pandemic of 1918*，Basingstoke，Hampshire：Macmillan，2009，p.41.

23. 同上。

24. 参见 Carol R. Byerly，*Fever of War: The Influenza Epidemic in the U.S. Army during World War I*，New York and London：New York University Press，2005，p.60.

25. First Lieutenant Harding，*op. cit.*

26. 参见 Honigsbaum，*op. cit.*

27. George E. Omer，Jr，"An Army Hospital：From Horses to Helicopters"，参见 *Equus magazine*，*op. cit.*

## 第三章　杀手无名

1. Carol R. Byerly，*Fever of War: The Influenza Epidemic in the U.S. Army during World War I*，New York University Press，2005，p.14.

2. 同上。

3. 同上。

4. 同上，第 14—15 页。

5. 参见 Alfred W. Crosby, *America's Forgotten Pandemic: The Influenza of 1918*, new edition, Cambridge：Cambridge University Press, 2003, p.25.

6. 参见 Lynette Iezzoni, *Influenza 1918: The Worst Epidemic in American History*, New York：TV Books, 1999, p.25.

7. 同上。

8. 同上，第 26 页。

9. http：// history. amedd. army. mil/booksdocs/wwi/1918flu/ARSG1919/ARSG1919Extractsflu.htm＃G. Camp Sherman Division Surgeon Report.

10. 参见 *Public Health Reports* 33, 5 April 1918.

11. 参见 Jay Parini, *John Steinbeck: A Biography*, London：Heinemann, 1994, p.33.

12. 同上。

13. 同上，第 33—34 页。

14. 同上，第 34 页。

15. 参见 Ethan Blue, "The Strange Career of Leo Stanley：Remaking Manhood and Medicine at San Quentin State Penitentiary, 1913 - 1951", *Pacific Historical Review* 78 (2) (May 2009), pp.210 - 241. Published by University of California Press Stable；http：//www.jstor.org/stable/10. 1525/phr.2009. 78.2.210. Accessed 20 June 2017.

16. 同上。

17. 同上。

18. 同上。

19. L. L. M. D. Stanley (Resident Physician), "Influenza at San Quentin Prison, California", *Public Health Reports* (1896 - 1970) 34 (19) (9 May 1919), pp.996 - 1008, Sage Publications Inc.

20. 同上。

21. 同上。

22. 同上。

23. 同上。

24. Blue, *op. cit.*

25. 同上。

26. 同上。

27. Stanley, *op. cit.*

28. 同上。

29. 同上。

30. 同上。

31. 同上。

32. 同上。

33. 同上。

34. 同上。

35. Blue, *op. cit.*

36. 同上。

37. Iezzoni, *op. cit.*, p.35.

## 第四章　无形之敌

1. Michael B. A. M. Oldstone, *Viruses, Plagues, and History: Past, Present and Future*, revised edition, Oxford: Oxford University Press, 2009, p.172.

2. 同上。

3. 同上。

4. Michael Bresalier, "Fighting Flu: Military Pathology, Vaccines, and the Conflicted Identity of the 1918 – 19 Pandemic in Britain", *Journal of the History of Medicine and Allied Sciences* 68 (1) (January 2013), pp.87 – 128.

5. Alfred W. Crosby, *America's Forgotten Pandemic: The Influenza of 1918*, new edition, Cambridge: Cambridge University Press, 2003, p.25.

6. Niall Johnson, *Britain and the 1918 – 19 Influenza Pandemic: A Dark Epilogue*, Routledge Studies in the Social History of Medicine, Abingdon, Oxon: Routledge, 2006, p.67.

7. 参见 Vera Brittain, *Testament of Youth*, London: Virago Press Limited, 1984, p.420.

8. 同上。

9. Crosby, *op. cit.*, p.25.

10. Victor C. Vaughan, *A Doctor's Memories*, Indianapolis: The Bobbs-Merrill Company, 1926, p.430.

11. Colonel A. B. Soltau, "Discussion on Influenza", *The Royal Society of Medicine*, http://journals.sagepub.com/doi/pdf/10.1177/003591571901200515.

12. 同上。

13. 同上。

14. 同上。

15. 同上。

16. 同上。

17. 同上。

18. 参见 Crosby, *op. cit.*, p.25.

19. 同上。

20. 同上。

21. 同上，第 26 页。

22. Malcolm Brown, *The Imperial War Museum Book of 1918: Year of Victory*, London: Sidgwick & Jackson, 1998, p.171.

23. *The Times*, 29 June 1918, p.6.

24. N. P. A. S. Johnson, "The Overshadowed Killer Influenza in Britain in 1918 - 19", in *The Spanish Influenza Pandemic of 1918 - 19: New Perspectives*, ed. Howard Phillips and David Killingray, Routledge Studies in the Social History of Medicine, Abingdon, Oxon: Routledge, 2003, p.146.

25. S. F. Dudley, "The Influenza Pandemic as Seen at Scapa Flow", *Journal of the Royal Naval Medical Service* V (4) (October 1919).

26. 同上。

27. Brown, *op. cit.*, p.171.

28. Carol R. Byerly, *Fever of War: The Influenza Epidemic in the U.S. Army during World War I*, New York University Press, 2005, p.72.

29. Mark Honigsbaum, *Living with Enza: The Forgotten Story of Britain and the Great Flu Pandemic of 1918*, Basingstoke, Hampshire: Macmillan, 2009, p.46.

30. Ryan Davis, *The Spanish Flu: Narrative and Cultural Identity in Spain, 1918*, New York: Palgrave Macmillan, 2013, p.35 (St Martin's Press LLC, 175 Fifth Avenue, New York, NY 10010).

31. 同上，第 35 页。

32. *British Medical Journal*, 8 June 1918, p.653.

33. 参见 Davis, *op. cit.*, p.37.

34. 同上，第 35—36 页。

35. 同上，第 75 页。

## 第五章　致命夏日

1. Mark Honigsbaum, *Living with Enza: The Forgotten Story of Britain and the Great Flu Pandemic of 1918*, Basingstoke, Hampshire：Macmillan, 2009, p.61.

2. *The Times*, 23 July 1918, p.8.

3. Lindy Woodhead, *Shopping, Seduction and Mr. Selfridge*, London：Profile Books, 2012, p.146.

4. *Detroit Free Press*, 2 June 1918, p. C1.

5. Sam Webb, "The forgotten grave of Mr Selfridge：Tombstone to mark burial place of famous shop owner left in a dilapidated and sorry state", *Daily Mail*, 4 June 2013.

6. Niall Johnson, *Britain and the 1918 - 19 Influenza Pandemic: A Dark Epilogue*, Routledge Studies in the Social History of Medicine, Abingdon, Oxon：Routledge, 2006, p.156.

7. *Nottingham Journal and Express*, 2 July 1918, p.3.

8. 同上。

9. *The Times*, 22 June 1918, p.6.

10. *The Times*, 5 July 1918, p.3.

11. Honigsbaum, *op. cit.*, p.50.

12. *Yorkshire Telegraph*, 3 - 5 July 1918.

13. *Leicester Mercury*, 1 July 1918, p.2.

14. 同上，1918 年 7 月 2 日，第 2 页。

15. *Loughborough Herald and North Leicestershire Gazette*, 4 July 1918, p.5.

16. 同上，1918 年 7 月 11 日，第 5 页。

17. *Nottingham Journal and Express*, 4 July 1918, p.3.

18. 同上，7 月 10 日，第 1 页。

19. *Leicester Evening Mail*, 10 July 1918, p.1.

20. *Salford Reporter*, 29 June 1918.

21. 同上。

22. Honigsbaum, *op. cit.*, p.51.

23. 同上。

24. 同上。

25. *Manchester Guardian*, 20 July 1918.

26. https：// www. illustratedfirstworldwar. com/learning/timeline/1918 - 2/

spanish-flu-peaks/.

27. *The Times*, 25 June 1918.

28. 同上。

29. *Manchester Guardian*, 20 July 1918.

30. *Evening Standard*, 25 May 1918.

31. 同上。

32. 同上。

33. 同上。

34. *Manchester Guardian*, 7 June 1917.

35. 同上。

36. 同上。

37. 同上。

38. 同上。

39. *Manchester Guardian*, 7 June 1918.

40. 同上。

41. 同上。

42. Caroline Playne, *Britain Holds On*, London: George Allen & Unwin, 1933, p.333.

43. 同上。

44. 同上。

45. 同上。

46. *Manchester Guardian*, 7 June 1917.

47. 同上。

48. 同上。

49. Caroline Playne, *op. cit.*

50. Robert Graves, *Goodbye to All That*, London: Penguin Books, 1960, p.227.

51. 同上，第 228 页。

52. Malcolm Brown, *Imperial War Museum Book of 1918*, London: Sidgwick & Jackson, in association with the Imperial War Museum in association with Macmillan Publishers Ltd, 1998, p.246.

53. Virginia Woolf, *Diary*, Vol. 1, 1915 - 19, 2 July 1918.

54. Lady Cynthia Asquith, *Diaries 1915 - 1918*, London: Hutchinson, 1968.

55. Alfred W. Crosby, *America's Forgotten Pandemic: The Influenza of 1918*, new edition, Cambridge: Cambridge University Press, 2003, p.28.

56. Brown, *Imperial War Museum Book of 1918*, pp.171 - 172.

57. Richard van Emden and Steve Humphries, *All Quiet on the Home Front: An Oral History of Life in Britain during the First World War*, London: Hodder Headline, 2004, p.284.

58. Honigsbaum, *op. cit.*, p.64.

59. Andrea Tanner, "The Spanish Lady Comes to London: The Influenza Pandemic 1918 - 1919", *London Journal* 27 (2), 2002, p.54; http: //www. tandfonline.com.libezproxy.open.ac.uk/ doi/abs/10. 1179/ldn.2002.27.2.51.

60. Johnson, *op. cit.*, p.46.

## 第六章　认清敌人

1. Sandra M. Tomkins, "The Failure of Expertise: Public Health Policy in Britain during the 1918 - 19 Influenza Epidemic", *Social History of Medicine* 5 (3) (1992), pp.435 - 454. DOI: https: //doiorg. libezproxy.open.ac.uk/10. 1093/shm/5.3.435.

2. 同上。

3. Mark Honigsbaum, *Living with Enza: The Forgotten Story of Britain and the Great Flu Pandemic of 1918*, Basingstoke, Hampshire: Macmillan, 2009, p.57.

4. Obituary Notice, Walter Morley Fletcher (1873 - 1933), *The Biochemical Journal* 27 (5) (1933), pp.1333 - 1336.

5. 同上。

6. 同上。

7. 同上。

8. Maisie Fletcher, *The Bright Countenance: A Personal Biography of Walter Morley Fletcher*, London: Hodder & Stoughton, 1957, p.129.

9. 同上。

10. 同上，第 130 页。

11. 同上。

12. 同上。

13. Michael Bresalier, "Fighting Flu: Military Pathology, Vaccines, and the Conflicted Identity of the 1918 - 19 Pandemic in Britain", *Journal of the History of Medicines and Allied Sciences* 68 (1) (2013), pp.87 - 128. DOI: https: //doi.org/10.1093/jhmas/jrr041.

14. 同上。
15. 同上。
16. 同上。
17. 同上。
18. 同上。
19. 同上。
20. 同上。
21. 同上。
22. 同上。
23. 同上。
24. 同上。
25. 同上。
26. 同上。
27. 同上。
28. 同上。
29. 同上。
30. 同上。
31. Honigsbaum, *op. cit.*, p.54.
32. 同上，第 55 页。
33. 同上。

## 第七章　死亡的毒牙

1. *New York Times*, 11 July 1918.
2. John Tolland, *No Man's Land: The Story of 1918*, London: Book Club Associates, 1980, by arrangement with Eyre Methuen Limited, 1980, p.526.
3. 同上，第 526—527 页。
4. 同上，第 527 页。
5. J. S. Wane, diary, Richard Collier Collection.
6. A. J. Jamieson, memoirs, p.5, Richard Collier Collection.
7. Mridula Ramanna, "Coping with the Influenza Pandemic: The Bombay Experience", in *The Spanish Influenza Pandemic of 1918-19*, ed. Howard Phillips and David Killingray, Routledge Studies in the Social History of Medicine, Abingdon, Oxon: Routledge, 2003, p.87.
8. 同上。

9. 同上。

10. 同上，第 88 页。

11. 同上。

12. 同上。

13. Frederick Brittain, memoir, pp.46 - 47, Richard Collier Collection.

14. 同上。

15. Mohammad Hossein Azizi MD, Ghanbar Ali Raees Jalali MD and Farzaneh Azizi, "A History of the 1918 Spanish Influenza Pandemic and its Impact on Iran", *History of Contemporary Medicine in Iran*, http：//www.ams.ac.ir/ AIM/010133/0018.pdf.

16. 同上。

17. 同上。

18. Sidney Peirce, *WW1 Recollections*, Richard Collier Collection, Imperial War Museum.

19. 同上。

20. 同上。

21. Lynette Iezzoni, *Influenza 1918: The Worst Epidemic in American History*, New York：TV Books, 1999, p.39.

22. 同上。

23. Alfred W. Crosby, *America's Forgotten Pandemic: The Influenza of 1918*, new edition, Cambridge：Cambridge University Press, 2003, p.29.

24. 同上。

25. 同上。

26. 同上。

27. Iezzoni, *op. cit.*, p.47.

28. Crosby, *op. cit.*, p.39.

29. Maria Porras Gallo and Ryan Davis, *The Spanish Influenza Pandemic of 1918 - 1919: Perspectives from the Iberian Peninsula and the Americas*, Rochester：Boydell & Brewer, 2014, p.252.

30. 同上。

31. Crosby, *op. cit.*, p.39.

32. 同上，第 39—40 页。

33. 同上，第 40 页。

34. 同上。

35. 同上，第 46 页。

36. 同上。

37. Iezzoni, *op. cit.*, p.47.

38. Richard Collier, *The Plague of the Spanish Lady: The Influenza Pandemic of 1918 - 19*, London: Macmillan, 1974, p.34.

39. Victor C. Vaughan, *A Doctor's Memories*, Indianapolis: The Bobbs-Merrill Company, 1926, p.431.

40. 同上，第 431—432 页。

41. 同上，第 383—384 页。

42. http: // amextbg2. wgbhdigital. org/wgbh/americanexperience/features/biography/influenza-victor-vaughan/? flavour＝mobile.

43. 同上。

44. R. N. Grist, "Pandemic Influenza 1918", *British Medical Journal* (22 - 29 December 1979), pp.1632 - 1633.

45. 同上。

46. Crosby, *op. cit.*, p.9.

47. 同上，第 11 页。

48. 同上，第 9 页。

49. Iezzoni, *op. cit.*, pp.66 - 67.

50. 同上。

51. 同上，第 156 页。

52. 同上。

53. Crosby, *op. cit.*, p.11.

54. Crosby, *op. cit.*, p.9.

55. Iezzoni, *op. cit.*, p.174.

## 第八章　像与鬼魂搏斗

1. Thomas Gray, *Ode on a Distant Prospect of Eton College*, https: //www.poetryfoundation. org/poems/44301/ode-on-a-distantprospect-of-eton-college.

2. Alfred W. Crosby, *America's Forgotten Pandemic: The Influenza of 1918*, new edition, Cambridge: Cambridge University Press, 2003, p.46.

3. 同上，第 46—47 页。

4. Lynette Iezzoni, *Influenza 1918: The Worst Epidemic in American History*, New York: TV Books, 1999, p.56.

5. Crosby, *op. cit.*, p.48.

6. 同上。

7. Iezzoni, *op. cit.*, p.47.

8. 同上。

9. 同上，第 57 页。

10. 同上，第 57—58 页。

11. 同上，第 78 页。

12. Crosby, *op. cit.*, p.76.

13. Iezzoni, *op. cit.*, p.50.

14. 同上，第 70 页。

15. 同上。

16. 同上，第 51 页。

17. 同上。

18. 同上，第 51—52 页。

19. 同上，第 79 页

20. 同上，第 79—80 页。

21. 同上，第 80 页。

22. 同上，第 81 页。

23. 同上，第 88 页。

24. 同上，第 120 页。

25. 同上，第 136 页。

26. Crosby, *op. cit.*, p.46.

27. 同上，第 159 页。

28. Eleanor Roosevelt, *The Autobiography of Eleanor Roosevelt*, London: Hutchinson & Co., 1962, p.85.

29. 同上。

30. Ted Morgan, *FDR: A Biography*, London: Grafton Books, 1986, p.200.

31. Crosby, *op. cit.*, p.68.

32. 同上，第 73 页。

33. Iezonni, *op. cit.*, p.90.

34. 同上，第 90 页。

35. 同上。

36. 同上。

37. 同上，第 89 页。

38. 同上，第 91 页。

39. 同上。

40. 同上。

41. 同上，第 159 页。

42. 同上，第 216—217 页。

43. 同上，第 159 页。

## 第九章　风暴之眼

1. Alfred W. Crosby, *America's Forgotten Pandemic: The Influenza of 1918*, new edition, Cambridge：Cambridge University Press, 2003, p.70.

2. Lynette Iezzoni, *Influenza 1918: The Worst Epidemic in American History*, New York：TV Books, 1999, p.46.

3. Crosby, *op. cit.*, p.71.

4. 同上。

5. 同上，第 71—72 页。

6. Iezzoni, *op. cit.*, p.63.

7. Crosby, *op. cit.*, p.72.

8. Iezzoni, *op. cit.*, p.63.

9. 同上。

10. 同上。

11. 同上，第 63—64 页。

12. Crosby, *op. cit.*, p.73.

13. 同上，第 74 页。

14. Iezzoni, *op. cit.*, p.52.

15. 同上，第 146 页。

16. 同上，第 147 页。

17. Crosby, *op. cit.*, p.75.

18. 同上，第 76 页。

19. 同上，第 78 页。

20. 同上，第 79 页。

21. 同上。

22. 同上，第 81 页。

23. 同上。

24. 同上。

25. Iezzoni，*op. cit.*，p.131.

26. 同上，第 132 页。

27. Crosby，*op. cit.*，p.76.

28. 同上，第 77 页。

29. Iezzoni，*op. cit.*，p.157.

30. Crosby，*op. cit.*，p.77.

31. 同上，第 82 页。

32. 同上。

33. 同上。

34. Iezzoni，*op. cit.*，p.134.

35. 同上，第 135 页。

36. 同上。

37. Crosby，*op. cit.*，pp.82 - 83.

38. 同上。

39. Iezzoni，*op. cit.*，p.149.

40. 同上，第 149 页。

41. 同上，第 150 页。

42. 同上，第 149—150 页。

43. 同上，第 150 页。

44. 同上，第 152 页。

45. 同上。

46. 同上，第 163 页。

47. 同上。

48. 同上，第 154 页。

49. 同上，第 163 页。

50. 同上，第 173 页。

51. 同上，第 170 页。

52. 同上，第 165 页。

## 第十章　裹尸布与木箱

1. Alfred W. Crosby, *America's Forgotten Pandemic: The Influenza of 1918*, new edition，Cambridge：Cambridge University Press，2003，p.51.

2. https：// www. history. navy. mil/research/library/online-readingroom/title-list-alphabetically/i/influenza/a-winding-sheet-and-awooden-box. html.

3. 同上。

4. 同上。

5. 同上。

6. 同上。

7. 同上。

8. 同上。

9. 同上。

10. Lynette Iezzoni, *Influenza 1918: The Worst Epidemic in American History*, New York: TV Books, 1999, p.120.

11. https://www.history.navy.mil/research/library/online-readingroom/title-list-alphabetically/i/influenza/a-winding-sheet-and-awooden-box.html.

12. http://waltdisney.org/blog/over-there-walt-disneys-world-war-i-adventure.

13. Stefan Kanfer, *Groucho: The Life and Times of Julius Henry Marx*, London: Penguin, 2000, pp.55 – 56.

14. 同上。

15. 同上。

16. Iezzoni, *op. cit.*, p.158.

17. 同上，第 161—162 页。

18. 同上，第 165 页。

19. 同上。

20. 同上。

21. 同上。

22. 同上，第 165—166 页。

23. 同上，第 166 页。

24. Ann Herring and Lisa Sattenspiel, "Death in Winter: Spanish Flu in the Canadian Subarctic", in *The Spanish Influenza Pandemic of 1918 –19: New Perspectives*, ed. Howard Phillips and David Killingray, Routledge Studies in the Social History of Medicine, Abingdon, Oxon: Routledge, 2003, p.156.

25. 同上。

26. 同上，第 157 页。

27. 同上，第 158 页。

28. 同上。

29. 同上，第 158—159 页。

30. 同上，第 159 页。

31. 同上。

32. 同上，第 161 页。

33. 同上。

34. Joseph S. Lombardo and David L. *Buckeridge*, *Disease Surveillance*, eu. Wiley.com，p.9.

35. First Lieutenant Harding，http：//www. kancoll. org/khq/1958/58 _ 1 _ omer. htm.

36. 同上。

37. http：// cosmictimes. gsfc. nasa. gov/teachers/downloads/lessons/1919/ letter _ from _ camp _ funston. pdf.

38. 同上。

39. Iezzoni，*op. cit.*，p.66.

40. 同上，第 99 页。

41. 同上，第 100 页。

42. 同上，第 106 页。

43. 同上。

## 第十一章 "西班牙女郎"到华盛顿

1. 参见 Lynette Iezzoni, *Influenza 1918: The Worst Epidemic in American History*，New York：TV Books，1999，p.83.

2. 同上。

3. 同上，第 84 页。

4. 同上。

5. 同上。

6. Niall Johnson, *Britain and the 1918 - 19 Influenza Pandemic: A Dark Epilogue*，Routledge Studies in the Social History of Medicine，Abingdon，Oxford：Routledge，2006，pp.175 - 176.

7. 同上。

8. Eleanor Roosevelt, *The Autobiography of Eleanor Roosevelt*，London：Hutchinson & Co.，1962，p.86.

9. 同上。

10. 参见 Iezzoni，*op. cit.*，p.85.

11. 同上，第 86 页。

12. 同上。

13. 同上，第 87 页。

14. 同上。

15. 同上，第 105 页。

16. 同上。

17. 同上，第 154 页。

18. 同上，第 53 页。

19. 同上，第 118 页。

20. Thomas Wolfe, *Look Homeward*, *Angel*, 1929, eBook, http：//gutenberg. net.au/ebooks03/ 0300721.txt.

21. 同上。

22. 同上。

23. 同上。

## 第十二章　"奈何不了流感"

1. *Nottingham Journal*, 9 December 1918.

2. 同上。

3. 同上。

4. "Eat More Onions" campaign, http：//influenza1918. weebly. com/flu-facts. html.

5. Lynette Iezzoni, *Influenza 1918: The Worst Epidemic in American History*, New York：TV Books, 1999, p.119.

6. *Nottingham Evening Post*, "Bygones" Supplement, 24 January 2009.

7. Niall Johnson, *Britain and the 1918 – 19 Influenza Pandemic: A Dark Epilogue*, Routledge Studies in the Social History of Medicine, Abingdon, Oxford：Routledge, 2006, p.165.

8. Howard Phillips, "Black October：The Impact of the Spanish Influenza Epidemic of 1918 on South Africa", PhD dissertation, University of Cape Town, 1984, p.276.

9. 同上，第 252 页。

10. Iezzoni, *op. cit.*, p.119.

11. 同上。

12. 同上，第 120 页。

13. Robert Graves, *Goodbye to All That*, London：Penguin Books, 1960, p.233.

14. Johnson, *op. cit.*, p.166.

15. Iezzoni, *op. cit.*, pp.143 – 144.

16. 同上，第 144 页。

17. 同上。

18. 同上，第 145 页。

19. 同上，第 195 页。

20. Nancy K. Bristow, "You Can't Do Anything for Influenza: Doctors, Nurses and the Power of Gender during the Influenza Pandemic in the United States", in *The Spanish Influenza Pandemic of 1918 – 19: New Perspectives*, ed. Howard Phillips and David Killingray, Routledge Studies in the Social History of Medicine, Abingdon, Oxon: Routledge, 2003, p.67.

21. 同上。

22. 同上。

23. 同上，第 119 页。

24. 同上，第 117 页。

25. Juliet Nicolson, "The war was over – but Spanish Flu would kill millions more", *Daily Telegraph*, 11 November 2009.

26. F. W. P. Frewer, Letter, 11 May 1973, Richard Collier Collection.

27. Iezzoni, *op. cit.*, p.141.

28. 同上，第 142 页。

29. 同上。

30. 同上。

31. 同上。

32. 同上，第 143 页。

33. 同上。

34. William Byam, *The Road to Harley Street: An Autobiography*, London: Geoffrey Bles, 1963, p.223.

35. 同上，第 224 页。

36. 同上。

## 第十三章　"本地媳妇死了"

1. Lynette Iezzoni, *Influenza 1918: The Worst Epidemic in American History*, New York: TV Books, 1999, p.89.

2. 同上。

3. 同上。

4. 同上，第 160 页。

5. 同上，第 129 页。

6. 同上。

7. 同上。

8. 同上。

9. Alfred W. Crosby, *America's Forgotten Pandemic: The Influenza of 1918*, new edition, Cambridge: Cambridge University Press, 2003, p.102.

10. Iezzoni, *op. cit.*, p.130.

11. http: // www. pressreader. com/usa/san-francisco-chronicle-late-edition/ 20150912/282016146108973.

12. Iezzoni, *op. cit.*, p.129.

13. 同上，第 130 页。

14. http: // www. pressreader. com/usa/san-francisco-chronicle-late-edition/ 20150912/282016146108973.

15. 同上。

16. *San Francisco Chronicle*, 28 October 1918.

17. Iezzoni, *op. cit.*, p.161.

18. Billy H. Doyle, *The Ultimate Directory of Silent Screen Performers*, pp.30 - 31, Metuchen, New Jersey: Scarecrow Press, 1995.

19. Charles Affron, *Lillian Gish: Her Legend, Her Life*, University of California Press, 2002, p.127.

20. *Seattle Post-Intelligencer*, 10 November 1918.

21. 同上。

22. Mary McCarthy, *Memories of a Catholic Girlhood*, London: Heinemann, 1957, pp xxiii - iv.

23. 同上，第 7 页。

24. 同上，第 18 页。

25. 同上。

26. Joan Givner, *Katherine Anne Porter: A Life*, revised edition, Athens, GA: University of Georgia Press, 1991, p.124.

27. 同上。

28. 同上，第 125 页。

29. 同上。

30. 同上，第 125—126 页。

31. Katherine Anne Porter, *Pale Horse*, *Pale Rider: Three Short Novels*, New York: The Modern Library, Random House, 1936, p.255.

32. Givner, *op. cit.*, p.126.

## 第十四章　绝命航行

1. *Auckland Star*, 15 December 1917.

2. 同上。

3. 同上。

4. USS *Leviathan* ship's log.

5. *Auckland Star*, 15 December 1917.

6. 同上。

7. USS *Leviathan* ship's log.

8. *Auckland Star*, 15 December 1917.

9. Benedict Crowell and Robert Wilson, *How America Went to War: The Road to France*, New Haven: Yale University Press, 1921, p.441.

10. USS *Leviathan* ship's log.

11. Alfred W. Crosby, *America's Forgotten Pandemic: The Influenza of 1918*, new edition, Cambridge: Cambridge University Press, 2003, pp.126 - 127.

12. 同上，第 127 页。

13. 同上。

14. 同上。

15. USS *Leviathan* ship's log.

16. 同上。

17. 同上。

18. Crosby, *op. cit.*, p.124.

19. Office of the Surgeon General, *Medical Department US Army*, Vol. 6, p.1106; Vol. 15, part II, pp.1026 - 1027.

20. John M. Barry, *The Great Influenza*, New York: Penguin, 2005, pp.304 - 305.

21. *Auckland Star*, 15 December 1917.

22. *History of USS Leviathan*, *Cruiser and Transport Forces United States Atlantic Fleet*, *Compiled from the Ship's Log and Data Gathered by the History Committee on Board the Ship*, Brooklyn, N. Y. Brooklyn Eagle Press 1919, pp.157 - 158.

23. Barry, *op. cit.*, p.305.

24. 同上。

25. 同上。

26. Crosby, *op. cit.*, p.128.

27. *History of USS Leviathan*, p.93.

28. Crosby, *op. cit.*, p.129.

29. 同上，第 129—130 页。

30. 同上，第 130 页。

31. 同上。

32. 同上，第 130—131 页。

33. 同上，第 131 页。

34. 同上，第 132 页。

## 第十五章　幽灵船

1. Alfred W. Crosby, *America's Forgotten Pandemic: The Influenza of 1918*, new edition, Cambridge：Cambridge University Press, 2003, pp.132‑133.

2. *History of the USS Leviathan*, p.92.

3. Crosby, *op. cit.*, p.132.

4. 同上。

5. USS *Leviathan* ship's log.

6. 同上。

7. 同上。

8. 同上。

9. John M. Barry, *The Great Influenza: The Epic Story of the Deadliest Plague in History*, London：Penguin, 2005, p.306.

10. USS *Leviathan* ship's log.

11. *History of the USS Leviathan*, p.93.

12. 同上。

13. 同上。

14. 同上。

15. 同上。

16. Crosby, *op. cit.*, p.133.

17. 同上，第 134 页。

18. 同上。

19. 同上。

20. 同上。
21. 同上，第 135 页。
22. 同上。
23. 同上，第 135—136 页。
24. 同上。
25. 同上。
26. 同上，第 137 页。
27. 同上。
28. 同上，第 138 页。
29. 同上。
30. 同上，第 125 页。

## 第十六章　"像个夜贼"

1. Richard Collier, *The Plague of the Spanish Lady: The Influenza Pandemic of 1918 - 1919*, London and Basingstoke: Macmillan Limited, 1974, p.59.

2. *Rand Daily Mail*, 17 October 1918.

3. Howard Phillips, "Black October: The Impact of the Spanish Influenza Epidemic of 1918 on South Africa", PhD dissertation, University of Cape Town, 1984, p.11.

4. *Daily Dispatch*, 28 September 1918.

5. Phillips, *op. cit.* Testimony of Dr E. Oliver Ashe, p.238.

6. *Daily Dispatch*, 28 September 1918.

7. Phillips, *op. cit.*, p.24.

8. 同上，第 26 页。

9. 同上。

10. 同上，第 27 页。

11. *Cape Times*, 7 October 1918.

12. *De Burger*, 14 October 1918.

13. *Cape Argus*, 10 October 1918.

14. Phillips, *op. cit.*, p.33.

15. 同上。

16. 同上。

17. 同上，第 34—35 页。

18. 同上，第 35 页。

19. *Cape Times*, 7 October 1918.

20. Phillips, *op. cit.*, p.36.

21. *Tembuland News*, 8 November 1918.

22. *Cape Times*, 10 October 1918, Editorial.

23. *The Star*, 11 October 1918.

24. *Cape Argus*, 19 October 1918.

25. Phillips, *op. cit.*, pp.45 – 46.

26. 同上。

27. 同上。

28. *Cape Argus*, 14 October 1918, Editorial.

29. 同上。

30. Richard Collier Collection: Letter from Mrs M. B. Holmes, *née* Forman, 25 June 1972.

31. 参见 Phillips, op. cit., p.47.

32. 同上。

33. *Tembuland News*, 8 November 1918.

34. Phillips, *op. cit.*, p.49.

35. 同上。

36. 同上，第 51 页。

37. 同上，第 52 页。

38. *The Star*, 11 November 1918 (letter from D. H. Poole).

39. 同上。

40. 同上。

41. Phillips, *op. cit.*, p.20.

42. *De Burger*, 25 October 1918, p.2.

43. M. Fraser and A. J. Jeeves（eds）, *All That Glittered: Selected Correspondence of Lionel Phillips*, Cape Town: Oxford University Press, 1977, p.318.

44. 同上。

45. Phillips, *op. cit.*, p.84.

46. 同上，第 85 页。

47. 同上，第 242 页。

48. 同上。

49. 同上。

50. 同上，第 243 页。

51. 同上，第 263 页。

52. 同上，第 275 页。

53. 同上，第 281 页。

54. 同上，第 244 页。

55. *Diamond Fields Advertiser*，26 October 1918，p.7.

56. Phillips，*op. cit.*，p.246.

57. 同上。

58. 同上，第 247 页。

59. 同上，第 86 页。

60. 同上，第 100 页。

61. 同上，第 101 页。

62. 同上。

63. 同上，第 101—102 页。

64. 同上。

65. 同上，第 107 页。

## 第十七章　凋零秋日

1. *Manchester Guardian*，12 and 14 September 1918.

2. John Grigg，*Lloyd George: War Leader，1916 - 1918*，London，Penguin Books，2003.

3. 同上，第 593 页。

4. 同上。

5. 同上。

6. 同上，第 595 页。

7. 同上。

8. 同上。

9. 同上。

10. 同上。

11. Mridula Ramanna，"Coping with the Influenza Pandemic：The Bombay Experience"，in *The Spanish Influenza Pandemic of 1918 - 19*，ed. Howard Phillips and David Killingray，Routledge Studies in the Social History of Medicine，Abingdon，Oxon：Routledge，2003，p.88.

12. 同上，第 89 页。

13. 同上。

14. 同上。

15. 同上。

16. 同上，第 90 页。

17. 同上。

18. 同上。

19. 同上。

20. 同上。

21. *Nottingham Evening Post*，"Bygones" Supplement，"Spanish Flu Pandemic"，24 January 2009，p.7.

22. 同上，第 8 页。

23. 参见 Niall Johnson，*Britain and the 1918 - 19 Influenza Pandemic: A Dark Epilogue*，Routledge Studies in the Social History of Medicine，Abingdon，Oxon：Routledge，2006，p.56.

24. Caroline Playne，*Britain Holds On*，London：George Allen & Unwin，1933，p.380.

25. 同上。

26. Lyn MacDonald，The Roses of No Man's Land，London：Penguin Books，1980，pp.324 - 325.

27. Edward Bujak，*Reckless Fellows: The Gentlemen of the Royal Flying Corps*，I. B. Tauris，2015，p.45.

28. Lucinda Gosling，*Great War Britain: The First World War at Home*，Stroud，Gloucestershire：The History Press，2014，p.91.

29. 同上，第 17 页。

30. Dr Basil Hood，*Notes on St. Marylebone Infirmary（later St. Charles Hospital）1910 - 1941*，GC/21，Contemporary Medical Archives Centre，Wellcome Library，p.130.

31. 同上。

32. 同上。

33. 同上。

34. 同上。

35. 同上。

36. Frank Whitford，*Egon Schiele*，London：Thames & Hudson，1981，p.195.

37. 同上。

38. Simon Wilson, *Egon Schiele*, Oxford：Phaidon Press Limited, 1980, p.52.

39. Whitford, *op. cit.*, pp.193 - 194.

40. Wilson, *op. cit.*, p.7.

41. Whitford *op. cit.*, p.195.

42. Jay Winter, *Sites of Memory*, *Sites of Mourning*, Cambridge：Cambridge University Press, 1995, pp.18 - 20.

43. 同上，第 20 页。

44. 同上。

45. 同上。

46. 同上，第 21 页。

47. 同上。

48. 同上。

49. 同上。

50. 同上。

51. 同上。

52. Lyn Macdonald, *The Roses of No Man's Land*, London：Penguin Books, 1993, p.318.

53. 同上，前文引证，第 318 页。

54. 同上。

55. 同上，第 319 页。

56. 同上。

57. 同上。

58. 同上，第 319—320 页。

59. 同上，第 322 页。

60. Anna Rasmussen, "The Spanish Flu", in *The Cambridge History of the First World War*, Vol. III, *Civil Society*, ed. Jay Winter, Cambridge：Cambridge University Press, 2014, p.343.

61. 同上。

62. 同上，第 347 页。

63. Macdonald, *op. cit.*, p.325.

64. 同上，第 325—326 页。

65. 同上，第 328 页。

66. J. S. Wane, *Diaries*, Richard Collier Collection, box 44.

67. 同上。

68. 同上。

69. Richard Foot, *Once a Gunner*, Reminiscences of World War 1, Richard Collier Collection, Imperial War Museum.

70. 同上，第 108 页。

71. 同上，第 108—109 页。

72. 同上。

73. 同上，第 109 页。

74. 同上，第 110 页。

75. 同上。

76. Miss Dorothy Sutton, letter, Richard Collier Collection, 17 November 1918.

## 第十八章　休战日

1. Caroline Playne, *Britain Holds On*, London: George Allen & Unwin, 1933, p.393.

2. *The Times*, 12 November 1918.

3. *Daily Express*, 12 November 1918.

4. 同上。

5. 同上。

6. Michael MacDonagh, *In London During the Great War*, London: Eyre & Spottiswoode, 1935, pp.327 - 328.

7. 同上。

8. Alan Palmer, *Victory 1918*, London: Weidenfeld & Nicolson, 1998, p.286.

9. Karen L. Levenback, *Virginia Woolf and the Great War*, Syracuse: Syracuse University Press, 1998, p.146.

10. Robert Graves, *Goodbye to All That*, London: Penguin Books, 1960, p.228.

11. MacDonagh, *op. cit.*, p.330.

12. 同上，第 332 页。

13. Playne, *op. cit.*, p.393.

14. MacDonagh, *op. cit.*, p.328.

15. 同上。

16. 同上。

17. 同上，第 328—329 页。

18. 同上，第 329 页。

19. 同上。

20. 同上。

21. 同上，第 331 页。

22. 同上，第 330 页。

23. 同上，第 331 页。

24. 同上，第 332 页。

25. 同上。

26. 同上，第 333 页。

27. 同上。

28. 同上。

29. Alan Warwick Palmer, *Victory 1918*, London：Weidenfeld &. Nicolson, The Orion Publishing Group Ltd, 1998, p.286.

30. 同上。

31. 同上。

32. 同上。

33. 同上，第 287 页。

34. Isobel Charman, *The Great War: The People's Story*, London：Random House, 2014, p.417.

35. 同上。

36. 同上，第 425 页。

37. Katherine Anne Porter, *Pale Horse, Pale Rider: Three Short Novels*, New York：The Modern Library, Random House, 1936, p.255.

38. 同上，第 256 页。

39. 同上。

40. 同上。

41. Lynette Iezzoni, *Influenza 1918: The Worst Epidemic in American History*, New York：TV Books, 1999, pp.175 - 176.

42. 同上，第 176 页。

43. 同上，第 182 页。

44. 同上，第 176 页。

45. 同上，第 183 页。

46. MacDonagh, *op. cit.*, p.336.

47. Victor C. Vaughan, *A Doctor's Memories*, Indianapolis：The Bobbs-Merrill Company, 1926, p.432.

48. *Manchester Evening News*, 12 November 1918.

49. Mark Honigsbaum, *Living with Enza: The Forgotten Story of Britain and the Great Flu Pandemic of 1918*, Basingstoke: Macmillan, 2009, pp.101 - 102.

## 第十九章　黑色 11 月

1. Hugh Cecil and Peter H. Liddle (eds), *At the Eleventh Hour: Reflections, Hopes and Anxieties at the Closing of the Great War, 1918*, Barnsley: Leo Cooper, 1998, p.206.

2. 同上。

3. Geoffrey W. Rice, *Black November: The 1918 Influenza Pandemic in New Zealand*, Christchurch, NZ: Canterbury University Press, 2005, p.118.

4. 同上，第 247 页。

5. Cecil and Liddle (eds), *op. cit.*, p.206.

6. Rice, *op. cit.*, p.251.

7. 同上，第 118 页。

8. 同上。

9. 同上，第 157 页。

10. 同上。

11. 同上，第 241 页。

12. 同上。

13. 同上，第 247 页。

14. 同上。

15. 同上，第 118 页。

16. 同上，第 252 页。

17. 同上，第 248 页。

18. 同上，第 153 页。

19. 同上。

20. 同上。

21. 同上，第 105 页。

22. 同上，第 195 页。

23. 同上，第 83 页。

24. 同上，第 73 页。

25. 同上，第 187 页。

26. 同上，第 194 页。

27. 同上，第 198 页。

28. 同上。

29. 同上。

30. Cecil and Liddle (eds), *op. cit.*, p.206.

31. Rice, *op. cit.*, p.159.

32. 同上，第 197 页。

33. 同上，第 208 页。

34. 同上。

35. 同上，第 173 页。

36. 同上，第 163 页。

37. 同上，第 173 页。

38. 同上。

39. 同上。

40. 同上，第 158 页。

41. 同上，第 157—158 页。

42. 参见 Kevin McCracken and Peter Curson, "Flu Downunder: A Demographic and Geographic Analysis of the 1919 Epidemic in Sydney, Australia", in *The Spanish Influenza Pandemic of 1918 – 19: New Perspectives*, ed. Howard Phillips and David Killingray, Routledge Studies in the Social History of Medicine, Abingdon, Oxon: Routledge, 2003 p.112.

43. 同上，第 117 页。

## 第二十章　余波

1. *The Times* 18 December 1918.

2. Michael Ashcroft, "The Victoria Cross recipient who 'only did his job' ", *Daily Telegraph*, 1 November 2013.

3. 同上。

4. 同上。

5. 同上。

6. 同上。

7. 同上。

8. 同上。

9. 同上。

10. 同上。

11. 同上。

12. https：//www.illustratedfirstworldwar.com/learning/timeline/1918 - 2/spanish-flu-peaks/.

13. Niall Johnson，*Britain and the 1918 - 19 Influenza Pandemic: A Dark Epilogue*，Routledge Studies in the Social History of Medicine，Abingdon，Oxon：Routledge，2006，p.141.

14. 同上。

15. Mary Soames，*Clementine Churchill*，2nd revised edition，New York：Doubleday，2002，p.219.

16. Juliet Nicolson，http：//www.telegraph.co.uk/news/health/6542203/The-war-was-over-but- Spanish-Flu-would-kill-millions-more.html，11 November 2009.

17. Mark，Honigsbaum，*Living with Enza: The Forgotten Story of Britain and the Great Flu Pandemic of 1918*，Basingstoke：Macmillan，2009，p.138.

18. 同上。

19. 同上。

20. H. W. Brands，*Woodrow Wilson*，Time Books，New York：Henry Holt and Company，2003，p.123.

21. Alfred W. Crosby，*America's Forgotten Pandemic: The Influenza of 1918*，new edition，Cambridge：Cambridge University Press，2003，p.172.

22. Brands，*op. cit.*，pp.123 - 124.

23. https：//paperspast.natlib.govt.nz/newspapers/TC19190502.2.5.

24. Johnson，*op. cit.*，p.144.

25. 同上。

26. 同上，第 145 页。

27. Maisie Fletcher，*The Bright Countenance: A Personal Biography of Walter Morley Fletcher*，London：Hodder & Stoughton，1957，p.143.

28. 同上。

29. J. S. Wane，Diary，Richard Collier Collection，Imperial War Museum.

30. 参见 http：//www.navsource.org/archives/12/171326.htm.

31. https：//forgottenbooks.com/es/books/HistoryoftheUSSLeviathan _ 10213422.

32. Lynette Iezzoni，*Influenza 1918: The Worst Epidemic in American History*，New York：TV Books，1999，p.183.

33. 同上，第 184 页。

34. Mary McCarthy，*Memories of a Catholic Girlhood*，London：Heinemann，

1957，pp 12 - 13.

35. 同上，第 xxiv 页。

36. Iezzoni, *op. cit.*, p.185.


## 第二十一章　"病毒考古学"

1. 二等兵哈利·昂德当被葬在北部加来海峡埃塔普尔军事墓园。

2. Gina Kolata, *Flu: The Story of the Great Influenza Pandemic of 1918 and the Search for the Virus that Caused It*, New York：Touchstone, Rockefeller Center, 1999, pp.85 - 86.

3. 同上，第 89 页。

4. Lynette Iezzoni, *Influenza 1918: The Worst Epidemic in American History*, New York：TV Books, 1999, p.221.

5. 同上。

6. 同上。

7. Jeffery Taubenberger, Senior Investigator in the Laboratory of Infectious Diseases at the National Institute for Allergy and Infectious Diseases. Interview location：The National Institutes of Health campus in Bethesda, Maryland, United States, Interview date：27 November 2007.

8. Iezzoni, *op. cit.*, p.222.

9. 同上，第 221—222 页。

10. Alison McCook, "Death of a Pathology Centre", *Nature* 476 (2011), pp.270 - 272. DOI：10.1038/476270a http：//www.nature.com/news/2011/110817/full/476270a.html.

11. 同上。

12. Taubenberger, *op. cit.*

13. 同上。

14. 同上。

15. 同上。

16. 同上。

17. 同上。

18. 同上。

19. 同上。

20. 同上。

21. Iezzoni, *op. cit.*, p.219.

22. Taubenberger，*op. cit.*

23. 同上。

24. 同上。

25. 同上。

26. 同上。

27. 同上。

28. Iezzoni，*op. cit.*，p.224.

29. 同上，第 225 页。

30. Taubenberger，*op. cit.*

31. 同上。

32. 同上。

33. 同上。

34. 同上。

35. 同上。

36. Edwin D. Kilbourne，*Influenza Pandemics of the 20th Century*，https：//www.ncbi.nlm. nih.gov/pmc/articles/PMC3291411/.

## 第二十二章　香港联系

1. Pete Davies，*Catching Cold: 1918's Forgotten Tragedy and the Scientific Hunt for the Virus that Caused It*，London：Penguin Books，1999，p.7.

2. Gina Kolata，*Flu: The Story of the Great Influenza Pandemic of 1918 and the Search for the Virus that Caused It*，New York：Touchstone，Rockefeller Center，1999，p.200.

3. M. Levi（2007）．"Disseminated Intravascular Coagulation"，*Critical Care Medicine* 35（9），pp.2191－2195.

4. Davies，*op. cit.*，p.8.

5. 同上。

6. Kolata，*op. cit.*，p.225.

7. 同上，第 226 页。

8. 同上。

9. 同上，第 228 页。

10. Simon Parkin，*Inception: The Avian Flu Outbreak in Hong Kong*，1997，https：//howwegettonext. com/ inception-the-avian-flu-outbreakin- hong-kong-1997－5c0de48f6781.

11. Davies，*op. cit.*，p.18.

12. Kolata，*op. cit.*，p.232.

13. Davies，*op. cit.*，p.20.

14. 同上，第 21 页。

15. 同上。

16. 同上。

17. 同上，第 25 页。

18. 同上。

19. 同上。

20. 同上。

21. 同上。

22. 同上。

23. 同上。

24. 同上，第 27 页。

25. 同上，第 21 页。

26. 同上。

27. Parkin，*op. cit.*

28. Kolata，*op. cit.*，p.233.

29. 同上。

30. 同上，第 236 页。

31. 同上，第 239 页。

32. 同上。

33. 同上，第 26 页。

34. Parkin，*op. cit.*

35. 同上。

36. Mark Honigsbaum，"Robert Webster：We ignore bird flu at our peril"，*Guardian*，17 September 2011，https：//www. theguardian. com/world/2011/sep/17/bird-flu-swine-flu-warning.

37. Kolata，*op. cit.*，p.238.

38. Ian Sample，"A history of major flu pandemics"，*Guardian*，28 March 2012，https：//www.theguardian.com/world/2012/mar/28/history-major-flu-pandemics.

39. Mark Honigsbaum，"Robert Webster：We ignore bird flu at our peril"，*Guardian*，17 September 2011，https：//www. theguardian. com/world/2011/sep/17/bird-flu-swine-flu-warning.

40. Jeffery Taubenberger, Senior Investigator in the Laboratory of Infectious Diseases at the National Institute for Allergy and Infectious Diseases. Interview location: The National Institutes of Health campus in Bethesda, Maryland, United States, Interview date: 27 November 2007.
41. Professor John Oxford, interview with author, September 2016.

## 第二十三章 坟茔秘辛

1. Pete Davies, *Catching Cold: 1918's Forgotten Tragedy and the Scientific Hunt for the Virus that Caused It*, London: Penguin Books, 1999, p.120.
2. Gina Kolata, *Flu: The Story of the Great Influenza Pandemic of 1918 and the Search for the Virus that Caused It*, New York: Touchstone, Rockefeller Center, 1999, p.273.
3. Esther Oxford, "Secrets of the grave", *Independent*, 26 September 1998.
4. 同上。
5. 同上。
6. 同上。
7. Candida Crewe, "The London Necropolis", *The Spectator*, 23 March 1991, p.26.
8. Davies, *op. cit.*, p.147.
9. Oxford, *op. cit.*
10. Kolata, *op. cit.*, p.280.
11. Oxford, *op. cit.*
12. 同上。
13. 同上。
14. 同上。
15. 同上。
16. 同上
17. 同上。
18. Author interview with Professor Oxford, September 2016.
19. 同上。
20. 同上。
21. Barbara Davies, "Revealed: face of the woman who could save us from bird flu; courage of tragic 1918 epidemic victim", *Daily Mirror*, 5 February 2004, https://www.thefreelibrary.com/Revealed%3A＋face＋of＋the＋woman＋

who＋could＋save＋us＋from＋bird＋flu％3B＋COURAGE...-a0112921273.

22. 同上。

23. 同上。

24. 同上。

25. 同上。

26. 同上。

27. 同上。

28. 同上。

29. Wendy Moore，"Fever Pitch"，*The Observer*，26 November 2000.

30. 同上。

31. Author interview with Professor Oxford，September 2016.

32. Nita Madhav and Molly J. Markey（eds），"Modeling a Modern- Day Spanish Flu Pandemic"，AIR's Research and Modeling Group，21 February 2013.

33. 同上。

34. Author interview with Professor Oxford.

35. 同上。

# 参考文献

## 图书

Acton, Carol, *Grief in Wartime: Private Pain, Public Discourse*, Basingstoke: Palgrave Macmillan, 2007.

Baden-Powell, Lady, *Window on My Heart*, London: Hodder & Stoughton, 1987.

Barry, John M., *The Great Influenza: The Epic Story of the Deadliest Plague in History*, London: Penguin, 2005.

Brands, H. W., *Woodrow Wilson*, Times Books, New York: Henry Holt and Company, 2003.

Bristow, Nancy K., *American Pandemic: The Lost Worlds of the 1918 Influenza Epidemic*, New York: Oxford University Press, 2012.

Brown, Malcolm, *The Imperial War Museum Book of 1918 Year of Victory*, London: Sidgwick & Jackson, in association with the Imperial War Museum in association with Macmillan Publishers Ltd, 1998.

Brown, Malcolm, *The Imperial War Museum Book of the First World War: A Great Conflict Recalled in Previously Unpublished Letters, Diaries, Documents and Memoirs*, London: Sidgwick & Jackson, in association with the Imperial War Museum, 1991.

Brittain, Vera, *Testament of Youth*, London: Virago Press Limited, 1984.

Byerly, Carol R., *Fever of War: The Influenza Epidemic in the U.S. Army during World War I*, New York University Press, 2005.

Cannan, May, Bevil [sic] Quiller-Couch and Charlotte Fyfe (eds), *The Tears of War: The Love Story of a Young Poet and a War Hero*, Upavon, Wilts: Cavalier Books, 2002.

Cather, Willa, *One of Ours* (Introduction by Hermione Lee), London: Virago Press Limited, 1987.

Cecil, Hugh and Peter H. Liddle (eds), *At the Eleventh Hour Reflections: Hopes and Anxieties at the Closing of the Great War 1918*, Barnsley, Leo Cooper, an imprint of Pen & Sword Books Ltd, 1998.

Charles River Editors, *The 1918 Spanish Flu Epidemic: The History and Legacy of the World's Deadliest Influenza Epidemic*. Charles River Editors (October 8, 2014) Amazon Digital Services LLC.

Charman, Isobel, *The Great War: The People's Story*, London: Random House, 2014.

Clayton, Anthony, *Paths of Glory: The French Army 1914 – 18*, A Cassell Military Paperback, London: Orion Books Ltd, 2005.

Collier, Richard, *The Plague of the Spanish Lady: The Influenza Pandemic of 1918 – 1919*, London and Basingstoke: Macmillan Limited, 1974.

Crosby, Alfred W., *America's Forgotten Pandemic: The Influenza of 1918*, new edition, Cambridge: Cambridge University Press, 2003.

Cunningham, Andrew and Perry Williams (eds), *The Laboratory Revolution in Medicine*, Cambridge: Cambridge University Press, 1992.

Davis, Ryan A., *The Spanish Flu: Narrative and Cultural Identity in Spain, 1918*, New York: Palgrave Macmillan and St Martin's Press, 2013.

Fisher, Jane Elizabeth, *Envisioning Disease, Gender, and War: Women's Narratives of the 1918 Influenza Pandemic*, New York: Palgrave Macmillan, 2012.

Fletcher, Maisie, *The Bright Countenance: A Personal Biography of Walter Morley Fletcher*, London: Hodder & Stoughton, 1957.

Fraser, M. and A. J. Jeeves (eds), *All That Glittered: Selected Correspondence of Lionel Phillips*, Cape Town: Oxford University Press, 1977.

Grigg, John, *Lloyd George: War Leader*, *1916 - 1918*, London: Penguin Books, 2003.

Gorham, Deborah, *Vera Brittain: A Feminist Life*, Oxford: Blackwell Publishers Ltd, 1996.

Graves, Robert, *Goodbye to All That*, London: Penguin Books, 1960.

Givner, Joan, *Katherine Anne Porter: A Life*, revised edition, Brown Thrasher Books, Athens, GA: The University of Georgia Press, 1991.

Honigsbaum, Mark, *A History of the Great Influenza Pandemics: Death, Panic and Hysteria*, *1830 - 1920*, London: I.B. Tauris & Co. Ltd, 2014.

Honigsbaum, Mark, *Living with Enza: The Forgotten Story of Britain and the Great Flu Pandemic of 1918*, Basingstoke, Hampshire: Macmillan, 2009.

Humphries, Mark Osborne, *The Last Plague Spanish Influenza and the Politics of Public Health in Canada*, Toronto: University of Toronto Press, 2013.

Iezzoni, Lynette, *Influenza 1918: The Worst Epidemic in American History*, New York: TV Books, 1999.

Johnson, Niall, *Britain and the 1918 - 19 Influenza Pandemic: A Dark Epilogue*, Routledge Studies in the Social History of Medicine, Abingdon, Oxon: Routledge, 2006.

Kanfer, Stefan, *Groucho: The Life and Times of Julius Henry Marx*, London: Penguin Books Ltd, 2000.

Kolata, Gina, *Flu: The Story of the Great Influenza Pandemic of 1918 and the Search for the Virus that Caused It*, New York: Touchstone, Rockefeller Center, 1999.

Leake, R. E., *Letters of a V. A. D.*, London: Andrew Melrose Ltd, 1919.

Lee, Janet, *War Girls: The First Aid Nursing Yeomanry in the First World War*, Manchester: Manchester University Press, 2005.

Levenback, Karen L., *Virginia Woolf and the Great War*, Syracuse University Press, 1998.

Lombardo, Joseph S. and David L. Buckeridge, *Disease Surveillance: A Public Health Informatics Approach*, first online edition, eu. Wiley. com Wiley, 2006.

McCarthy, Mary, *Memories of a Catholic Girlhood*, London: Heinemann, 1957.

MacDonagh, Michael, *In London During the Great War: The Diary of a Journalist*, London: Eyre & Spottiswoode, 1935.

Macdonald, Lyn, *The Roses of No Man's Land*, London: Penguin Books, 1993.

Macdonald, Lyn, *To the Last Man: Spring 1918*, London: Viking Penguin Books Ltd, 1998.

Macnaughtan, S., *My War Experiences in Two Continents*, ed. Mrs Lionel Salmon, London: John Murray, 1919.

Macpherson, W. G., Herringham, W. P., Elliott, T. R. and Balfour, A. (eds), *Medical Services: Diseases of the War*, Vol. 1, London: His Majesty's Stationery Office, 1922.

Morgan, Ted, *FDR: A Biography*, London: Grafton Books, Collins Publishing Group, 1986.

Muir, Ward, *Observations of an Orderly: Some Glimpses of Life and Work in an English War Hospital*, London: Simpkin, Marshall, Hamilton, Kent & Co Ltd, 1917.

Oldstone, Michael B. A. M. *Viruses, Plagues, and History: Past, Present and Future*, revised edition, Oxford: Oxford University Press, 2009.

Palmer, Alan Warwick, *Victory 1918*, London: Weidenfeld & Nicolson The Orion Publishing Group Ltd, 1998.

Parini, Jay, *John Steinbeck: A Biography*, London: Heinemann, 1994.

Phillips, Howard and Killingray, David K. (eds), *The Spanish Influenza Pandemic of 1918 – 19: New Perspectives*, Routledge Studies in the Social History of Medicine, Abingdon, Oxon: Routledge, 2003.

Playne, Caroline, *Britain Holds On*, London: George Allen & Unwin, 1933.

Porter, Katherine Anne, *Pale Horse, Pale Rider: Three Short Novels*, New York: The Modern Library, Random House, 1936.

Rice, Geoffrey W., *Black November: The 1918 Influenza Pandemic in New Zealand*, Christchurch NZ: University of Canterbury Press, 2005.

Roosevelt, Eleanor, *The Autobiography of Eleanor Roosevelt*, London: Hutchinson & Co. (Publishers) Ltd, 1962.

Stevenson, D., *With Our Backs to the Wall: Victory and Defeat in 1918*, London: Penguin Books, 2011.

Toland, John, *No Man's Land: The Story of 1918*, London: Book Club Associates by arrangement with Eyre Methuen Ltd, 1980.

Van Emden, Richard and Humphries, Steve, *All Quiet on the Home Front: An Oral History of Life in Britain during the First World War*, London:

Headline Book Publishing, Hodder Headline, 2004.

Vaughan, Victor C., *A Doctor's Memories*, Indianapolis: The Bobbs- Merrill Company, 1926.

Waddington, Mary King (Madame Waddington), *My War Diary*, London: John Murray, 1918.

White, Jerry, *Zeppelin Nights: London in the First World War*, London: Vintage Books, 2015.

Whitford, Frank, *Egon Schiele*, London: Thames & Hudson, 1981.

Wilson, Simon, *Egon Schiele*, Oxford: Phaidon Press Limited, 1980.

Wolfe, Thomas, *Look Homeward*, *Angel*, 1929, http: //gutenberg. net. au/ ebooks03/0300721.txt.

Winter, Jay (ed.), *The Cambridge History of the First World War*, Cambridge: Cambridge University Press, 2014.

Winter, J. M., *Sites of Memory*, *Sites of Mourning: The Great War in European Cultural History*, Cambridge: Cambridge University Press, 1995.

Woodhead, Lindy, *Shopping*, *Seduction and Mr. Selfridge*, London: Profile Books, 2012.

## 博士论文

Knight, Joan Eileen, "The Social Impact of the Influenza Pandemic of 1918 - 19: With Special Reference to the East Midlands", PhD thesis, University of Nottingham (2015); access from the University of Nottingham repository: http: //eprints.nottingham.ac.uk/28545/1/JOAN% 20KNIGHT % 20 -% 20THESIS.pdf.

Phillips, Howard, "Black October: The Impact of the Spanish Influenza Epidemic of 1918 on South Africa", PhD dissertation, University of Cape Town, 1984.

## 特藏集

Caroline Playne Collection, Senate House Library, University of London.

Richard Collier Collection, Imperial War Museum.

Contemporary Medical Archives Centre, Wellcome Library, "Notes on Marylebone Infirmary (later St. Charles Hospital) 1910 - 1941", compiled by Dr Basil Hood — GC/21.

## 期刊文章

Blue, Ethan, "The Strange Career of Leo Stanley: Remaking Manhood and Medicine at San Quentin State Penitentiary, 1913 - 1951", *Pacific Historical Review* 78 (2) (May 2009), pp.210 - 241; published by University of California Press. Stable URL: http://www.jstor.org/stable /10.1525/phr.2009.78.2.210. Accessed 20 June 2017.

Bresalier, Michael, "Fighting Flu: Military Pathology, Vaccines, and the Conflicted Identity of the 1918 - 19 Pandemic in Britain", *Journal of the History of Medicine and Allied Sciences* 68 (1) (January 2013), pp.87 - 128; https://oup.silverchair-cdn.com/oup/backfile/Content _ public/Journal/jhmas/68/1/10.1093/jhmas/jrr041/2/jrr041.pdf.

Dudley, S. F., "The Influenza Pandemic as Seen at Scapa Flow", *Journal of the Royal Naval Medical Service*, V (4) (October 1919).

Gill, Douglas and Dallas, Gloden, "Mutiny at Etaples Base in 1917", Past & Present, 69 (November 1975), pp.88 - 112; published by Oxford University Press on behalf of The Past and Present Society; Stable URL: http://www.jstor.org/stable/650297. Accessed 22 August 2016.

Graeme Gibson, H., Bowman, F. B. and Connor, J. I., "The Etiology of Influenza: A Filterable Virus as the Cause, With Some Notes on the Culture of the Virus By Noguchi's Method", *The British Medical Journal* 1 (3038) (22 March 1919), pp.331 - 335. Stable URL: http://www.jstor.org/stable/20337178. Accessed 19 June 2017.

Hammond, J. A. B., Rolland, William and Shore, T. H. G., "Purulent Bronchitis: A Study of Cases Occurring Amongst the British Troops at a Base in France", *The Lancet* 190 (14 July 1917), pp.41 - 46.

Honigsbaum, Mark, "Robert Webster: We ignore bird flu at our peril", *Guardian*, 17 September 2011, https://www.theguardian.com/world/2011/sep/17/bird-flu-swine-flu-warning.

Oxford, J. S., Lambkin, R,, Sefton, A., Daniels, R., Elliot, A., Brown, R. and Gill, D., "A Hypothesis: The Conjunction of Soldiers, Gas, Pigs, Ducks, Geese and Horses in Northern France during the Great War Provided the Conditions for the Emergence of the 'Spanish' Influenza Pandemic of 1918 - 1919", *Vaccine* 23 (2005), pp.940 - 945, online version, Elsevier, 11 September 2004.

Raymond, J. K., "Influenza on Board a Battleship", *Journal of the Royal Naval Medical Service* 5 (4) (October 1918).

Tanner, Andrea, "The Spanish Lady Comes to London: The Influenza Pandemic 1918 - 1919", *London Journal* 27 (2) (2002).

Tomkins, Sandra M., "The Failure of Expertise: Public Health Policy in Britain during the 1918 - 19 Influenza Epidemic", *Social History of Medicine* 5 (3) (1992), pp. 435 - 454. DOI: https: //doi-org. libezproxy. open. ac. uk/10. 1093/shm/5.3.435.

# 致　谢

在调查和写作《1918 年之疫：被流感改变的世界》一书过程中，我要感谢以下个人和机构：迈克尔·布雷萨利尔医生，惠康信托基金会的马克·霍尼格斯鲍姆医生，新西兰坎特伯雷大学的杰弗里·莱斯教授、霍华德·菲利普斯教授，拉夫堡大学的琼·奈特医生，伦敦大学参议院图书馆特别馆藏区的查尔斯·哈洛威尔，以及剑桥大学图书馆、霍尔沃德图书馆、格林菲尔德医学图书馆、诺丁汉大学、帝国战争博物馆和惠康图书馆的员工们。同样要感谢迈克尔·奥马拉图书公司的菲欧娜·斯拉特和露易丝·迪克森，以及圣马丁出版社的查尔斯·斯派瑟和艾普罗·奥斯伯恩。最后要感谢我的亲人、朋友和经纪人安德鲁·劳尼，谢谢他们对我的鼓励和支持。

# 索 引

（索引中的页码为原书页码，即本书页边码）

图书在版编目(CIP)数据

1918 年之疫：被流感改变的世界 ／（英）凯瑟琳·
阿诺德著；田奥译. 一上海：上海教育出版社，
2020.3（2020.3重印）
ISBN 978-7-5444-9769-5

Ⅰ.①1… Ⅱ.①凯… ②田… Ⅲ.①流感病毒—研究
Ⅳ.①R373.1

中国版本图书馆 CIP 数据核字（2020）第 027797 号

上海市版权局著作权合同登记字号　图字：09-2020-060号
PANDEMIC 1918 by CATHARINE ARNOLD
Copyright：© 2018 BY CATHARINE ARNOLD
This edition arranged with ANDREW LOWNIE LITERARY AGENT through BIG APPLE
AGENCY, INC., LABUAN, MALAYSIA.
Simplified Chinese edition copyright：2020 Shanghai Educational Publishing House Co., Ltd
All rights reserved.

策　　划　孙三吉
责任编辑　林凡凡
封面设计　史欢欢

**1918 年之疫：被流感改变的世界**
1918 Nian zhi Yi：Bei Liugan Gaibian de Shijie
**[英] 凯瑟琳·阿诺德 著　田　奥 译**

出版发行　上海教育出版社有限公司
官　　网　www.seph.com.cn
地　　址　上海永福路 123 号
邮　　编　200031
印　　刷　常熟市华顺印刷有限公司
开　　本　890×1240　1/32　印张 10.625
字　　数　255 千字
版　　次　2020 年 3 月第 1 版
印　　次　2020 年 3 月第 2 次印刷
书　　号　ISBN 978-7-5444-9769-5/K·0066
定　　价　58.00 元

如发现质量问题，读者可向本社调换　电话：021-64377165